全国中医药行业高等教育"十四五"规划教材
全国高等中医药院校规划教材（第十一版）

康复护理学

（新世纪第三版）

（供护理学专业用）

主　编　陈锦秀　汤继芹

中国中医药出版社
·北　京·

图书在版编目（CIP）数据

康复护理学 / 陈锦秀，汤继芹主编 . —3 版 . —北京：中国中医药出版社，2021.6（2021.9 重印）
全国中医药行业高等教育"十四五"规划教材
ISBN 978-7-5132-6851-6

Ⅰ . ①康…　Ⅱ . ①陈… ②汤…　Ⅲ . ①康复医学—护理学—中医学院—教材　Ⅳ . ① R47

中国版本图书馆 CIP 数据核字（2021）第 053755 号

融合出版数字化资源服务说明

全国中医药行业高等教育"十四五"规划教材为融合教材，各教材相关数字化资源（电子教材、PPT 课件、视频、复习思考题等）在全国中医药行业教育云平台"医开讲"发布。

资源访问说明

扫描右方二维码下载"医开讲 APP"或到"医开讲网站"（网址：www.e-lesson.cn）注册登录，输入封底"序列号"进行账号绑定后即可访问相关数字化资源（注意：序列号只可绑定一个账号，为避免不必要的损失，请您刮开序列号立即进行账号绑定激活）。

资源下载说明

本书有配套 PPT 课件，供教师下载使用，请到"医开讲网站"（网址：www.e-lesson.cn）认证教师身份后，搜索书名进入具体图书页面实现下载。

中国中医药出版社出版

北京经济技术开发区科创十三街 31 号院二区 8 号楼
邮政编码　100176
传真　010-64405721
山东润声印务有限公司印刷
各地新华书店经销

开本 889 × 1194　1/16　印张 14.25　字数 382 千字
2021 年 6 月第 3 版　2021 年 9 月第 2 次印刷
书号　ISBN 978-7-5132-6851-6

定价　56.00 元
网址　www.cptcm.com

服 务 热 线　010-64405720　　微信服务号　zgzyycbs
购 书 热 线　010-89535836　　微商城网址　https://kdt.im/LIdUGr
维 权 打 假　010-64405753　　天猫旗舰店网址　https://zgzyycbs.tmall.com

如有印装质量问题请与本社出版部联系（010-64405510）

全国中医药行业高等教育"十四五"规划教材
全国高等中医药院校规划教材（第十一版）

《康复护理学》
编 委 会

主 编

陈锦秀（福建中医药大学） 汤继芹（山东中医药大学）

副主编（以姓氏笔画为序）

王 磊（南京中医药大学） 王俊杰（浙江中医药大学）

石国凤（贵州中医药大学） 邢海娇（河北中医学院）

廖若夷（湖南中医药大学）

编 委（以姓氏笔画为序）

田 彦（首都医科大学） 乔远静（山东中医药大学）

刘 芳（福建中医药大学） 刘长红（黑龙江中医药大学佳木斯学院）

吴月红（安徽中医药大学） 邹香妮（黑龙江中医药大学）

林可可（北京中医药大学） 郑 洁（陕西中医药大学）

赵清霞（成都中医药大学） 黄承武（福州理工学院）

崔银洁（天津中医药大学）

全国中医药行业高等教育"十四五"规划教材
全国高等中医药院校规划教材（第十一版）

专家指导委员会

名誉主任委员

余艳红（国家卫生健康委员会党组成员，国家中医药管理局党组书记、副局长）

主任委员

王志勇（国家中医药管理局党组成员、副局长）

副主任委员

王永炎（中国中医科学院名誉院长、中国工程院院士）

张伯礼（天津中医药大学名誉校长、中国工程院院士）

黄璐琦（中国中医科学院院长、中国工程院院士）

卢国慧（国家中医药管理局人事教育司司长）

委　员（以姓氏笔画为序）

王　伟（广州中医药大学校长）

石　岩（辽宁中医药大学党委书记）

石学敏（天津中医药大学教授、中国工程院院士）

匡海学（教育部高等学校中药学类专业教学指导委员会主任委员、黑龙江中医药大学教授）

吕文亮（湖北中医药大学校长）

朱卫丰（江西中医药大学校长）

刘　力（陕西中医药大学党委书记）

刘　星（山西中医药大学校长）

安冬青（新疆医科大学副校长）

许二平（河南中医药大学校长）

李灿东（福建中医药大学校长）

李金田（甘肃中医药大学校长）

杨　柱（贵州中医药大学党委书记）

余曙光（成都中医药大学校长）

谷晓红（教育部高等学校中医学类专业教学指导委员会主任委员、北京中医药大学党委书记）

冷向阳（长春中医药大学校长）

宋春生（中国中医药出版社有限公司董事长）

陈　忠（浙江中医药大学校长）

陈可冀（中国中医科学院研究员、中国科学院院士、国医大师）

金阿宁（国家中医药管理局中医师资格认证中心主任）

周仲瑛（南京中医药大学教授、国医大师）

胡　刚（南京中医药大学校长）

姚　春（广西中医药大学校长）

徐安龙（教育部高等学校中西医结合类专业教学指导委员会主任委员、北京中医药大学校长）

徐建光（上海中医药大学校长）

高秀梅（天津中医药大学校长）

高树中（山东中医药大学校长）

高维娟（河北中医学院院长）

郭宏伟（黑龙江中医药大学校长）

曹文富（重庆医科大学中医药学院院长）

彭代银（安徽中医药大学校长）

路志正（中国中医科学院研究员、国医大师）

熊　磊（云南中医药大学校长）

戴爱国（湖南中医药大学校长）

秘书长（兼）

卢国慧（国家中医药管理局人事教育司司长）

宋春生（中国中医药出版社有限公司董事长）

办公室主任

张欣霞（国家中医药管理局人事教育司副司长）

李秀明（中国中医药出版社有限公司副经理）

办公室成员

陈令轩（国家中医药管理局人事教育司综合协调处副处长）

李占永（中国中医药出版社有限公司副总编辑）

张峘宇（中国中医药出版社有限公司副经理）

沈承玲（中国中医药出版社有限公司教材中心主任）

全国中医药行业高等教育"十四五"规划教材
全国高等中医药院校规划教材（第十一版）

编审专家组

组　长

余艳红（国家卫生健康委员会党组成员，国家中医药管理局党组书记、副局长）

副组长

张伯礼（中国工程院院士、天津中医药大学教授）

王志勇（国家中医药管理局党组成员、副局长）

组　员

卢国慧（国家中医药管理局人事教育司司长）

严世芸（上海中医药大学教授）

吴勉华（南京中医药大学教授）

王之虹（长春中医药大学教授）

匡海学（黑龙江中医药大学教授）

刘红宁（江西中医药大学教授）

翟双庆（北京中医药大学教授）

胡鸿毅（上海中医药大学教授）

余曙光（成都中医药大学教授）

周桂桐（天津中医药大学教授）

石　岩（辽宁中医药大学教授）

黄必胜（湖北中医药大学教授）

前　言

为全面贯彻《中共中央 国务院关于促进中医药传承创新发展的意见》和全国中医药大会精神，落实《国务院办公厅关于加快医学教育创新发展的指导意见》《教育部 国家卫生健康委 国家中医药管理局关于深化医教协同进一步推动中医药教育改革与高质量发展的实施意见》，紧密对接新医科建设对中医药教育改革的新要求和中医药传承创新发展对人才培养的新需求，国家中医药管理局教材办公室（以下简称"教材办"）、中国中医药出版社在国家中医药管理局领导下，在教育部高等学校中医学类、中药学类、中西医结合类专业教学指导委员会及全国中医药行业高等教育规划教材专家指导委员会指导下，对全国中医药行业高等教育"十三五"规划教材进行综合评价，研究制定《全国中医药行业高等教育"十四五"规划教材建设方案》，并全面组织实施。鉴于全国中医药行业主管部门主持编写的全国高等中医药院校规划教材目前已出版十版，为体现其系统性和传承性，本套教材称为第十一版。

本套教材建设，坚持问题导向、目标导向、需求导向，结合"十三五"规划教材综合评价中发现的问题和收集的意见建议，对教材建设知识体系、结构安排等进行系统整体优化，进一步加强顶层设计和组织管理，坚持立德树人根本任务，力求构建适应中医药教育教学改革需求的教材体系，更好地服务院校人才培养和学科专业建设，促进中医药教育创新发展。

本套教材建设过程中，教材办聘请中医学、中药学、针灸推拿学三个专业的权威专家组成编审专家组，参与主编确定，提出指导意见，审查编写质量。特别是对核心示范教材建设加强了组织管理，成立了专门评价专家组，全程指导教材建设，确保教材质量。

本套教材具有以下特点：

1.坚持立德树人，融入课程思政内容

把立德树人贯穿教材建设全过程、各方面，体现课程思政建设新要求，发挥中医药文化育人优势，促进中医药人文教育与专业教育有机融合，指导学生树立正确世界观、人生观、价值观，帮助学生立大志、明大德、成大才、担大任，坚定信念信心，努力成为堪当民族复兴重任的时代新人。

2.优化知识结构，强化中医思维培养

在"十三五"规划教材知识架构基础上，进一步整合优化学科知识结构体系，减少不同学科教材间相同知识内容交叉重复，增强教材知识结构的系统性、完整性。强化中医思维培养，突出中医思维在教材编写中的主导作用，注重中医经典内容编写，在《内经》《伤寒论》等经典课程中更加突出重点，同时更加强化经典与临床的融合，增强中医经典的临床运用，帮助学生筑牢中医经典基础，逐步形成中医思维。

3.突出"三基五性"，注重内容严谨准确

坚持"以本为本"，更加突出教材的"三基五性"，即基本知识、基本理论、基本技能，思想性、科学性、先进性、启发性、适用性。注重名词术语统一，概念准确，表述科学严谨，知识点结合完备，内容精炼完整。教材编写综合考虑学科的分化、交叉，既充分体现不同学科自身特点，又注意各学科之间的有机衔接；注重理论与临床实践结合，与医师规范化培训、医师资格考试接轨。

4.强化精品意识，建设行业示范教材

遴选行业权威专家，吸纳一线优秀教师，组建经验丰富、专业精湛、治学严谨、作风扎实的高水平编写团队，将精品意识和质量意识贯穿教材建设始终，严格编审把关，确保教材编写质量。特别是对32门核心示范教材建设，更加强调知识体系架构建设，紧密结合国家精品课程、一流学科、一流专业建设，提高编写标准和要求，着力推出一批高质量的核心示范教材。

5.加强数字化建设，丰富拓展教材内容

为适应新型出版业态，充分借助现代信息技术，在纸质教材基础上，强化数字化教材开发建设，对全国中医药行业教育云平台"医开讲"进行了升级改造，融入了更多更实用的数字化教学素材，如精品视频、复习思考题、AR/VR等，对纸质教材内容进行拓展和延伸，更好地服务教师线上教学和学生线下自主学习，满足中医药教育教学需要。

本套教材的建设，凝聚了全国中医药行业高等教育工作者的集体智慧，体现了中医药行业齐心协力、求真务实、精益求精的工作作风，谨此向有关单位和个人致以衷心的感谢！

尽管所有组织者与编写者竭尽心智，精益求精，本套教材仍有进一步提升空间，敬请广大师生提出宝贵意见和建议，以便不断修订完善。

国家中医药管理局教材办公室

中国中医药出版社有限公司

2021 年 5 月 25 日

编写说明

　　《康复护理学》自出版以来深受广大师生及临床医护工作者的喜爱。近年来，康复护理学科快速发展，进入新时代。"平等、参与、共享"的理念已逐步融入社会主义核心价值观中，格外关心、关注残疾人成为社会共识。以习近平同志为核心的党中央对残疾人事业提出"全面建成小康社会，残疾人一个也不能少""人人享有康复服务"的更高目标。《"健康中国2030"规划纲要》中提出"共建共享、全民健康"是建设健康中国的战略主题。社会发展对康复及康复护理的需求不断提升。习近平总书记指出：要用好课堂教学这个主渠道，思想政治理论课要坚持在改进中加强，提升思想政治教育亲和力和针对性，满足学生成长发展需求和期待，其他各门课都要守好一段渠、种好责任田，使各类课程与思想政治理论课同向同行，形成协同效应。推动思政课程与课程思政协同前行、相得益彰，构筑育人大格局，是新时代中国高校面临的重要任务之一。因此，本教材在继续秉承上版教材注重"三基"、力求体现"五性"、满足三个需要、突出康复护理特点的基础上，注重课程思政元素融入课程内容，进一步发挥中医药特色，结合临床护理实践的需求，吸取国内外最新科研成果，反映当代康复护理学的水平。

　　本教材共分四章，包括绪论、康复护理评定、常用康复护理技术、临床常见功能障碍的康复护理。第一章主要介绍康复护理学的基本理论、基本知识；第二章主要从护理角度选用护理人员常用的评定方法加以介绍；第三章重点突出常见康复护理技术，详细介绍常用康复护理技术的概念、应用原则及具体实施；第四章针对临床常见功能障碍，介绍功能障碍的基本概况、评定、护理及康复教育。

　　本教材第一章第一、二节由陈锦秀编写，第三、四、五节由刘芳编写；第二章第一节由邢海娇编写，第二节由崔银洁编写；第三章第一节由王俊杰编写，第二节由郑洁编写，第三节由吴月红编写，第四节由田彦编写，第五节由石国凤编写，第六节由廖若夷编写，第七节由黄承武编写，第八节由赵清霞编写；第四章第一节由王磊编写，第二、三节由汤继芹编写，第四节由石国凤编写，第五节由廖若夷编写，第六节由乔远静编写，第七节由田彦编写，第八节由刘长红编写，第九节由邹香妮编写，第十节由赵清霞编写，第十一节由林可可编写。

　　本教材数字化工作由陈锦秀、汤继芹负责，编委会成员共同参与完成。

　　本教材主要适用于护理学专业的学生，也可作为临床康复护理人员及其他临床科室护理人员继续教育的培训教材，广大病伤残者及家属也可从书中获益。

　　本教材的编写得到各级领导、专家的关心和支持，在此表示衷心的感谢！由于康复护理学内容涉及面较广且还在不断发展中，虽然主编和各位编者在编写过程中倾注了大量的心血，但由于个人的经验和时间的限制，书中不足之处在所难免，敬请各位专家和广大师生提出宝贵意见，以便再版时修订提高。

《康复护理学》编委会

2021 年 4 月

目　录

扫一扫，查阅本章数字资源，含PPT、音视频、图片等

导学

　　患者，男，56岁，有高血压病史，以突发右侧肢体无力2小时为主诉急诊入院，入住神经内科，诊断为左侧基底节区脑出血，予以脱水降颅压、营养神经等对症处理。1个月后，患者病情稳定出院。出院后，患者因日常生活活动明显受限到康复医学科就诊。针对患者所存在功能障碍的性质和部位，康复医师拟定治疗方案：采用以物理治疗、作业治疗、言语治疗为主的功能训练，以保存患者残存的功能、最大限度地恢复其潜在的能力。

学习重点

　　康复、康复医学、康复护理、社区康复护理的概念及康复医学相关概念；康复护理对象及特点；康复护理学在医学中的地位与作用；社区康复护理的特点。

学习难点

　　康复相关概念；康复护理与临床护理的区别与联系；长期卧床或制动的不良生理效应。

第一节　概　述

一、相关概念

（一）康复与康复医学

1. 康复（rehabilitation） rehabilitation一词来源于中世纪的拉丁语，其中"re-"是"重新"的意思，"habilis"是"为人所期望"的意思，在当时是指失去地位、特权和财产等而重新恢复之意，后逐渐被赋予"经正规治疗使病残者恢复往日的自我和尊严"的意思。香港地区译为"复康"，台湾地区译为"复健"。在现代医学领域中，康复的定义和内涵在不断演变。1942年，在美国纽约召开的全美康复讨论会上给康复下了第一个定义："所谓康复，就是使残疾者最大限度地复原其肉体、精神、社会、职业和经济的能力。"1969年，世界卫生组织（World Health Organization，WHO）医疗康复专家委员会对康复的定义："康复是综合、协调地应用医学的、社会的、教育的和职业的措施对患者进行训练和再训练，以恢复其功能至最高水平。"1981年，WHO重新给康复下了定义："康复是指应用各种有用的措施以减轻残疾的影响和使残疾人重返社会。康复不仅是指训练残疾人使其适应周围的环境，而且也指调整残疾人周围的环境和社会条

件，以利于他们重返社会。"1994 年，著名康复专家 Hellendar 对康复的定义做了补充："康复应包括所有措施，以减少残疾的影响，使残疾者达到自立，成为社会的整体（回归社会），有较好的生活质量（quality of life，QOL），能实现其抱负。因此，康复不仅仅是对残疾人的训练，而且还应包括社会大系统所采取的各种措施，如对环境的改造与保障残疾者的人权。"康复主要是指身心功能、职业能力和社会生活能力的恢复。具体而言，康复是指综合、协调地应用医学的、教育的、社会的、职业的各种方法，使病、伤、残者（包括先天性残疾）已经丧失的功能尽快地、尽最大可能地得到恢复和重建，使他们在体格上、精神上、社会上和经济上的能力得到尽可能的恢复，重新走向生活，走向工作，走向社会。康复的含义包括 4 个方面：①采用综合措施。②以康复对象即功能障碍者和患者的功能障碍为核心。③强调功能训练，再训练。④以提高生活质量、重返社会为最终目的。

康复的内涵包括 5 个要素：①康复的对象，主要是因损伤、疾病、老龄或先天发育障碍而导致的各种功能障碍者。②康复的领域，包括医疗康复、教育康复、康复工程、职业康复、社会康复等构成的全面康复。③康复的措施，包括所有能消除或减轻身心功能障碍的措施，以及其他有利于教育康复、职业康复和社会康复的措施。④康复的目的，是针对病、伤、残者的功能障碍，以提高局部与整体功能水平为主线，以整体的人为对象，也许局部或系统功能无法恢复，但仍可带着某些功能障碍而过着有意义、有成效的生活。因此，康复以提高生存质量，最终融入社会为目标。⑤康复的提供者，即提供康复医疗、训练、服务和护理的人员，不仅有专业的康复工作者，也包括社区的康复工作者、康复对象本身及其家属。

2. 康复医学（rehabilitation medicine）　是为了康复的目的而研究有关功能障碍的预防、诊断、评价、治疗、训练和处理的一门医学学科。随着社会的进步和发展、现代医学模式的转变，疾病谱及人口结构的变化，康复医学与预防医学、保健医学、临床医学共同构成现代医学体系的四大支柱。康复医学研究的对象主要是由于损伤、疾病、先天发育缺陷、营养不良和老化而导致功能障碍者，工作内容在于研究功能障碍的预防、残疾的发生本质、残疾所可能带来的影响及其对策。由于功能障碍可以是潜在的也可以是现存的，可以是可逆的或不可逆的，可以是在疾病之前出现，或与疾病并存，或是疾病的后遗症，故康复医学实际上涉及临床各个学科及其相关知识，尤其是物理医学和运动医学的内容。

（二）康复护理与康复护理学

1. 康复护理（rehabilitation nursing）　是根据总的康复治疗计划，围绕全面康复（躯体的、心理的、职业的和社会的）的目标，运用护理专业知识与技能及相关的康复技术，与其他康复专业人员共同协作，对致残性疾病或残疾者进行护理工作和功能训练，以预防继发性残疾。康复护理是实现康复计划的重要组成部分，并且贯穿于康复全过程，与预防、保健和临床护理共同组成全面护理。同时，康复护理作为一个概念和指导思想，必须渗透到整个护理系统，包括门诊、住院、出院、家庭、社区患者的护理计划中去。

2. 康复护理学（rehabilitation nursing science）　是一门旨在研究病、伤、残者康复的护理理论、知识和技能的学科；为了康复的目的，研究有关功能障碍的护理预防方法、评定和协助治疗、训练的护理措施等，在整个护理学体系中占有十分重要的位置。随着现代医学模式的转变，疾病谱及人口结构的变化，人们对生活质量的要求也相应提高，康复护理学的"提高功能、全面康复、重返社会"三大指导原则，正符合社会对护理学的要求。康复护理学已广泛应用于神经、精神、肿瘤、骨伤、内分泌、循环、呼吸等领域，以及伤病的各个阶段，成为现代护理工作的重要组成部分。

二、康复护理的对象和范围

（一）康复护理的对象

康复护理的对象不同于一般护理对象，主要是残疾者，慢性病患者和某些老年病患者，疾病或损伤急性期及恢复早期患者，亚健康人群。

1. 残疾者　据 WHO 统计，全世界目前约有占总人口 10% 的各种残疾者，每年以 1500 万人的速度递增。我国 1987 年的抽样调查表明，言语、智力、视力、肢体和精神残疾者占总人口的 4.9%。2006 年，我国进行了第二次全国残疾人抽样调查，全国 31 个省、自治区、直辖市的调查数据表明，全国各类残疾人的总数为 8296 万人，占全国总人口的比率为 6.34%。各类残疾人的人数占残疾人总人数的比重分别是视力残疾 1233 万人，占 14.86%；听力残疾 2004 万人，占 24.16%；言语残疾 127 万人，占 1.53%；肢体残疾 2412 万人，占 29.07%；智力残疾 554 万人，占 6.68%；精神残疾 614 万人，占 7.4%；多重残疾 1352 万人，占 16.3%。与 1987 年第一次调查结果相比，我国残疾人口总量增加，占总人口的比率上升，残疾类别结构发生改变。导致这些变化的因素：①人口总量增加。②人口年龄结构老化。③残疾标准和残疾评定方法修订。④其他社会环境因素，如随着我国工业化和城镇化进程的加快，人口流动频繁，人们工作节奏加快，以及生产安全事故、交通事故和环境污染等因素的影响，都不同程度地增加了残疾的风险。但是这一调查未包括慢性病、内脏疾病、老年退行性病所致的严重功能障碍者。WHO 公布的数据显示，在 20 世纪 70 年代，残疾人约占世界总人口的 10%。然而 WHO 和世界银行 2011 年发布的《世界残疾报告》称，基于在 2010 年的估计，"目前有 10 亿人口带有某种形式的残疾，约占世界总人口的 15%，而且随着人口日益老龄化，这一比例将继续增长"。康复治疗和护理是改善残疾者躯体、内脏、心理和精神状态的重要手段，也是预防残疾发生、发展的重要手段。

2. 慢性病患者　主要是指各种内脏疾病、神经系统疾病和运动系统疾病患者。这些患者往往由于疾病而减少身体活动，从而产生继发性功能衰退，如慢性支气管炎导致的肺气肿和全身有氧运动能力降低等。这些问题除了临床医疗之外，进行积极的康复治疗与护理，有助于改善患者的躯体和心理功能，减轻残疾程度，提高其独立生活能力。各系统器官的慢性疾病及早期处于"患病状态"的慢性病患者的活动能力受限，心理和精神均受到不同程度的影响，康复治疗和护理是改善此类患者功能状况的重要手段。

3. 老年病患者　老年人大多存在不同程度的退行性改变和功能障碍，为使老年病患者能参加力所能及的活动，需要康复医学及康复护理的帮助。我国第六次全国人口普查数据显示，截至 2010 年底，我国老年人口 1.78 亿，占总人口的 13.26%，其中 65 岁及以上人口占 8.87%，为 1.48 亿人。我国已进入老龄化社会，老年人的康复是防治老年性疾病，保持身体健康的重要环节。

4. 疾病或损伤急性期及恢复早期患者　许多疾病和损伤需要早期开展康复治疗，以促进原发性功能障碍的恢复，防治继发性功能障碍。例如，骨折后在石膏固定期进行肌肉的等长收缩运动，有利于骨折的愈合，预防肌肉萎缩，减少关节功能障碍。又如心肌梗死后的早期运动治疗，有助于减少并发症，维护心功能。

5. 亚健康人群　康复锻炼对于许多疾病或病态（morbidity）有预防和治疗的双重作用。合理的运动锻炼有利于提高组织对各种不良应激的适应性，预防疾病的发生，如积极的有氧训练有利于降低血脂，控制血压，改善情绪，从而增强体质，减少心血管疾病的发生或延缓发展。

（二）康复护理的范围

康复护理涉及临床各专科，强调康复整体护理，包括生理、心理、社会等方面，体现生物-心理-社会的医学模式。康复护理人员不仅要对患者进行必要的康复护理，还要对其家属进行康复教育，要求康复护理对象、其家庭及所在社区，均参与康复计划的制订和实施。康复护理的早期介入，形成预防性康复护理，是一种重要的护理理念。护理人员24小时连续给患者进行康复护理，从预防、治疗到康复教育，扮演协调者、执行者、教育者等角色。

三、康复护理的特点

1. 高度重视心理护理　患者突然因伤病致残所造成的生活、工作和活动能力的障碍或功能丧失存在时间较长，有时甚至是终身的，同时康复治疗效果不显著，住院时间长，患者容易产生悲观、绝望、急躁等不良的心理状态，甚至出现心理失调和人格偏差。康复护理人员要根据患者已经发生或可能发生的各种心理障碍和行为异常，及时地给予相应的心理支持，把心理康复作为全面康复的枢纽，并注意调动其家属与社会的力量共同帮助患者，抚平其心理创伤，消除其心理障碍，使患者树立生活信心，积极主动地配合各种康复护理措施和治疗，并能够克服功能障碍给生活、学习、工作带来的困难，坚持不懈地进行长期训练。

2. 变"被动护理"为"主动护理"，变"替代护理"为"自我护理"　一般护理对象在疾病期间可能有暂时性的影响其生活自理能力的情况，护理人员给予患者包括口腔护理、床上擦浴、翻身等以减轻病痛，促进患者尽快恢复健康的护理。由于患者处于接受照顾的被动状态下，称之为"替代护理"。而对于康复护理对象，由于各种功能障碍导致不同程度的、长期生活自理能力下降，不能靠替代解决，而应该通过耐心的引导、鼓励和帮助使患者通过各种训练，发挥其残余功能和潜在能力，使其由被动地接受他人的护理变为自我照顾的主动护理，即所谓的"自我护理"，如进食、穿脱衣服和个人卫生等，恢复其自我生活能力，以适应新的生活，为重返社会创造条件。WHO指出："个体、家庭和社会在决定和满足其健康需求方面将扮演重要的角色，自我护理正成为一个发展的趋势。"自我护理理论不仅可以用于个人，而且适用于家庭、集体或社会，对于康复护理实践有着非常重要的指导意义。对于功能障碍者而言，他们的活动不能达到患病前的状态，但应通过康复治疗和康复训练，使其达到最大限度的自理能力。康复护理人员通过完全代偿、部分代偿、支持和教育等方法，帮助病、伤、残者克服自理方面的缺陷，从被动地终生依赖他人转变到最大限度的生活自理。

3. 康复护理评定贯穿护理过程的始终　康复护理评定是通过一系列的标准对患者的功能障碍做出全面、系统的判断、评定和分析，可作为制订和调整相应护理计划的依据。康复护理人员只有掌握正确的评定方法，才能根据患者的情况设计康复护理目标，制订康复护理计划，评定康复护理的效果。康复护理评定是康复护理工作的重要内容，是康复护理的基础，一切康复护理工作都从初期评定开始至末期评定结束，即评定贯穿于康复护理的整个过程。

4. 持之以恒地进行功能训练　保存和恢复康复护理对象的机体功能，是康复整体护理的核心，也是康复护理的关键。早期介入功能训练，可改善患者的各项功能，预防残疾的发生、发展和继发性残疾，并能减少病后抑郁状态的发生。后期的功能训练可最大限度地保存和恢复患者机体的功能。康复护理人员应在全面评估患者残存功能的前提下，在总体康复治疗计划中，结合护理工作特点，指导和督促患者坚持不懈、持之以恒地进行康复功能训练，从而促进功能早日恢复。

5. 积极发挥桥梁作用　康复护理人员是康复团队中与患者接触机会和时间最多的康复专业人

员，不仅要配合和协调安排好各种康复治疗的时间、内容和顺序，保证康复治疗的正常进行，而且还要努力促进患者之间良好的人际关系，形成互相关心、互相帮助、互相鼓励的好风气，并努力争取家属和单位的配合，从精神上、生活上多给患者以安慰，使他们能积极主动地配合康复治疗和护理。

四、康复护理学的工作内容

康复护理学属于护理学中的专科护理范畴，是应用基础护理和临床有关专科护理的知识、技能，结合康复医学的理论与技术，使病、伤、残者尽可能地减轻残疾程度，提高功能水平的护理学科。其工作的主要内容：①为病、伤、残者的全面康复提供良好的环境及有益的活动。②创造和利用各种条件，将功能训练内容与日常生活活动相结合，提高患者的生活自理能力。③督促康复对象自我管理，避免并发症和继发残疾。④协调康复治疗计划实施过程中出现的问题。⑤指导、训练并教会患者如何从被动地接受他人的照料，过渡为自我照顾日常生活。⑥研究各种功能障碍康复的机制和条件，评定患者的残疾状况和功能缺失状态，研究康复护理的方法和常见病患者的康复护理等。从入院到出院全过程中的护理工作内容如下。

（一）入院准备阶段

入院准备阶段的护理工作主要是病室选择和病房准备。

1. 病室选择 选择病室要考虑患者残疾程度及使用辅助设施的需求。

2. 病房准备 尽可能选择与患者功能障碍相适应的病房设施。

（二）住院阶段

1. 与患者及家属面谈 目的主要是掌握患者的整体情况，通过与患者及家属的交谈，使患者正确理解并积极参与康复。因此，在进行"护-患"交谈时，除自我介绍、病房环境设施介绍、病房各项制度介绍等常规内容以外，重点应向患者及家属了解患者受伤或发病情况、以往治疗经过、目前健康状况、日常生活活动能力的改变、心理状态、入院目的与希望、家庭及社会支持系统等。

2. 康复护理评定 在整个康复护理流程中，康复护理评定是重要的环节，贯穿于康复护理的始终。康复护理评定包括患者功能评定、康复护理质量评价及护理工作成本-效益的评估，并认真记录其他专业的意见和措施，以便全面掌握患者的康复情况，及时修改康复护理计划。

3. 病房内的康复护理训练 病房内的康复护理训练目的主要是继续加强患者的功能锻炼，预防二次损伤，如指导患者日常生活活动训练、简单的运动疗法训练、简单的言语训练、心理治疗和社会工作等。

4. 积极预防并发症 应特别注意预防各种并发症的发生，如压力性损伤、泌尿系感染、肺部感染、关节挛缩、体位性低血压、神经源性膀胱和其他排尿功能障碍等。

5. 做好心理护理 动态观测患者的心理状况，给予及时准确的心理护理。

（三）出院准备阶段

1. 康复教育 主要内容包括皮肤的管理、各种感染的预防、排尿和排便的管理、残存肌力的训练、功能障碍部位关节的保护、各种矫形器的使用保养方法、营养知识的指导、安全问题的管理等。康复教育的方法可以由康复护理人员根据患者的需求灵活掌握，组织患者集体听课、看录像或个案咨询，以家庭为单位的小讲课及示范都是行之有效的方法。

2.试回归家庭的指导　是对患者参与家庭社会生活实践的检验。对住院的康复患者，出院前应让患者先回归家庭生活一段短的时间，以观察其康复后的实际效果，并将存在的问题带回，以便调整出院后的康复计划，最终为患者出院做好充分准备，尽量减少回归家庭和社会的障碍。

（四）出院阶段

1.指导出院后康复护理计划的实施　出院指导是康复护理工作的延续。患者出院时，康复护理人员要为患者及家属制订继续训练的目标与实施方法，以及患者自我健康管理的具体措施。

2.全面评价康复护理目标执行情况　患者出院时，康复护理人员要根据其康复效果对患者在住院期间康复护理目标、护理措施进行评价，不断提高康复护理工作的质量。

3.促进患者回归社会　康复护理人员应当与社会工作者交接情况，全面反映患者训练效果，并根据患者实际情况，提出困难和要求供社会工作者参考；配合社会工作者，将患者回归家庭和社会时存在的住房、经济、工作、学习等方面的困难和要求向有关部门反映。

第二节　康复护理学历史沿革

一、康复护理学的产生与发展

康复护理学的产生与发展离不开康复医学的发展。远在 2000 多年前我国就已经存在简单的康复治疗，也就有了康复医疗，而且一直是医、药、护并存。现存最早的医学著作《黄帝内经·素问》记载有用针灸、导引、按摩、热熨、饮食、体育等治疗瘫痪、麻木、肌肉挛缩等病症的康复方法。汉末名医华佗创编的"五禽戏"，既能防病健身，又能促使患者康复，影响甚远。在西方，古罗马和希腊也有关于运动治病的记载，如曾用体操、散步、工作疗法、文娱疗法等治疗躯体和精神疾病，是最早的作业疗法；同时也采用电疗、水疗、光疗等治疗身心疾病，形成了物理疗法。

现代康复护理学的发展历史可以追溯到南丁格尔时代。早在 1859 年，南丁格尔在《护理注意事项：该做什么和不该做什么》一文中提到允许患者自我护理是重要的护理干预措施。任何学科的产生和发展都源于社会的需要，康复护理学也不例外。20 世纪是现代康复医学形成和发展的时期。两次世界大战，尤其是第二次世界大战，大批伤病员的出现，促进了康复医学和康复护理学的产生和发展。英、美等国家把战争时期的康复经验运用到和平时期，成立了许多康复中心。1922 年，国际康复医学委员会（the medical commission of rehabilitation international, CRI）成立，于 1969 年更名为康复国际（rehabilitation international, RI）。1938 年，由 Keit Hauster 等大力提倡的早期起床活动被认为是 20 世纪医学实践重大变革之一。1947 年，美国成立了"美国物理医学与康复委员会"（the American board of physical medicine and rehabilitation），确立了现代康复医学的学科地位。1952 年，"国际物理医学与康复联盟"（the international federation of physical medicine and rehabilitation, IFPMR）成立。1960 年，在意大利召开了首届世界康复医学大会。随后，许多国家相继建立了康复医学（物理医学与康复专科）。1969 年，"国际康复医学学会"（the international rehabilitation medicine association, IRMA）成立，并于 1970 年在意大利召开了第一次会议，标志着康复医学学科的成熟。康复的概念也有了新的发展，现代康复医学之父，美国医学家 Howard A.Rusk 提出了全面康复的概念，认为康复治疗应针对整个人，包括身体、精神、职业与社会，提倡术后早期离床活动，康复治疗应同时采用医疗体操、功能训练、作业疗法、心理治疗、言语矫正、假肢、矫形支具装配等综合措施。这大大提高了康复的疗效，使康复医学开始成为一门独立的医学学科。

1976 年，WHO 提出了一种新的、有效的、经济的康复途径——社区康复（community-based rehabilitation, CBR），顺应全球残疾人的康复需求，更适应解决发展中国家残疾人的迫切需求。1982 年，WHO 在斯里兰卡首都科伦坡召开了"社区康复国际研讨会"，会上阐明了全球残疾人所面临的康复现状，肯定了《在社区中训练残疾人》一书对社区康复的指导意义，有力地推动了社区康复在全球的实施。1997 年，"国际康复医学学会""国际物理医学与康复联盟"合并组成"国际物理医学与康复医学会"（international society of physical and rehabilitation medicine, ISPRM）。

20 世纪 80 年代，我国引入康复医学。我国先后成立了荣军疗养院、荣军康复医院，各地区也成立了疗养院、福利院、盲人学校、聋哑学校及残疾人工厂，为残疾人提供了康复治疗和工作学习的一系列场所。1983 年，我国成立了"中国康复医学研究会"，1988 年更名为"中国康复医学会"。1983 年，卫生部（现国家卫生健康委员会）要求有条件的医学院校开设康复医学课程，同时在我国许多地区纷纷成立了多种形式的康复机构。康复医疗已成为常规治疗，出现了专科化趋势，形成骨科、神经科、心脏病、老年病等康复医学分支，并大力倡导和推广社区康复。康复护理学与康复医学密不可分，康复护理学伴随康复医学的发展而发展。我国于 1987 年 6 月正式成立了中国康复护理研究会（后改名为中国康复医学会康复护理专业委员会），为普及和提高康复护理教育起到了极大的推动作用。近年来，随着交通事故和其他意外事故的增加及人口的老龄化，康复护理工作的需求也随之增加。在各界的关怀和支持下，康复护理理论、知识、技能及康复护理科研方面均取得了显著成绩。

康复护理学是护理学专业中的一个新领域，近年来逐渐被社会和人们所重视。随着康复事业的发展，康复护理也正从整个护理领域中脱颖而出，并逐渐形成独立的专业体系。

二、我国康复护理的现状与前景

（一）我国康复护理的现状

随着现代医学和科技的进步及我国老龄化时代的到来，康复护理学在康复护理基础理论、康复护理方法和手段、人文关怀、心理康复护理等方面取得了较快的发展和令人瞩目的成就，越来越受到人们的重视。不仅综合医院相继组建了康复科，区、县、街道、厂矿、学校等社区康复也以惊人的速度向前推进。2002 年 12 月，《护理与康复》杂志在杭州创刊，进一步开辟了康复护理学学术交流与沟通的园地。经过 70 年的发展，党和政府走出了一条具有中国特色的残疾人事业发展道路。首先，建立了中国特色的残疾人事业领导体制。其次，形成了中国特色的残疾人事业发展机制。第三，中国很早就形成了"鳏寡孤独废疾者皆有所养"的思想，并建立了残疾人赈济制度和收养机构。进入新时代，"平等、参与、共享"的理念已逐步融入社会主义核心价值观中，格外关心、格外关注残疾人成为社会共识，以习近平同志为核心的党中央对残疾人事业提出"全面建成小康社会，残疾人一个也不能少""人人享有康复服务"的更高目标。在以人民为中心的发展思想指导下，残疾人事业把贫困残疾人作为群体攻坚重点，织密筑牢民生保障安全网，加强残疾康复服务，促进残疾人全面发展和共同富裕。

中共中央国务院印发《"健康中国 2030"规划纲要》提出"共建共享、全民健康"，是建设健康中国的战略主题。其核心是以人民健康为中心，坚持以基层为重点，以改革创新为动力，预防为主，中西医并重，把健康融入所有政策，人民共建共享。针对生活行为方式、生产生活环境及医疗卫生服务等健康影响因素，坚持政府主导与调动社会、个人的积极性相结合，推动人人参与、人人尽力、人人享有，落实预防为主，推行健康生活方式，减少疾病发生，强化早诊断、早治疗、早康复，实现全民健康。

全民健康是建设健康中国的根本目的，立足全人群和全生命周期两个着力点，提供公平可及、系统连续的健康服务，实现更高水平的全民健康。其中立足全人群中特别强调"要惠及全人群，不断完善制度、扩展服务、提高质量，使全体人民享有所需要的、有质量的、可负担的预防、治疗、康复、健康促进等健康服务，突出解决好妇女儿童、老年人、残疾人、低收入人群等重点人群的健康问题"。

近年来，康复概念渗入临床各科护理中，康复护理已成为社区护理的重要工作内容之一，康复护理的科研工作也正在逐步开展。首先，康复护理除了对创伤患者残存生理功能的康复外，随着疾病谱的变化，已经扩大到肿瘤、精神病及慢性病患者的康复治疗和护理。其次，康复护理人员对临床康复护理理论和实践进行深入研究，使大家认识到康复护理在患者治疗过程中的重要性，"预防残疾为主"的观念已深入临床各个学科，并渗透创伤和疾病恢复的整个过程，促进了临床康复护理水平和科研的提高。第三，对患者心理障碍的康复也引起了护理界的关注，为使患者能以良好的心理状态重返社会，康复护理人员不断加大了心理康复护理的比重。第四，由于科学技术的发展、康复技术的提高和康复仪器的更新，以及康复护理的进步，患者回归社会的目标已成为可能和现实。这提高了康复护理在社会上的地位。第五，许多护理院校开设了康复护理学课程，对现有护理人员通过各种形式进行康复医学及护理知识的培训，扩大了康复护理人员的队伍，并逐渐形成康复护理梯队。

（二）我国康复护理的前景

康复护理学是一门新兴的学科，而人类对健康的需求越来越迫切，对康复护理学的要求也更高。这为康复护理学的发展提供了更广阔的空间。

1. 康复护理学将渗入临床各科　康复护理学已广泛应用于神经、精神、肿瘤、骨伤、内分泌等领域及伤病的各个阶段，成为现代护理工作的重要组成部分。这就要求护理人员在临床工作中贯彻康复护理理念，遵循整体护理观念，提高患者功能水平，促进患者早日康复。

2. 康复护理工作范围明显扩展　康复护理工作不仅在医院、康复中心、康复机构进行，还在养老院、疗养院、基层单位、家庭、社区广泛开展，而且社区将是重要的实施康复的场所之一。

3. 中国传统康复护理与现代康复护理相结合　将中国传统康复护理同现代康复护理相结合，创建具有中国特色的康复护理，是促进我国康复护理事业发展的重要措施。我国传统的中医康复治疗方法，如针灸、推拿、气功、中药等与现代康复治疗方法相结合，疗效更突出，扩大了我国康复护理的内容和范畴。

4. 培养较高层次的康复护理梯队　康复护理人员不仅要有临床护理人员的基础理论和实践经验，还要有康复医学及康复护理学的理论知识和技能。这就要求培养较高层次的康复护理人员，进行规范化培训、各种形式的在职继续教育，重点培养康复护理学科建设和教育的骨干力量及管理人才。这将加速康复护理学的发展。

康复护理学有着美好的发展前景，但目前还存在不少问题。为此，许多专家呼吁：今后应将康复护理作为人才培养的必修课，在临床护理中规范操作和评估体系，开展岗前培训、继续教育等，为临床康复护理人员提供自由学习机会和多样的学习方式；成立中国专科护士组织，建立考核中心等；同时，将现代康复理论知识、技能与中国传统康复理论知识、技能相结合，创建中国特色的康复护理，使康复护理国际化，促进康复护理事业的发展。

第三节 康复护理学在医学体系中的地位与作用

一、康复护理学与临床护理学

康复护理学与临床护理学都是护理学领域的分支学科，有着共同的护理理论和不同的学科研究方向，从不同角度体现对人的生物、心理、社会整体性的高度重视。二者在护理实践方面既有共同的理论基础，又有两个学科特殊的护理技术。

康复护理与临床护理的关系非常密切，康复护理不是临床护理的延续和重复，而应与临床护理同步进行。临床护理人员应具有康复观念并掌握康复护理的知识，因为护理人员遍布临床各科，是患者身边最直接的照顾者和帮助者。护理人员只有掌握了康复的基本技术，才能使康复在临床早期介入，使患者的功能问题能够得到尽早关注，及时发现和预防功能障碍，防止因病致残，为临床护理更好地解决患者的身心和社会方面的健康问题提供更为宽广的思路和方法。

（一）康复护理与临床护理的区别

1. 护理对象 康复护理的对象主要是老年病、慢性病和伤残患者，他们存在着各种功能障碍，康复护理人员的任务是执行康复治疗小组制订的康复治疗和训练计划，以全面康复的观念和康复护理技术协助患者恢复身心和社会功能。临床护理的对象是临床疾病患者，临床护理人员的任务是执行医嘱，以整体护理的理论和程序帮助患者解决各种身心健康问题。

2. 护理目的 康复护理首先要完成与一般护理相同的目的，使患者减轻病痛和促进健康，还要在临床护理的基础上，通过各种康复护理的技术和方法，充分挖掘患者的潜能，从护理的角度去帮助患者预防残疾，减轻残疾程度，最大限度地恢复其生活和活动能力，早日回归家庭，重返社会。而临床护理主要是针对病因，消除致病因素，治疗护理原发病，增进和恢复健康。

3. 护理模式 康复患者存在不同程度的功能障碍，影响日常生活活动能力和就业能力，故康复护理强调患者积极主动地参与功能训练和日常生活活动，由被动地接受护理转变为主动地自我护理，使患者能够部分或全部地照顾自己，以利于重新适应生活，是一种"自我护理、主动参与"的模式，康复护理人员所起的作用主要是监督和指导，必要时给予适当的帮助。临床护理中的基础护理往往是采取替代护理的方法照顾患者，患者处于接受照顾的被动状态，是一种"替代护理"模式。

4. 护理技术 康复护理技术是基于临床护理的，但康复护理学科理论和技术有其特殊性，包括体位转移、日常生活活动训练、言语训练、假肢矫形器和辅助器具的使用训练与指导等一系列专业技术。同时，康复护理要在护理过程中体现和实施康复的观念和目标。例如，脑卒中急性期肢体瘫痪或痉挛患者的体位问题，在临床护理中主要考虑的是压力性损伤的预防，强调卧床患者每两小时更换体位一次；而按照康复的观念，在此基础上还要考虑让患者的肢体处于一种抗痉挛体位，有针对性地预防各种并发症，如患手肿胀、患肩疼痛、肩关节半脱位、患足下垂等一系列预防性康复要解决的问题。

5. 病房管理 康复病房不仅是治疗疾病的场所，也是进行某些功能训练的地方，对设施和环境的要求与一般病房略有区别：要求各种设施为无障碍设施，以适应患者的需要；应尽可能减少患者卧床时间，鼓励患者多活动或进行力所能及的工作，使患者认识到自己生存的价值；尽量放宽陪伴和探视制度，以便家属掌握功能训练技术，能够在日常生活中协助患者进行功能训练。

（二）康复护理与临床护理的联系

1. 以临床护理为基础　康复护理首先应完成基础护理、执行医嘱和观察病情等基本工作内容，且康复护理技术是基于临床护理的，如卧床患者的体位摆放与变换、压力性损伤的预防、各种留置导管的护理、冷热敷疗法等，本身就是临床护理的内容。所不同的是，康复护理要在临床护理的基础上，密切观察功能的动态变化及康复治疗的效果，及时向康复医生反映，通过各种康复护理技术与方法，达到使患者的残余功能和能力得到最大限度恢复的康复目标。

2. 贯穿临床护理始终　康复护理必须主动介入临床护理，贯穿临床护理始终。要通过各种方法，把康复护理的观念、技术传递给临床其他医务人员，使临床护理人员在临床护理的过程中，贯彻康复的功能观，使患者的功能问题能够得到尽早关注。这对及时发现和预防功能障碍、防止因病致残具有重要意义。

3. 共同组成康复小组　康复是多专业、跨学科的团队协作，临床其他医务人员与康复医务人员共同组成康复小组，对于患者整体功能的康复起着重要的作用。患者的需要决定小组组成，成员主要包括康复医师、康复护理人员、物理治疗师、作业治疗师、言语治疗师、康复工程师、社会工作者、职业咨询师、心理治疗师、患者及其家属等。患者是康复小组最重要的成员，是制订康复计划和目标的积极参与者。康复护理人员作为康复小组中不可缺少的成员，往往在小组成员内部起着协调作用，同小组其他成员一起对具体的功能问题进行跨学科性协作，帮助患者达到康复目标。

二、康复护理学与康复医学

（一）康复医学的组成

康复医学是医学的一个分支，是具有基础理论、评定方法及治疗技术的独特医学学科，包括康复预防、康复评定、康复治疗、康复护理等。

1. 康复预防　是预防病、伤、残、障的发生，包括三级预防。

（1）一级预防　是指减少各种疾病及损伤的发生。所采取的措施包括健康教育，优生优育，加强产前检查、孕期及围产期保健，预防接种，防治老年病、慢性病，防止意外事故，注意精神卫生等。

（2）二级预防　是指防止伤病成为残疾。医务工作者应高度重视二级预防，因伤病后很多二次损伤发生在医院。例如，搬动骨折及脊柱损伤患者应防止损伤神经及脊髓，避免因搬动脑出血患者而加重出血，以及疾病的早期发现、早期治疗。

（3）三级预防　是指防止残疾转化为残障。所采取的措施包括康复治疗、教育康复、职业康复和社会康复。

2. 康复评定（rehabilitation evaluation）　是指在康复领域中，为制订康复目标而收集、分析所有必要的检查结果及资料的过程。康复评定是康复治疗的基础，没有评定就无法规划治疗、评价治疗效果。

3. 康复治疗　是根据康复评定的结果，规划、设计康复治疗方案。完整的康复治疗方案应以功能训练为核心，有机、协调地运用各种治疗手段。在康复治疗方案中常用的治疗方法有以下几种。

（1）物理治疗（physical therapy，PT）　应用自然界和人工的各种物理因子作用于机体，以达到治疗和预防疾病的目的，称为物理治疗。PT 包括各种主动或被动的运动医学方法，利用按摩、牵引、机械设备训练等力学因子和电、声、光、热、磁、水疗等其他物理因子治疗，是康复治疗中最主要和应用最广泛的方法。

（2）作业治疗（occupational therapy，OT）　是指为恢复患者功能，有目的、有针对性地从日常生活活动、生产劳动、认知活动中选择一些作业对患者进行训练，以缓解症状和改善功能的一种治疗方法，主要包括日常生活活动能力训练和职业能力的训练。其目的不仅在于改善肢体运动功能，增进精细动作的活动能力，还在于提高残疾者恢复合适职业、参与社会生活所必需的能力。

（3）言语治疗（speech therapy，ST）　即对言语功能障碍者，包括因听觉障碍、构音器官异常、中枢神经损伤所引起的失语症、口吃等进行治疗，尽可能恢复其听、说、读的能力。

（4）康复工程　主要是借助医学工程手段，以矫形支具或辅助器具来补偿、矫正功能障碍者功能的缺陷，增强残存的功能，包括材料设计和制作、专门的辅导和训练等，发挥残疾人潜在的能力，是康复工作的重要措施之一。

（5）传统疗法　中国传统医学是中华文化的重要组成部分，其中针灸、推拿、按摩、气功及各种类型的传统锻炼方法，被广泛应用到康复医学中，并起到不可替代的作用。

（6）心理治疗　对认知、情绪和行为有异常的功能障碍者需进行心理治疗，改善患者存在的各种心理障碍，使其能正确对待自己的功能问题，树立积极参与治疗和训练的信心。

（7）文娱疗法　组织患者参加各种文娱活动，如琴、棋、书、画和欣赏音乐、观看电影，适当安排患者参加户外活动等，以调整患者的身心状态，促进其重返社会生活。

4. 康复护理　根据总的康复计划，在对病、伤、残者的护理工作中，通过体位护理、心理支持、膀胱护理、肠道护理、辅助器具使用指导等，促进患者的全面康复，预防继发性残疾。

（二）康复护理学与康复医学的关系

1. 康复护理学是康复医学的重要组成部分　康复护理学是在总的康复医疗计划实施过程中，为达到躯体的、精神的、社会的和职业的全面康复目标，与其他康复专业人员共同协作，对残疾者和伤病者进行适合康复医学要求的专门护理和各种功能训练，以预防继发性残疾或减轻残疾程度，达到最大限度的康复并使之重返社会。康复护理学是康复医学的重要组成部分。

2. 康复护理人员起着其他康复专业人员起不到的作用　康复护理人员是康复工作小组的主要成员之一，而且康复护理着眼于整体护理，24 小时密切接触患者的康复护理人员可连续对患者进行康复护理，将康复治疗计划贯彻到患者的日常生活中去，提高康复治疗效果，起到其他专业人员起不到的作用。

3. 康复护理学的发展将促进康复医学的发展　随着医学科学的进步，许多身患重病、生命垂危的患者得到及时的救治，保存了生命，但往往遗留各种功能障碍，不仅给患者本人带来痛苦，还给家庭、社会增添负担。如果临床护理人员掌握康复护理学的技术，将预防性康复护理的思想渗透到临床各个科室，将会降低疾病致残率，提高功能障碍者的生活质量，减轻社会和家庭的负担。同时，康复护理学技术在临床科室的广泛使用也会促进康复护理学科自身的成熟进步，从而促进康复医学的发展。

三、康复护理人员角色

1. 照顾提供者（care-giver） 康复护理人员不仅提供给残障者、伤病者、老年人一切所需的日常生活活动照顾，实行预防性康复照顾，还要根据康复治疗计划，发现护理问题，拟订护理计划，实施护理措施，防范其他并发症。

2. 健康教育者（educator） 身体伤残将使患者面临许多问题，如能否康复，是否还可以工作，各种治疗的目的和注意事项等，故康复护理人员要根据患者的具体情况提供有针对性的健康教育，教育对象包括患者及其家属。健康教育将贯穿康复过程的始终。

3. 督促康复治疗的继续执行者（manager） 在康复治疗过程中，根据患者病情需要，其他专业康复人员，如物理治疗师、言语治疗师、职业咨询师等将陆续为患者提供服务，但这些治疗都有时间限制，少则半小时，多则 1 小时，而康复护理人员 24 小时与患者密切接触，在治疗时间之外的康复训练则由康复护理人员督导，将康复的理念贯彻到患者的日常生活中去。

4. 康复治疗的观察者、协调者（coordinator） 康复护理人员密切观察患者在治疗过程中的健康问题及对各种治疗的反应，同时要经常与医师、其他康复工作人员联系，讨论康复计划的执行，协调解决方法，是康复工作组的灵魂人物。若患者有社会、经济、家庭、职业、心理等方面的问题，康复护理人员有责任与患者单位、社区、心理治疗师联系，并为其提供帮助。

5. 早期康复的执行者（partner） 患者入院接触最早的康复工作人员是护理人员，执行护理措施时应具有康复的观念，避免并发症和继发性功能障碍。例如，导尿时严格按操作规程消毒，预防感染；昏迷患者正确放置体位，防止影响功能；长期留置导尿患者的膀胱功能训练等。

6. 出院时患者与家属的咨询者（consultant） 出院前康复护理人员要根据患者的具体需求提供有针对性咨询指导，如门诊复查时间、药物的使用、家庭环境改造、社区资源的利用、饮食起居及就业指导等，结合患者的功能状态进行详细周到的解答，使患者和家属能安心返家。

第四节　社区康复护理

一、社区康复护理的概念

社区康复思想产生于 20 世纪 40 年代，1976 年 WHO 倡导社区康复（CBR），得到许多国家和地区响应。1994 年，联合国教科文组织、WHO、国际劳工组织联合发表了一份关于社区康复的意见书，对社区康复做了以下的解释："社区康复是属于社区发展范畴内的一项战略性计划，它的目的是促进所有残疾人得到康复，享受均等的机会，成为社会的平等一员。社区康复的实施，要依靠残疾人自己和他们的家属、所在社区，及相应的卫生部门、教育部门、劳动就业部门和社会服务部门等的共同努力。"社区康复包括社区康复治疗（rehabilitation therapy in community）和社区康复护理（rehabilitation nursing in community）两部分工作内容。在社区康复工作中，康复护理与康复治疗具有同样重要的作用。

社区康复护理是将整体护理融入社区康复中，根据总的社区康复计划，围绕全面康复的目标，以家庭为单位，以健康为中心，以人的生命为全过程，由社区护理人员依靠社区内的各种力量（人、财、物、技术）对社区康复对象提供可能和必要的康复护理服务。住院治疗与康复阶段是为康复对象日后的生活所做的短暂准备和训练阶段，他们只有回归原来的社区环境中，依靠和利用社区条件，动员社区的人力资源和物力资源，调动康复对象本身的潜能及自助、互助的机制，重建因身体功能障碍或残疾所破坏的功能，达到最大限度的生活自理，才能再次发挥社会作用，从而实现真正的全面康复。社区康复护理强调发动社区、家庭和伤残者参与，以医疗护理、教育、社会、职业等全面康复为目标，建立固定的转诊（送）系统，以解决当地无法解决的一些康复问题。

二、社区康复护理的特点

社区康复护理是在社区这一层次上开展康复护理工作，是以社区为基地，依靠社区的力量（包括本人、家庭成员及社会力量），应用社区内可能采取的康复措施和条件，为居住在本社区内的伤残者和慢性病患者等一切需要康复护理服务的人群提供可能和必要的服务。其主要特点有以下几点。

1. 立足社区，服务社区 社区康复护理的工作层面在社区，应以社区为本，接受社区政府有关职能部门的领导，取得社区群众的支持与参与，受益的人群也应是社区的全体居民。社区康复工作主要依靠社区的人力、物力、财力来开展工作。

2. 对象广泛，内容复杂 社区康复护理对象主要是功能障碍者、伤残人员、老年人、慢性病患者，还包括健康人群的康复保健服务，服务对象广泛。服务内容不但包括功能障碍者、慢性病患者、残疾人等的功能训练与护理，还包括他们的各种生活活动能力的训练与护理、心理护理、营养护理等。另外，老年人、健康人群也是需要长期护理的对象，护理的问题复杂多变，使得社区康复护理工作变得更加复杂。

3. 护教结合，全面康复护理 社区康复护理是利用康复护理技术，对康复对象进行躯体、精神、职业、社会生活等全面的康复训练。同时，通过宣传教育，调动患者及其家属积极参与，主动努力，并激发康复护理服务对象的信心，促进其功能恢复。

4. 广泛动员，提高参与度 社区康复护理的实施除了需要医护人员的积极参与，同时也需要患者和患者家属、护工和志愿者的积极参与，尤其是患者及其家属，应主动参与制订与实施康复护理计划。

5. 康复护理技术易掌握 社区康复护理使用的技术大多容易进行，患者及其家属容易掌握，便于自我进行训练，而且费用低廉。

6. 注重患者的功能训练和日常生活活动训练 社区康复护理注重功能训练及日常生活活动训练，以自我护理方法为主，提高和改善康复服务对象的功能水平。

三、社区康复护理的模式

社区康复有 4 种模式，即社区服务模式、卫生服务模式、家庭病床模式及社会化模式。开展比较多的是家庭病床模式。它是以家庭康复训练为主，家庭与社区康复站（或工作站）训练和咨询并举，互为补充，并充分发挥社区服务中心的作用。我国有独特而有效的中医药疗法（如中药、针灸、按摩疗法）和中医护理等康复方法，充分发挥其优势，采取中西医结合的综合康复技术是开展社区康复护理的有利条件。但是，由于我国目前还属于发展中国家，经济发展不平衡，对社区康复经费投入有限，使我国医疗机构与康复中心数量不足，难以满足分散在社区的广大康复对象的康复服务需求。而社区康复以其因地制宜、简便有效的服务特点为社区康复对象提供全面康复，顺应了广大康复对象的需求。在社区康复中，康复护理同样发挥了重要作用，不仅为康复对象解决诸多长期存在的家庭康复护理难题，同时还避免患者与家庭和社会生活隔离，为患者回归社会创造有利条件。

四、社区康复护理的目标与内容

社区康复护理的总目标是依照全面康复的原则，配合社区康复治疗为社区内的功能障碍者提供综合性的康复护理服务，最大限度恢复患者的功能，使他们重新获得生活、学习和参加社会活动的能力。为此，必须做到以下几点。

1. 做好本社区康复对象的调查　由于社区内康复对象分布比较分散，为了确定需要康复训练和护理的对象，使康复护理工作得以较好的开展，在本社区范围内依靠社区力量进行调查，做好康复对象个案的登记，对残疾原因、残疾类别、功能障碍情况、经济状况、家庭及婚姻状况等进行统计分析，为制订家庭康复护理计划提供资料。

2. 提供直接的护理和舒适的康复治疗环境　功能障碍患者常迫切需要安全、清洁、舒适的环境，保持个人清洁卫生及饮食营养的摄取，也渴望适当的休息和睡眠。康复护理人员为患者提供直接的护理照顾，包括日常生活护理及各种医疗护理活动，如身体清洁、饮食护理、康复训练及打针发药等；拟订并实施护理计划，防范合并症形成。另外，护理人员能为患者营造一个富有希望的、积极的氛围，还能为患者创设一个安全、舒适，有利于患者康复的环境，有助于患者功能的康复。

3. 防止功能障碍进一步加重　社区护理人员有责任为伤残者提供各种康复护理，预防肌肉萎缩及关节变形、僵硬、挛缩等，防止功能障碍的进一步加重。根据病情不同，指导患者及其家属学会保护自身安全的护理方法，以减少或杜绝继发性伤残的发生。例如，对需要使用拐杖或轮椅的患者，指导他们正确的轮椅使用方法及训练患者安全跌倒与爬起技术，以提高患者自我保护意识和能力；对于意识不清、躁动不安的患者，为其取下活动义齿、床边加用床栏，以防患者坠床等。

4. 开展家庭康复训练　充分利用社区和家庭条件，应用方便易行、有效的康复护理技术，为残疾人开展针对性的康复训练，以尽可能发挥其最大潜力，提高日常生活活动能力（activities of daily living, ADL）的独立性。指导患者及家属进行肌力训练、关节活动度训练、平衡训练、转移训练、步行训练、上下楼梯训练、呼吸训练、ADL 训练、家务活动指导等。在家庭康复训练的同时，要重视心理护理，克服患者不良心理反应，维护其自尊心，耐心指导各项训练。

5. 指导康复对象开展自我护理　在社区范围内组织开展功能障碍者、家属及社区群体的自我护理指导，教授康复对象自我观察机体异常反应的方法，以及出现问题简单的自我护理技术，实施自我保健管理。例如，对于长期卧床或有慢性肺部疾病的患者，指导自我观察咳嗽、咳痰（颜色、性质、量、气味）等异常情况，并且教会患者掌握腹式呼吸、缩唇呼吸和有效的咳嗽、排痰方法等；自我观察排尿、排便情况，指导患者养成规律的排尿习惯，教会便秘患者腹部按摩、使用开塞露的方法，必要时戴手套用手指将大便抠出等。

6. 协助患者重返家庭和社会　患者在接受康复治疗与训练的过程中，康复护理人员应协助患者为重返家庭和社会做好准备。一方面要为患者提供咨询，如定期复查时间、社区资源利用、购买辅助和适应性设备、应用设备、适应环境、工作重建、社交技巧、娱乐活动、饮食起居等方面的咨询。康复护理人员以帮助者的身份，一一给予指点，并与社区相关组织取得联系，使患者和家属安心返回家庭。另一方面要对患者及其家属进行康复知识教育及康复技术操作训练，帮助患者适应有身体缺陷的生活，并结合身体残障情况，指导家庭对其环境进行相应的改造。鼓励患者重新求学或进行就业帮助，力争做到自理、自立、自尊。除了为患者提供康复护理服务外，康复护理人员还应将康复研究的成果运用于康复护理实践中，以促进患者早日康复。

7. 宣传和贯彻功能障碍者的合法权益　社会康复的核心问题是维护功能障碍者的尊严，保障他们的合法权益、人身和人的尊严不受侵犯，确立他们在社会中的平等地位和待遇。

第五节　长期卧床或制动的不良生理效应

卧床或制动是临床和康复医疗的保护性治疗措施，然而，临床应用该措施时往往忽视了其负面效应。卧床或制动是导致继发性功能障碍的重要原因，有时其并发症比原发病危害更大，涉及一个或多个器官和系统的功能障碍。长期卧床或制动常引起废用综合征（disuse syndrome），是指长期卧床不活动或活动量不足、制动及各种刺激减少而引起的以生理功能衰退为主要特征的症候群。长期卧床或制动会对机体产生下述不良生理效应。

一、神经系统

长期卧床或制动后，产生感觉剥夺和心理社会剥夺。

1. 感觉异常　由于感觉输入减少，可产生感觉异常和痛阈下降。

2. 情感障碍　由于缺乏感觉输入和与社会隔离，或由于原发疾病和外伤，可产生焦虑、依赖、抑郁、情绪不稳和神经质，也可能有感情淡漠、退缩、易怒和攻击行为，严重者有异样的触觉、运动觉、幻视与幻听。

3. 认知障碍　躯体不活动而又与社会隔离的患者可能会出现认知障碍，定向力、判断力、记忆力、学习能力、分析问题和解决问题的能力等出现障碍。

二、运动系统

长期卧床或制动对运动系统的影响主要是肌肉废用性萎缩、肌力下降、骨质疏松和关节的退行性病变。

1. 肌肉废用性萎缩　长期卧床或制动可造成肌肉废用性萎缩。长时间的绝对卧床，6周后电镜下可见肌纤维变性，脂肪和纤维组织增加，肌纤维的横截面积减少42%，主要是Ⅰ型肌纤维萎缩，2个月后肌容积减少一半。肌肉废用性萎缩主要与制动引起的肌肉毛细血管密度降低、代谢相关酶活性降低、分解代谢增加、合成代谢减少等有关。

2. 肌力下降　长期卧床主要影响姿势肌（背肌）和抗重力肌（下肢肌）的肌力，对上肢肌的肌力影响较小。完全卧床休息肌力下降速率为每天下降0.7%～1.5%，每周下降10%～15%，3～5周内肌力可下降20%～50%。石膏固定6～7周，腓肠肌肌力下降最为明显（20.8%），其次是胫骨前肌（13.3%）、肩带肌（8.7%）和肱二头肌（6.6%）。肌力下降与肌肉萎缩和运动单位募集减少有关。

3. 骨质疏松　维持正常骨质需要骨吸收和骨形成达到动态平衡。长期卧床或制动使骨吸收和骨形成的平衡发生紊乱，骨吸收增加，骨形成减少，骨吸收大于骨形成，导致骨钙丢失，骨量减少，骨质疏松。骨代谢主要依赖于施加在骨上的应力刺激，应力刺激越多，骨丢失越少。因此，长期卧床或制动引起的骨质丢失主要发生在承受体重的骨骼，如下肢骨和躯干骨。

4. 退行性关节病变　长期制动可产生严重的关节退变，主要原因是制动引起关节面软骨营养障碍，发生退行性改变。动物实验证明，制动30天即产生严重的关节变性，关节面软骨增厚且破坏，关节囊收缩。关节囊的缩短和关节制动在一定的位置上，使接触处的关节面软骨受压减少，水分、透明质酸盐和硫酸软骨素也减少，继而变性。慢性关节挛缩时，关节囊内和关节周围结缔组织重组，关节面软骨变薄，血管充血，骨小梁吸收，引起关节疼痛，活动能力下降。

长期卧床后关节的典型改变是髋关节和膝关节的屈曲挛缩畸形、踝关节跖屈畸形，上肢挛缩畸形较少见。

三、心血管系统

长期卧床或制动对心血管系统的影响主要是心率加快、血容量减少、血栓形成、直立性低血压和心功能减退。

1. 心率加快 长期卧床者，基础心率增加。卧床开始 2 个月内，基础心率每天增加 0.5 次 / 分，绝对卧床 10 天者，基础心率可增加 12 ~ 23 次 / 分。基础心率是否稳定，直接影响冠状动脉的血流量，因为冠状动脉的灌注主要在心脏搏动的舒张期。基础心率加快，舒张期缩短，冠状动脉灌注减少，可能导致心动过速，加重和出现心绞痛。长期卧床引起的心率加快主要与血容量和每搏输出量减少、自主神经功能失调（迷走神经张力下降或交感神经张力增强）有关。

2. 血容量减少 正常人从直立位到卧位有 500 ~ 700mL 的血液从下肢转移到胸腔，使中心血容量增加。中心血容量增加导致右心负荷增加，心脏压力感受器传入冲动增多。传入冲动通过神经体液调节引起抗利尿激素释放受到抑制，利尿作用加强，尿量增加，血容量减少。研究表明，卧床 24 小时血容量减少 5%，14 天减少 20%。

3. 血栓形成 长期卧床容易形成静脉血栓，卧床时间越久，发生率越高。长期卧床后血容量减少，但血液中有形成分并不减少，血细胞比容增高，血液黏滞度增加；卧床时"肌肉泵"作用降低，静脉血管容量增加，血流速度减慢；血小板活性和血纤维蛋白原水平增高，这些都是诱发血栓形成的危险因素。长期卧床最常引起深静脉血栓、血栓性脉管炎和肺栓塞。

4. 直立性低血压（orthostatic intolerance） 是指由卧位转换为直立位时出现的血压显著下降，表现为头晕、头痛、出汗、心动过速，甚至晕厥。卧床休息数天即可发生直立性低血压。直立性低血压的发生可能与以下因素有关：交感肾上腺系统反应不良，静脉扩张，在站立或坐起时儿茶酚胺、皮质醇、醛固酮等释放不足或过缓，致血压不能及时随体位而调整。

5. 心功能减退 长期卧床可使心每搏输出量、每分输出量减少，左室功能减退。心功能减退在体力活动时表现更为明显，如卧床 3 周后，在 10% 的斜坡上以 6km/h 的速度步行 30 分钟，心率较不卧床者快 35 ~ 45 次 / 分，心功能下降约 25%。心功能减退还表现在直立反应，正常人由卧位转换为直立位时，心率增加 5 ~ 25 次 / 分，血压不变，脑供血正常；而长期卧床者心率增加 60 次 / 分，血压下降，脑供血减少。有学者认为，心功能减退与心肌萎缩或其他心肌退行性变化有关。心功能减退还可表现为最大摄氧量下降。最大摄氧量是综合衡量心肺功能的常用指标，直接反映机体的有氧能力。长期卧床后，最大摄氧量下降。最大摄氧量值与卧床时间密切相关，卧床 10 天后最大摄氧量减少 5.2%，卧床 26 天后减少 19.5%。最大摄氧量下降，机体的有氧能力下降，肌肉力量和耐力下降。

四、呼吸系统

长期卧床或制动对呼吸系统的影响主要是肺通气功能减退和发生坠积性肺炎。

1. 肺通气功能减退 长期卧床导致肺潮气量、每分通气量及肺活量减少，呼吸变浅，呼吸频率增加，最大呼吸能力减弱。非瘫痪患者不进行呼吸体操时，卧床数周后肺最大通气量和肺活量可下降 25% ~ 50%。肺通气功能减退的主要原因是肌无力。长期卧床，全身肌力减退，呼吸肌肌力也下降，加之卧位时呼吸阻力增加，不利于胸廓扩张，故呼吸运动受限制，肺通气功能减退。

2. 坠积性肺炎 长期卧床，支气管纤毛的功能下降，加以咳嗽肌无力和卧位不便咳嗽，使得呼吸道分泌物不易排出，黏附于支气管壁，容易形成坠积性肺炎。肺栓塞则是下肢静脉血栓形成的并发症。

五、代谢与内分泌

长期卧床往往伴有代谢和内分泌的改变，其出现较晚，恢复也较迟。一般在心血管功能开始恢复时，代谢和内分泌的变化才表现出来。这些变化除了与卧床有关外，也可能与原发病有关。

1. 负氮平衡 长期卧床，抗利尿激素分泌减少，尿量增多，尿氮排出量明显增加。尿氮排出量的增加开始于卧床的第 4~5 天，在第 2 周达到高峰，并一直持续下去。另外，卧床期间患者食欲减退，蛋白质摄入减少，出现低蛋白血症，也是导致负氮平衡的一个原因。卧床 3 周所造成的负氮平衡可在 1 周左右恢复，卧床 7 周造成的负氮平衡则需要 7 周才能恢复。

2. 水、电解质变化

（1）血清钠、钾、镁、钙、磷酸盐、硫酸盐、胆固醇增高，高密度脂蛋白降低。

（2）高钙血症是卧床后常见的水、电解质紊乱。因骨折固定或牵引而长期卧床的儿童，高钙血症的发生率可达 50%。水、电解质紊乱早期症状包括食欲减退、腹痛、便秘、恶心和呕吐，进行性神经体征为无力、低张力、情绪不稳、反应迟钝等，严重时可发生昏迷。

3. 内分泌变化

（1）抗利尿激素分泌减少，尿量增多，血容量减少。

（2）肾上腺皮质激素分泌增多（可达正常水平的 3 倍），是机体应激的表现。雄激素和醛固酮分泌减少。

（3）糖耐量异常。血清胰岛素和 C 肽同时增高，在卧床 1 个月后达到高峰。虽然胰岛素水平增高，但其敏感性却降低，出现胰岛素利用障碍。长期卧床可导致胰岛素峰值水平逐步降低，最终导致高血糖。

（4）血清甲状腺素和甲状旁腺素增高或不稳，引起高钙血症，血清降钙素和催乳素保持不变。

（5）卧床制动后，去甲肾上腺素分泌增加，以调节血容量。

六、消化系统

长期卧床影响消化系统，会引起低蛋白血症和便秘。长期卧床，交感肾上腺素占优势，消化腺分泌减少，胃肠蠕动减慢，造成食欲下降和营养物质吸收减缓，尤其是蛋白质丰富的食物摄入减少，导致低蛋白血症。低蛋白血症加上括约肌痉挛，食物残渣在肠道内停留时间过长，水分吸收过多而使大便干结，引起便秘。

七、泌尿系统

长期卧床对泌尿系统的影响主要是引起尿路结石、尿潴留和尿路感染。

1. 尿路结石 尿排出钙磷增加、尿潴留、尿路感染是尿路结石形成的三大因素。尿路结石主要有两大类，一类为草酸结石，一类为磷酸镁铵结石。高钙尿症和高磷尿症为两类结石的形成提供了物质基础。

2. 尿潴留 卧位时不易产生腹压，不利于膀胱排空；腹肌无力和膈肌活动受限、盆底肌松弛、括约肌与逼尿肌活动不协调等，都是引起尿潴留的原因。

3.尿路感染　尿潴留使产生尿素酶的细菌高度繁殖，分解尿液产生的氨，使尿液 pH 升高，促进钙和磷的析出和沉淀，为结石的形成提供条件。结石形成以后，尿路感染的机会大大增加。结石的形成还降低了抗菌药物的治疗作用，使得尿路感染反复发作。如此形成感染—结石—感染的恶性循环。

八、皮肤

长期卧床对皮肤组织的影响主要是产生压力性损伤。压力性损伤的形成是由于局部组织长时间受压，血液循环障碍，局部持续缺血、缺氧、营养不良，导致软组织溃烂和坏死。此外，卫生不良可导致皮肤细菌或真菌感染。

总之，卧床或制动时间较长对机体有许多不良的生理效应。其中任何一个系统最先受累，可能依次影响其他系统，从而形成一个病理、生理的恶性循环，延缓康复进程，影响患者重返社会。因此，在临床治疗、康复及护理过程中均应将因卧床或制动而致不良生理效应的预防和治疗放在十分重要的地位。

第二章

康复护理评定

二维码区域

扫一扫，查阅本章数字资源，含PPT、音视频、图片等

导学

患者，男，69岁，左基底节脑出血后遗症6月余。肢体功能状态如下：右下肢 Brunnstrom 分级Ⅳ级，上肢Ⅳ级，手指Ⅲ级。右半身深、浅感觉减退，右肩关节半脱位，右足下垂、内翻，洗澡、如厕、步行等日常生活活动不能完全自理，患者有轻度的焦虑及抑郁，情绪不稳定，体力差，依赖性强。

学习重点

康复护理常用评定方法、意义及注意事项。

学习难点

环境评定、认知功能评定及心理功能评定。

第一节　概　述

康复护理评定是康复护理工作的重要内容。康复护理评定工作从初期评定开始，至末期评定结束，始终贯穿于康复护理的全过程。通过评定，可以掌握患者全身状态和心理状态，以判断障碍的程度、残存的功能、恢复的潜力及影响恢复的因素，为制订康复护理措施提供依据。只有掌握了正确的评定方法，康复护理人员才能根据本专业的特点，准确地为患者设计康复护理目标，使康复护理工作顺利进行。

一、评定的概念

评定（assessment）也称评价或评估，是对患者的功能状态及潜在能力的判断，是采集患者功能障碍相关资料与正常标准进行比较、分析、解释结果并做出判断的过程。WHO 根据不同疾病的功能障碍程度，将障碍分为功能形态障碍（impairment）、能力障碍（disability）和社会因素障碍（handicap），康复评定基于该三个层面进行。功能形态障碍评定包括关节活动度、肌力、肌张力、平衡与协调能力、感知觉、心肺功能评定等；能力障碍评定包括个人日常生活活动能力评定等；社会因素障碍评定包括职业评定、各种环境评定等。

目前，在国外康复医疗机构及国内较大的康复医疗中心的康复评定工作主要是由康复小组来完成，其形式为定期召开的小组评定会议。会议一般是由康复医师主持，小组其他成员根据个人的观察及理解对患者功能障碍的性质、部位、程度、发展预后及康复目标充分发表意见，提出各自的对策、目标和治疗处理意见，然后由康复医师归纳总结为一个完整的康复评定和治疗方案，

分配各专业人员分头实施。康复护理评定应与康复小组的评定工作密切配合，正确开展患者功能评定、康复护理质量评定和护理工作成本效益的评定等，并在护理过程中紧紧围绕康复小组制订的总目标，不断再评定，充实康复护理计划，修正制订切实可行的护理措施，促进患者康复。

二、康复护理评定的内容

康复评定的内容较多，评定时通常根据患者的情况由评定者（如康复医师、物理治疗师、作业治疗师或护师等）根据自己的专业选择相应的评定内容。常用的评定内容包括以下几个方面。

1. 躯体功能评定　一般包括上肢功能评定、下肢功能评定、脊柱功能评定、步态分析、神经电生理评定、关节功能评定、肌肉功能评定、肌张力的评定、感知与知觉的评定、协调与平衡的评定、姿势反射与原始反射的评定、日常生活活动能力评定、心肺功能的评定、泌尿和性功能的评定、上下肢穿戴假肢或矫形器后的功能评定、脊柱矫形器的评定等。

2. 精神（心理）功能评定　包括认知功能评定、心理状态评定、痴呆评定、性格测定、智力测定及疼痛评定等。

3. 言语功能评定　包括失语症评定、构音障碍评定、言语失用症评定、言语错乱评定、痴呆性言语评定、言语发育迟缓的评定、听力测定和发音功能的仪器评定等。

4. 社会功能评定　包括社会生活能力评定、生活质量评定及就业能力评定等。

三、康复护理评定的分类

（一）根据内容分类

1. 单项评定　如对运动或感觉、手或步行、心理或言语、皮肤等功能状态评定。
2. 个体评定　主要有日常生活活动能力评定，如 Barthel 指数和 Katz 指数。
3. 全面评定　包括个体和社会功能状态评定，如 WHOQOL–BREF 和社会生活能力概况评定等。

（二）根据时期及目的分类

1. 初期评定　是指在制订康复护理计划和开始康复治疗前进行的、为建立一个基线水平的评定，通常在患者入院时进行。通过初期评定可以掌握患者功能和社会因素等方面的状况与障碍程度、致残原因、康复潜力及患者对护理的需求，建立患者功能状况的基本资料，并估计康复预后，为护理诊断或提出护理问题，以及拟定康复护理目标、制订康复护理计划提供依据，为判定护理活动的效果提供客观指标，为护理科研积累资料。

2. 中期评定　是了解患者在经过一段时间的康复治疗和康复护理后，身体状况及功能改善情况，是否有进步及进步的程度，一般在患者康复疗程中期进行，也可根据患者情况组织多次评定。将中期评定结果与初期评定结果进行比较，分析变化的原因，判断康复护理效果，并以此作为调整近、远期目标和康复护理计划的依据。如已达到近期目标，则可制订新的康复护理目标；如果护理效果不明显，或变化与目标不符合，提示护理措施或方法不当，则需要更改护理措施或方法。

3. 末期评定　是指对经过康复治疗与康复护理后的患者总的功能状况的评估，从而判断患者康复治疗与护理的效果，判断是否达到预期目标，对尚存或潜在问题提出进一步解决的方法和建议，一般在患者治疗结束即将出院时进行。末期评定的内容包括患者的日常生活活动能力较入院时提高的程度、生活自理能力和自我护理能力的现状、尚需何种教育和训练、患者目前的心理状态、回归家庭和社会尚存何种问题和困难、回归后的康复护理计划及对存在问题的建议等。

4. 社区评定　是指康复护理人员对出院后回归社区的患者所进行的随访追踪评定。社区评定可以了解患者健康状况、功能状况是否维持原状，进步或退步与否，是否需要继续护理指导等。社区评定的对象一般以治疗进步缓慢、已不需接受常规康复治疗且有潜在护理问题者。社区评定的时间不定，内容包括患者日常生活活动能力、各种功能的恢复情况、各种并发症的预防及预防基础疾病复发的措施等。

四、康复护理评定的流程

初期评定→明确康复护理诊断→确定目标→制订护理计划→实施护理方案→中期评定→调整改进护理计划→实施新护理方案→末期评定→确定出院后护理目标→回归社区→社区评定→社区康复护理计划→实施社区康复护理方案→康复。

五、康复护理评定的意义

康复护理评定是一个反馈过程，利用评定检验护理计划的可行性和有效性，并做修订和补充，为下一个护理程序的系统运行提供新的起点。康复评定的作用主要包括以下几个方面。

1. 明确护理诊断的作用　通过系统的评定工作，可以获得关于患者存在或潜在哪些功能障碍、障碍程度如何、需要何种护理、达到何种康复目标的护理诊断。只有明确诊断，护理工作才能有的放矢，才能在整体护理观的指导下拟定康复护理计划。

2. 制订护理目标的作用　根据评定结果确认患者残损的可逆程度及功能状态可改善的最大程度来制订预期目标，这样就可使护理目标具有特定内容，便于在后期的评定中有具体标准进行比较，同时根据评定结果制订的目标还具有可测量和可观察的特点，避免了评定的盲目性和随意性。

3. 确定护理效果的作用　通过评定可以了解患者疾病康复与功能障碍恢复的程度，如皮肤压力性损伤的修复程度及日常生活活动能力、使用轮椅等助行器的能力、控制排便能力、言语交流能力、心理及社会适应能力的康复程度等。通过与早期评定资料对照，以确定患者经过本阶段的护理是否达到了期望的护理效果。

4. 调整修正的作用　康复护理方案经过一段时间运行或达治疗中期后，必须对原方案的效果进行定量评定。因为康复进程的作用，可使患者机体状况不断出现变化（好转或恶化）。因此，评定的反馈作用可以确定该方案的护理效果是否达到预期目标，从而决定是否继续使用或调整修订该方案或另外制订新的方案及措施等，以适应患者当前的身体状态和康复护理需求。

5. 预后评估的作用　评定对预后的预测作用可以给患者及家属以必要的心理准备，如脑卒中患者日常生活活动能力 Barthel 指数低于 20 分，则预后差，死亡率高；指数高于 70 分以上者则预后良好，大多数患者可自愈，无须更多护理支持；而指数为 40～60 分者，通过积极的治疗和护理，一般都可获得较满意的康复效果。

6. 有利于开展护理科研工作　通过大量的积累、整理和分析成功与失败的护理方案，比较优劣，可以筛选出好的护理方案进行推广应用，从而促进护理学科的发展。

7. 回归社会前的准备作用　通过评定对患者的体能与功能残存情况做出关于日常生活活动能力及工作能力的鉴定，为患者回归家庭和社会提出指导性的建议和方案，并作为社会安排其生活和工作的依据。

六、康复护理评定的注意事项

1. 评定目的要明确　根据疾病诊断、功能状况的不同特点，正确选择评定的内容，所收集的资料应具有综合性和广泛性，并与患者的健康问题相关联。

2. 根据疾病与障碍诊断的不同特点选择适宜的评定方法　对所选用的评定方法要熟悉，应选择技术可靠、精确度高、重复性好的无创检查方法。

3. 评定过程要贯彻整体护理观　整体护理观认为患者的康复包括生理康复、心理康复和社会康复，结合患者不同的病情、工作环境、家庭生活背景进行个体化早期介入。

4. 要根据评定的方法选择适宜的环境　向患者说明目的和方法，以消除不安感，取得患者配合。检查时动作要熟练、迅速，时间尽量短，避免使患者疲劳。必要时用屏风遮挡患者，以减少干扰和减轻患者的心理负担。

5. 对所得结果要结合病史和其他资料做全面分析　防止只重视生理的、功能的评定，而忽视能力、心理和社会文化等因素的评定。

6. 对评定要采取客观的态度　一般检查与测量需做 3 次取平均值，并健侧、患侧对照检查，所用测量工具应保持一致，尽可能由一个人从始至终地进行，避免出现误差。检查的结果应整理登记以备提交康复小组评定会议审议。

第二节　康复护理常用评定方法

一、环境评定

（一）概述

对于患者的某些损伤，通过医疗康复后能有所改善，而有些损伤是无法改变的。患者出院后能否真正独立生活，能否参与社会生活，环境是重要的影响因素。居住环境、工作环境及社区环境，包括建筑物的结构设计、可利用空间、服务与公共交通及安全问题等都可能成为阻碍患者实施日常作业活动的消极因素。为此，在出院前需根据患者的具体情况与要求，对其生活和工作环境进行系统评定。

环境评定可通过问卷调查或实地考察完成。问卷调查主要是通过患者或家属回答提问来了解患者在将要回归的生活或工作环境中可能会遇到的情况，了解有哪些环境障碍（建筑结构或设施）会阻碍患者活动。实地考察患者在实际环境中进行各种活动的表现，评定结果真实、可靠。通过实地考察可以大大减少患者本人、家属及雇主对于患者功能独立的担心。实地考察也使康复护理人员可以制订更切实际的克服环境障碍的方案。

（二）各种环境的评定

1. 居住环境的评定（表 2-1）　住宅内外环境的评定包括住宅类型、入口、进入住宅的通道、户内入口和通道、客厅、卧室、餐厅、盥洗室、厨房、洗衣、打扫卫生、应付紧急情况 12 项内容。在评定中，评定者在"□"中对所选答案打"√"，并在横线上填空。

表 2-1　居住环境的评定

住宅类型

（1）公寓楼房□：患者住在哪一层 _____；有电梯吗 _____

（2）独宅□：有几层 _____；患者住在几层 _____

（3）平房□

入口

（1）台阶：患者能够上下户外的台阶吗　能□　否□

　　台阶的宽度 _____；台阶级数 _____

　　上台阶时扶手在 _____：左边□　右边□　双侧□

　　有无轮椅用斜坡 _____；长度 _____；高度 _____

（2）门

　　患者是否能够：开锁□　开门□　关门□　锁门□

　　是否有门槛 _____；门槛的高度 _____；门槛的材料 _____；门的宽度 _____

　　患者能够进 _____出 _____门吗

（3）走廊：宽度 _____有任何障碍物阻碍通过吗　有□　无□

进入住宅的通道

（1）走廊：宽度 _____　阻碍：有□　无□

（2）楼梯

　　患者能上下楼梯吗　能□　否□

　　楼梯的宽度 _____；楼梯的级数 _____；楼梯的高度 _____

　　上楼梯时扶手在：左边□　右边□　双侧□

　　有无轮椅用斜坡 _____；长度 _____；宽度 _____

（3）门

　　患者是否能够：开锁□　开门□　关门□　锁门□

　　是否能够使用球形门把手 _____；或长柄门把手 _____

　　是否有门槛 _____；门槛的高度 _____；门槛的材料 _____

　　门的宽度 _____；轮椅能否出入　能□　否□

　　患者能够进 _____出 _____门吗

（4）电梯

　　有电梯吗　有□　无□

　　电梯开门时是否与地面同高　是□　否□

　　电梯门宽 _____；电梯控制按钮的高度 _____

　　患者能自己独立乘电梯吗　能□　否□

户内入口和通道

　　记录走廊和门口的宽度 _____

　　记录有无门槛，如有则记录高度 _____

　　记录是否需要上楼梯或台阶才能进入房间 _____

（1）患者能否从家里的一处到另一处，如

　　走廊□　卧室□　厨房□　盥洗室□　客厅□　户内其他地方□

（2）在家里从一个房间到另一个房间需使用

　　拐杖□　助行器□　矫形器□　假肢□　手动 / 电动轮椅□　电动车□　其他□

（3）患者能否在以下几种情况安全地活动

　　在地毯上行走□　不平的地面□　打蜡的地板□　家具边角锐利□　家中有宠物□

（4）对患者而言，潜在的不安全区域或因素是什么 _____

卧室

（1）电灯：能开关吗　能□　否□

（2）窗户：能开关吗　能□　否□

（3）床：高度 _____；宽度 _____；两边均可上下吗 _____

有无床头板 _____，或床尾板 _____；床有轮子吗 _____；如有，床稳定吗 _____

患者可否从床转移到轮椅上 _____，或从轮椅转移到床 _____

（4）床头柜：床头柜是否位于患者可及的位置 _____

床头柜上有电话吗 _____

（5）衣服：患者的衣服放在卧室吗 _____

患者从何处取衣服：箱子□　柜子□　抽屉□　其他处□

（6）在卧室中活动所遇到的最大的问题是什么 _____

盥洗室

（1）在盥洗室里，患者使用：轮椅□　步行器□

（2）盥洗室空间的大小允许轮椅 _____或步行器 _____进入其中吗

（3）患者能够触到开关吗 _____

（4）使用厕所

类型：坐式厕所□　蹲式厕所□

患者能否独立进行轮椅与坐便器之间的转移　能□　否□

坐便器的高度 _____；坐便器附近有无扶手　有□　无□

有无安装扶手的位置　有□　无□

能否取卫生纸和使用卫生纸　能□　否□

（5）使用水池

水池的高度 _____；能开关水龙头吗　能□　否□

水池下方有无放腿的位置　有□　无□

患者能否拿到所需用品　能□　否□

（6）洗澡

患者洗　盆浴□　淋浴□

盆浴时患者能否在没有帮助的情况下安全地转移　能□　否□

浴盆旁有无扶手　有□　无□

是否需要辅助用品，如座椅、防滑垫、扶手、其他 _____等

患者能否开关水龙头和使用塞子　能□　否□

浴盆边到地面的高度 _____

浴盆的内径宽度 _____

淋浴时，患者能否独立转移和拧水龙头　能□　否□

洗澡所遇到的最大问题是什么 _____

客厅

（1）能开关电灯吗　能□　否□

（2）能开关窗户吗　能□　否□

（3）为了使轮椅能够通过，可否重新摆放家具　可□　否□

（4）能否从轮椅转移到座椅，或从座椅转移到轮椅 _____；座椅的高度 _____

（5）能否从　座椅□　沙发□　上站起或坐下

（6）能否使用　电视□　收音机□　空调□　或其他电器□

（7）客厅活动所遇到的最大问题是什么 _____

餐厅

（1）能开关电灯吗　能□　否□

（2）桌子高度 _____；能在餐桌上吃饭吗　能□　否□

（3）轮椅能否推到桌子下方　能□　否□

续表

厨房

（1）患者能打开冰箱取食品吗 能□ 否□

（2）患者能打开冰柜取食品吗 能□ 否□

（3）水池

患者能否坐在水池前 能□ 否□

患者能否触及水龙头 能□ 否□ 能否开关水龙头 能□ 否□

（4）橱柜

患者能否开关柜门 能□ 否□

患者能否拿到餐具、水壶、食品 能□ 否□

（5）移动患者能否携带器皿在厨房里从一处到另一处 能□ 否□

（6）炉灶

患者能否到达炉灶前并使用炉灶 能□ 否□

能否使用烤箱 能□ 否□

（7）其他电器

患者能否使用电源插座 能□ 否□

患者能否拿到并使用其他电器 能□ 否□

（8）操作空间

操作台前有足够的操作空间吗 有□ 无□

绘制示意图，指示炉灶、冰箱、水池、操作台等的位置

（9）使用厨房对你来说十分重要吗 ＿＿＿＿

（10）厨房活动所遇到的最大问题是什么 ＿＿＿＿

洗衣

（1）患者有无洗衣机 有□ 无□

（2）能否到达洗衣机处 能□ 否□

能否放入 ＿＿＿＿；取出 ＿＿＿＿

能否控制开关或按钮 能□ 否□

（3）如果没有洗衣机，如何洗衣服 ＿＿＿＿

（4）患者能晒衣服吗 能□ 否□

（5）患者能否熨衣服 能□ 否□

（6）洗衣所遇到的最大问题是什么 ＿＿＿＿

打扫卫生

（1）患者能否拿到拖把、扫帚或吸尘器 能□ 否□

（2）能使用哪种工具 ＿＿＿＿

应付紧急情况

（1）电话在室内的位置 ＿＿＿＿

（2）患者单独在家时，能否迅速从安全口或后门撤离 能□ 否□

（3）患者有邻居、警察、火警及医生的电话号码吗 有□ 无□

2. 工作环境的评定 在工作环境中评定一个人的功能水平时，节省能量和符合人体工程学是应遵循的主要原则。

（1）外环境的评定 ①停车场与办公地点之间的距离。②停车场有无残疾人专用停车位及其标志。③残疾人停车位面积是否足以进行轮椅转移。④残疾人停车位是否便于停放和进出。⑤残疾人专用停车位数量。⑥停车场与路沿之间有无斜坡过渡。⑦建筑物入口有无供轮椅使用者专用的无障碍通道及入口引导标志。

（2）工作所需的躯体功能水平的评定 在了解被评定者的工作及其特点的基础上，评定者应

分析完成该项工作需具备的各种功能及水平，如肌力（躯干、上下肢）、姿势、耐力、手指灵活性、手眼协调性、视力、听力及交流能力等。

（3）工作区的评定　检查被评定者的工作区，包括照明、温度、座椅种类、工作面的种类及高度、面积；被评定者坐在轮椅中时，其活动空间双上肢的水平和垂直活动范围等。

（4）公共设施与场所的评定　残疾者除了在自己的工作区活动，还要去工作区以外的地方活动，如上下电梯、去洗手间、使用公用电话等，这些地方是否无障碍，同样是制约残疾者返回工作岗位的重要因素（表2-2）。

表 2-2　建筑物调查评定表

设施	有（Yes）	无（No）
电梯		
（1）有电梯吗		
（2）电梯到达所有楼层吗		
（3）电梯控制按钮距地面的高度		
（4）控制按钮易操作吗		
（5）有无紧急用电话		
公用电话		
（1）残疾人能够使用电话吗		
（2）电话是触键式，还是拨号式（在选择上画圈）		
（3）电话距地面的高度		
地面		
（1）地面滑吗		
（2）如果有地毯，地毯用胶黏固定在地面上吗		
洗手间		
（1）残疾人能够进入吗		
（2）厕所的入口宽度		
（3）厕所内有无扶手		
（4）坐便器高度		
（5）容易取用卫生纸吗		
（6）洗手间内公共活动面积		
（7）洗手池下面有无容纳膝部的空间		
（8）能使用水龙头吗		

3. 社区环境的评定　社区环境包括各种社区资源和社区服务。对于期望回归和参与社区生活的残疾者来说，社区环境的评定十分必要。通过评定，可使康复护理人员、患者及家属了解可利用的社区资源和社区服务。在社区环境评定中，残疾者能否利用交通工具及各种社区服务是两个重点。例如：有无适用于不同肢体残疾的交通工具便于残疾者出行；公共汽车有无残疾者进出专用门；汽车有无液压升降装置可直接将四肢瘫或高位截瘫患者和轮椅转运入车厢内等。工作环境评定的许多要点同样适用于社区各种服务设施，无论是商店、剧院、餐馆、会馆、学校、体育场馆等都需要考虑入口处的无障碍通道、走廊的宽度，以及残疾人是否能进入并使用洗手间，能否使用公用电话等。

二、日常生活活动能力的评定

（一）概述

日常生活活动（activities of daily living, ADL）是指人们为了维持生存及适应生存环境而每天必须反复进行的、最基本的、最具有共同性的活动，即进行衣、食、住、行、个人卫生和独立的社区活动所需要的一系列基本活动。ADL 能力不是与生俱来，而是在个体后天发育成长过程中逐步习得，是人类从事其他一切活动的基础。ADL 能力对健全人来说简单易行，但对于病、伤、残者来说却相当困难。例如，早上醒来后需要坐起、穿衣、如厕、洗漱、准备早饭等活动，健全人都可以不假思索的快速完成，而对于一个依靠轮椅活动者来说，完成这些活动将会变得非常困难，需要付出比健全人更大的努力才能完成。在日常生活活动中受挫，常严重影响病、伤、残者的自信心和自尊心，导致焦虑、抑郁等。要最大限度地恢复和改善病、伤、残者的 ADL 能力，首先要对其进行科学、客观的评定。因此，ADL 能力的评定是康复综合评定中不可缺少的一个重要方面。

1. ADL 分类　①基本 ADL（ basic or physical ADL, BADL/PADL ）：是指日常生活中最基本的、较粗大的、无须利用工具的活动，包括自理活动，如穿衣、进食、保持个人卫生等，以及功能性移动，如翻身、转移、行走、上下楼梯等。另外，性生活也是日常生活活动及生存质量的一个重要方面。②工具性 ADL（ instrumental ADL, IADL ）：是指为了在家庭和社区中独立生活所需的关键性的、较高级的技能，大多需借助工具、较精细的活动，如使用电话、做饭、洗衣、打扫卫生、购物、交通工具的使用、处理个人事务，以及社会的交往沟通和休闲活动能力等。

2. ADL 评定内容　①自理方面：包括穿衣、个人卫生、如厕、进食等。②运动方面：包括床上运动、转移、行走、交通工具的使用等。③家务劳动方面：包括洗衣、做饭、理财、购物、药品使用等。④交流与认知方面：包括理解、表达、阅读、书写、听广播、打电话、记忆、解决问题、社会交往等。

3. ADL 评定方法　①直接观察法：是指检查者直接观察患者进行日常生活活动的具体情况，评估其实际活动能力，也可以在实验室中进行。该方法的优点是能够比较客观地反映患者的实际功能情况，但缺点是费时费力，有时患者不配合。②间接评定法：有些不便完成或不易按指令完成的动作，间接评定法可以通过询问的方式进行评定，询问的对象可以是患者本人，也可以是家人或照顾者，如患者的二便控制、个人卫生管理等。此方法简单、快捷，较适合于对患者的残疾状况进行筛选。如果进行 ADL 能力的评定是为了制订治疗计划，则不宜使用间接评定法。③量表法：是采用经过标准化设计、具有统一的内容及评价标准的量表评定患者 ADL 能力，这些量表经过信度、效度及灵敏度检验，评定的内容及评分方法统一。

（二）常用的 BADL 评定量表

1. Barthel 指数（ Barthel index，BI ）评定　起源于 20 世纪 50 年代中期，是由美国 Florence Mahoney 和 Dorothy Barthel 设计并应用于临床，是国际康复医疗机构常用的方法。因其评定简单，可信度、灵敏度高，是目前临床应用最广、研究最多的一种 ADL 能力的评定方法。Barthel 指数评定包括大便控制、小便控制、修饰、用厕、进餐、转移、步行、穿着、上下楼梯、洗澡共 10 项内容。根据患者是否需要帮助及被帮助的程度分为 0 分、5 分、10 分、15 分四个等级，总分 100 分，评分越高，独立性越强。总分达到 100 分，并不意味着患者能够独立生活，他可能不会烹饪，不能料理家务，不能和他人接触，但日常生活可以自理不需要照顾（表 2-3）。

表 2-3 Barthel 指数评定

项目	评分标准	评分
1. 大便控制	0 分 = 失禁或昏迷 5 分 = 偶尔失禁（每周 ≤ 1 次） 10 分 = 能控制	
2. 小便控制	0 分 = 失禁或昏迷或由他人导尿 5 分 = 偶尔失禁（每 24 小时 ≤ 1 次，每周 >1 次） 10 分 = 能控制	
3. 修饰	0 分 = 需要帮助 5 分 = 独立洗脸、梳头、刷牙、剃须	
4. 用厕	0 分 = 依赖他人 5 分 = 需部分辅助（穿脱衣裤、清洁） 10 分 = 能自理	
5. 进餐	0 分 = 依赖他人 5 分 = 需部分辅助（夹菜、盛饭、切面包） 10 分 = 能自理	
6. 转移	0 分 = 完全依赖别人，不能坐 5 分 = 能坐，但需大量（2 人）辅助 10 分 = 需少量（1 人）帮助或指导 15 分 = 能自理	
7. 平地行走 45m（在病房及其周围，不包括走远路）	0 分 = 不能步行 5 分 = 在轮椅上能独立行动 10 分 = 需 1 人辅助步行（体力或言语指导） 15 分 = 独立步行（可用辅助器）	
8. 穿着	0 分 = 依赖他人 5 分 = 需一半辅助 10 分 = 能自理（系、开纽扣，开、闭拉锁，穿鞋，穿脱矫形器）	
9. 上下楼梯（上下一段楼梯，用手杖也算独立）	0 分 = 不能 5 分 = 需帮助（体力或言语指导） 10 分 = 能自理	
10. 洗澡（盆浴或淋浴）	0 分 = 依赖他人 5 分 = 能自理	
总分		

结果评定：＜ 20 分者生活完全依赖；20 ～ 40 分者生活需要很大帮助；41 ～ 60 分者生活需要帮助；＞ 60 分者生活基本自理。当 Barthel 指数得分在 40 分以上时康复治疗的效益最大。

2. Katz 指数评定 产生于 20 世纪 60 年代，Katz 等人通过大量的临床观察发现，ADL 能力的下降或丧失通常是按照一定顺序发生的，且这个顺序正好与儿童的个体功能发育顺序相反，复杂的功能最先受到影响。Katz 指数共评定 6 个方面的独立能力：进餐、穿衣、大小便控制、如厕、洗澡和转移，并将功能状况分为 A ～ G 共 7 级，其中 A 级为完全独立，G 级为完全依赖。此方法分级简单有效，临床应用广泛（表 2-4）。

表 2-4　Katz 指数评定表

级别	评定标准
A 级	完全独立，即能够独立完成进餐、大小便控制、床椅转移、如厕、穿衣及洗澡 6 项日常生活活动
B 级	能够独立完成上述 6 项中的任何 5 项活动
C 级	能够独立完成上述 4 项活动，洗澡和其余任何 1 项不能独立完成
D 级	能够独立完成上述 3 项活动，洗澡、穿衣和其余任何 1 项不能独立完成
E 级	能够独立完成上述 2 项活动，洗澡、穿衣、如厕和其余任何 1 项不能独立完成
F 级	只能独立完成进餐或大小便控制 1 项活动，其余 5 项皆不能独立完成
G 级	完全不能独立，即 6 项活动皆不能独立完成

3. 功能独立性评定（functional independence measure, FIM）　是近年来提出的一种更全面、更客观地反映患者 ADL 能力的评定方法，是 20 世纪 80 年代美国物理医学会与康复学会在总结了以往曾被使用或正在应用的 36 个功能评定方法的基础上制定的。FIM 选择了最普通、最有用的功能评定项目，可综合反映患者功能及独立生活能力。FIM 评定的是患者实际残疾的程度，而不是器官和系统障碍的程度；不是评定患者按生理功能、环境条件能做什么，而是评定患者现在实际能做什么。FIM 在描述残疾水平和功能独立程度上比 Barthel 指数等评定方法更敏感、精确，且适用于所有残疾者。由于 FIM 正式应用需要向美国有关机构缴纳年度注册费，我国大多数医院没有进入正式使用的行列。

（1）FIM 的内容　为六方面 18 个项目，即自理活动 6 项、括约肌控制 2 项、转移 3 项、行走 2 项、交流 2 项及社会认知 3 项。每项功能被分为 7 级，最高得 7 分，最低得 1 分，总积分最高 126 分，最低 18 分。得分越高表明独立水平越好，反之越差。该量表可由医生、护士、治疗师或其他评估人员评定，但需要经过规范化培训（表 2-5）。

表 2-5　FIM 评定表

项目		得分	
		入院	出院
I	自理活动	1.进食	
		2.梳洗修饰	
		3.沐浴	
		4.穿上装	
		5.穿下装	
		6.上厕所	
II	括约肌控制	7.膀胱控制	
		8.直肠控制	

续表

项目			得分	
			入院	出院
Ⅲ	转移	9. 床、椅、轮椅间		
		10. 坐厕		
		11. 浴盆、浴室		
Ⅳ	行走	12. 步行/轮椅		
		13. 上下楼梯		
Ⅴ	交流	14. 理解		
		15. 表达		
Ⅵ	社会认知	16. 社会交往		
		17. 解决问题		
		18. 记忆		
总计				

（2）FIM 的评分标准

7 分为完全独立：能独立完成所有活动，活动完成规范，无须纠正，不需要辅助设备和帮助，并在合理的时间内完成。

6 分为有条件的独立：能独立完成所有活动，但活动中需要辅助设备（假肢、支具、辅助具），或超过合理的时间，或活动中不够安全。

5 分为需要监护、准备或示范：患者在没有身体接触性帮助的前提下，能完成活动，但由于认知缺陷、平衡差等，需要他人监护、口头提示或引导；或者需要他人准备或传递必要的用具，如支具、衣物等。

4 分为需要少量身体接触的帮助：患者完成活动时，需最小的身体接触性帮助，其主动用力程度 ≥ 75%。

3 分为需要中度帮助：患者在活动中要求中度身体接触的帮助，其主动用力程度达到 50% ~ 75%。

2 分为需要大量帮助：患者在活动中要求大量身体接触的帮助，其主动用力程度为 25% ~ 50%。

1 分为完全依赖：患者在活动中的主动用力程度 < 25%，不能做任何活动。

（3）FIM 的分级标准　18 分为完全依赖；19 ~ 35 分为极重度依赖；36 ~ 53 分为重度依赖；54 ~ 71 分为中度依赖；72 ~ 89 分为轻度依赖；90 ~ 107 分为极轻度依赖或有条件的独立；108 ~ 125 分为基本独立；126 分为完全独立。

（三）常用的 IADL 评定量表

1. 快速残疾评定量表（rapid disability rating scale, RDRS）　是 Linn 于 1967 年提出，1982 年进行了修订。表中细项有 18 项，每项得分最高为 3 分，最低为 0 分，总分最高为 54 分，分数越高表示残疾越重，完全正常应为 0 分。此量表可用于住院及社区生活的患者，对老年患者尤其合适，信度方面是 IADL 评定量表中最可靠的，效度仅次于功能活动问卷，故值得推广应用（表 2-6）。

表 2-6 快速残疾评定量表（RDRS）

内容	评分及其标准			
	0 分	1 分	2 分	3 分
Ⅰ 日常生活需要帮助的程度				
（1）进食	完全独立	需要一点帮助	需较多帮助	喂食或经静脉供给营养
（2）行走（可用拐杖或助行器）	完全独立	需要一点帮助	需较多帮助	不能走
（3）活动（外出可用轮椅）	完全独立	需要一点帮助	需较多帮助	不能离家外出
（4）洗澡（需要提供用品及监护）	完全独立	需要一点帮助	需较多帮助	由别人帮助洗
（5）穿着（包括帮助选择衣物）	完全独立	需要一点帮助	需较多帮助	由别人帮助穿
（6）用厕（穿脱衣裤、清洁、造瘘管护理）	完全独立	需要一点帮助	需较多帮助	只能用便盆、不能护理造瘘管
（7）整洁修饰（剃胡子、梳头、修饰指/趾甲、刷牙）	完全独立	需要一点帮助	需较多帮助	由别人帮助梳洗、修饰
（8）适应性项目（钱币或财产管理，使用电话，买报纸、卫生纸和点心）	完全独立	需要一点帮助	需较多帮助	自己无法处理
Ⅱ 残疾的程度				
（1）言语交流（自我表达）	正常	需要一点帮助	需较多帮助	不能交流
（2）听力（可用助听器）	正常	需要一点帮助	需较多帮助	听力丧失
（3）视力（可佩戴眼镜）	正常	需要一点帮助	需较多帮助	视力丧失
（4）饮食不正常	没有	轻	较重	需经静脉输入营养
（5）大小便失禁	没有	有时有	常常有	无法控制
（6）白天卧床（按医嘱或自行卧床）	没有	有，但在 3 小时内	较长时间	大部分或全部时间
（7）用药	没有	有时用	每日服药	每日注射或加口服
Ⅲ 特殊问题的严重程度				
（1）精神错乱	没有	轻	重	极重
（2）不合作，对医疗持敌对态度	没有	轻	重	极重
（3）抑郁	没有	轻	重	极重

2. 功能活动问卷（functional activities questionnaire, FAQ） 是 Pfeffer 于 1982 年提出的，1984 年进行了修订。FAQ 主要用于研究社区老年人的独立性和轻度老年性痴呆。FAQ 目前在 IADL 评定量表中效度最高，且所有评定项目均为 IADL 内容，常作为 IADL 评定的首选量表。小于等于 5 分为正常，大于等于 5 分表示该患者在家庭和社会中不能独立（表 2-7）。

表 2-7 功能活动问卷（问患者家属）

项目	正常或从未做过，但能做（0分）	困难，但可单独完成或从未做过（1分）	需要帮助（2分）	完全依赖他人（3分）
1. 每月平衡收支的能力				
2. 患者的工作能力				
3. 能否到商店买衣服、杂货和家庭用品				
4. 有无爱好，会不会下棋和打扑克牌				
5. 会不会做简单的事，如点炉子、泡茶等				
6. 能否准备饭菜				
7. 能否了解最近发生的事件（时事）				
8. 能否参加讨论和了解电视、书和杂志的内容				
9. 能否记住约会时间、家庭节日和吃药时间				
10. 能否拜访邻居、自己乘坐公共汽车				

三、生活质量评定

（一）概述

生活质量（quality of life, QOL）起源于 20 世纪 30 年代的美国，最初是作为社会学指标被提出，直到 20 世纪 70 年代后期生存质量的研究广泛进入医学领域。所谓生活质量不仅是指消除疾病和改善物质生活方面的质与量，更包括精神生活方面的质量状况，即"对人生和生活的个人满意度"。因此，生活质量是一个多维概念。生活质量由生活者自身的质量和生活者周围环境质量两大方面构成。康复医学区别于其他临床医学学科的最显著特点，在于它不仅是治病救人，更重要的是在于着重关注患者存活后的功能恢复和生活质量的保持与提高。因此，QOL 评定是康复评定的一项重要内容。

（二）生活质量评定的内容

根据上述的生活质量有关的因素，可以分为主观因素和客观因素两大类，其中以主观因素为主。在进行生活质量评定时，主要围绕这些因素来选取特定的指标做出评判。其具体内容包括以下几个方面：①躯体功能的评定：包括睡眠、饮食、行走、大小便自我控制、自我料理、家务操持、休闲等。②精神心理功能的评定：包括抑郁感、忧虑情绪、孤独感、自尊、记忆力、推理能力、应变能力等。③社会功能评定：包括家庭关系、社会支持、与他人交往、就业情况、经济状况、社会整合、社会角色等。④疾病特征与治疗：包括疾病症状、治疗、副作用等。

（三）生活质量评定的方法

1. 访谈法 采用当面访谈或电话访谈的方式，来了解对方的心理特点、行为方式、健康状况、生活水平等，进而对其生活质量进行评价。

2. 观察法 在一定时间内由研究者对特定个体的心理行为表现或活动、疾病症状及不良反应等进行观察，从而判断其综合的生活质量。观察法比较适合一些特殊患者的生活质量评价，如精神病患者、植物人、老年性痴呆者、危重患者等。

3. 主观报告法 由被测者根据自身的健康状况和对生活质量的理解，自己在评定量表上打分。

4. 标准化的量表评价法 是目前广为采用的方法，即采用具有较好信度、效度和灵敏度的标准化量表对被测者的生活质量进行多个维度的综合评价。根据评定主题的不同可分为自评法和他评法。

5. 症状定式检查法 是用于限于疾病和治疗的毒副作用的生活质量评定。此法将各种可能的症状或毒副作用均列出来，由评定者和被测者进行选择有或无两项，也可为程度等级选项。

（四）常用生活质量评定量表简介

1. 世界卫生组织生活质量评定量表（WHOQOL-100 量表） 是由世界卫生组织研制而成的，用于测量个体与健康有关的生存质量的国际性量表，内容包括 6 个领域、24 个方面，共计 100 个问题。得分越高，表明生活质量越好。WHOQOL-100 量表能详尽地评估与生活质量有关的各方面，但题目较多，费时长，故研制了 WHO 生活质量测定量表简表（WHOQOL-BREF），是 WHOQOL-100 量表的简化版，以便于操作，中文版已经通过国内专家的鉴定，被认为是我国医药卫生行业标准。

2. 健康状况调查问卷（36-item short-form, SF-36） 是美国医学结果研究组于 20 世纪 80 年代初期开始研制，20 世纪 90 年代初完成了含有 8 个领域、36 个项目的健康调查问卷简化版。该表内容包括躯体活动功能、躯体功能对角色功能的影响、躯体疼痛、总体健康自评、活力、社会功能、情绪对角色功能的影响和精神健康 8 个领域。整个测量需耗时 5 ～ 10 分钟。SF-36 是目前世界上公认的具有较高信度和效度的普适性生活质量评价量表之一。

3. 健康生活质量表（quality of well-being scale, QWB） 是由 Kaplan 等在 1967 年设计，评定内容包括日常生活活动、走动或行动、躯体功能活动、社会功能活动等方面。该量表指标定义清晰明确，权重较合理。

4. 生活满意指数 A（life satisfaction index A, LSIA） 是一种常用的、主观的生活质量评定方法，共计 20 个项目，每个项目的备选答案分为"同意""不同意""其他"，满分 20 分，评分越高者生活满意度越高。

四、社会功能评定

（一）概述

社会功能是指个人能否在社会上发挥一个公民所应有的功能及其发挥作用的大小。社会功能通常包括以下几个方面的内容：①社会生活能力，包括家庭关系、社会支持、社会角色、与他人交往等。②就业情况。③社会整合功能等。社会功能是生活质量评定的一项重要内容，可作为单独的项目进行评定，也可作为生活质量的一个部分进行评定。

（二）社会生活能力评定

社会生活能力是指患者参与各种社会活动的情况，包括工作、交往及参与各种娱乐活动等能力，一般采用问卷形式分别对患者社会生活能力的概况和近况进行评定。

1. 社会生活能力概况评定　一般应用社会生活能力概况评定问卷（表 2-8）了解患者社会能力的大致情况。该问卷评定的最高得分为 60 分，最低得分为 0 分。60 分为社会生活能力正常；20 ～ 40 分为社会生活能力轻度障碍；≤ 20 分为社会生活能力中度障碍；0 分为社会生活能力重度障碍。

表 2-8　社会生活能力概况评定问卷

1. 上学或上班情况与伤病前大致相同	是 20 分　　否 0 分
2. 参加社交活动（探亲访友等）	从不参加：0 分；极少参加：5 分；正常参加：10 分
3. 参加社团活动（工会、联谊会、学会等）	从不参加：0 分；极少参加：5 分；正常参加：10 分
4. 与别人进行打扑克、下象棋、参观旅游、打球、看球赛等文体活动	从不参加：0 分；极少参加：5 分；正常参加：10 分
5. 与别人一道看电视、谈话、听音乐、去公园、散步、购物等业余消遣活动	从不参加：0 分；极少参加：5 分；正常参加：10 分

2. 社会生活能力近况评定　用于了解患者近 1 ～ 2 个月的现状。评定的等级标准：11 ～ 24 分，极重度缺陷；25 ～ 38 分，重度缺陷；39 ～ 51 分，中度缺陷；52 ～ 62 分，轻度缺陷；63 ～ 66 分，正常（表 2-9）。

表 2-9　社会生活能力近况评定

在过去 1 个月中您	
1. 工作行为	①在相同的工作中您和其他人干得一样多吗
	②由于健康状况缩短工作时间或增加中途的休息次数吗
	③每日工作的小时数和常规的一样多吗
	④相同的工作中，您干活的细心和准确性与其他人一样吗
	⑤由于健康的缘故虽然仍可从事通常的工作，但已做出了某些改变了吗
	⑥由于健康缘故害怕不能工作吗
评分：所有时间均如此：1 分；大多数时间如此：2 分；有些时间如此：3 分；任何时间均不如此：4 分	
2. 社会活动	①探亲访友有困难吗
	②在街道中参加社会活动或义务工作有困难吗
	③照料其他家庭成员有困难吗
评分：通常无困难：4 分；有些困难：3 分；由于健康原因通常不这样做：2 分；通常由于其他原因而不这样做：1 分	
3. 和其他人的相互作用	①将自己从周围的人群中孤立出来吗
	②对他人有深厚感情吗
	③对周围的人易发怒吗
	④对您的家人和朋友提出无理的要求吗
	⑤和其他人相处很好吗
评分：所有时间均如此：1 分；大多数时间如此：2 分；较多时间如此：3 分；有时如此：4 分；极少时间如此：5 分；任何时间也不如此：6 分	

（三）就业能力评定

就业能力是衡量患者社会参与功能的一个重要部分，一般采用功能评估调查表（functional assessment inventory, FAI）进行评定。该表每个项目分 0 分、1 分、2 分、3 分 4 个级别的分数。

其级别评定如下：0～5分，职业能力无明显损伤；6～31分，职业能力轻度受损；32～62分，职业能力中度受损；63～93分，职业能力严重受损（表2-10）。

表2-10　功能评估调查表（FAI）

1. 视	0 无显著损伤 1 在需要敏锐视力的操作中有困难 2 损伤的程度足以干扰阅读、驾车等主要活动 3 视力全部或几乎全部丧失
2. 听	0 无显著损伤 1 会话和用电话时有些困难 2 能借助唇读进行面对面的说话，但不能用电话，不能听见某些环境中有关的声音（如铃声、高音声调等） 3 极度难听或聋，不能理解任何言语
3. 言语	0 无显著损伤 1 言语易被人理解，但音质或言语方式不悦耳；或说话时特别费力才能使他人听懂 2 言语难以被理解，往往需要重复 3 言语不能被他人理解
4. 行走或活动	0 无显著损伤 1 速度和距离不如常人，若用轮椅，可独自驱动和转移而无须他人帮助 2 只能在平地上步行短的距离，若在轮椅上，也不能独立转移，但用电动轮椅至少能不用帮助驱动100m左右 3 无行走的可能，若在轮椅中，在他人帮助下能走100m左右
5. 上肢功能	0 无显著损伤 1 一侧上肢完全或部分丧失功能，另一侧上肢完好 2 双侧上肢至少在某种范围内丧失功能或利手侧上肢有严重的功能丧失 3 任一上肢没有有用的功能
6. 手功能	0 无显著损伤 1 不能进行大多数需要精细灵巧性、速度和协调性的作业 2 严重损伤，但用或不用辅助物或假肢仍能进行书写和进食等日常活动 3 几乎没有或没有手功能
7. 协调	0 无显著损伤 1 眼手协调和粗大运动协调均有一些损伤，但主要功能仍完好 2 眼手和粗大运动协调显著损伤 3 几乎没有能力去控制和协调地运动
8. 头的控制	0 无显著损伤 1 保持和确立头的位置有困难，在定向、平衡或外观上可有小的问题 2 控制或旋转头部有困难，由于不能控制可轻度妨碍注视 3 由于缺乏控制，严重地干扰或妨碍阅读时的注视和谈话时与对方保持眼的对视
9. 体力	0 无显著损伤 1 在需要极度用力的职业中（如需用力上举或需要大量步行、弯腰等职业中）有某些困难，但在中度用力时可以接受 2 在任何类型的职业中，甚至只需中等的体力也不能进行 3 即使是坐和轻度用手工作的职业都可能是对患者体力方面的苛求

10. 耐力	0 无明显损伤 1 安排休息阶段可以全天工作 2 能半天工作 3 每日工作不能超过 1～2 小时
11. 运动速度	0 无明显损伤 1 移动比平均速度慢 2 移动极慢，需要速度的竞争性职业完全不能进行 3 运动极度迟缓
12. 学习能力	0 无明显损伤 1 能学习复杂的就业技能，但速度不正常 2 通过特殊的训练，能掌握相当复杂的概念和操作 3 只能学习极简单的作业并且只有通过充分的时间和重复才能完成
13. 判断	0 无明显损伤 1 有时做出不恰当的判断，不费时间去考虑替代方案或行为的后果 2 经常做出仓促和不明智的决定，往往显示出不合适的行为或选择 3 由于愚蠢或冲动性行为的结果，可能危及自己或他人
14. 坚持性	0 无明显损伤 1 注意广度或集中于作业或概念上的能力变化大，有时不能坚持到完成其所负责的作业 2 注意广度有限，缺乏集中，为使之坚持一种活动需要大量的监督 3 注意广度极有限，没有持续的监督不能坚持进行作业
15. 知觉组织	0 无明显损伤 1 其知觉结构能力稍有损伤使之不能进行任何需要精细分辨的作业，但无明显行为损伤的证据 2 偶尔表现出空间失定向（迷路或在粗大知觉问题上有困难） 3 行为上证实有极度的知觉畸变（如粗大的空间失定向，撞到墙上，不能鉴别物体等）
16. 记忆	0 无明显损伤 1 偶因记忆缺陷造成一些困难 2 记忆缺陷显著干扰新的学习、指示和通知，必须频繁地重复才能让受检者记住 3 错乱、失定向、记忆几乎丧失
17. 言语功能	0 无明显损伤 1 言语能力轻到中度损伤，若听觉受损，能用唇读和言语交流 2 交流有严重困难，限于说单个词或短语，或用非发音交流形式表达简单的概念。若听觉受损，用符号言语有效，但不能用唇读或说 3 表达性交流几乎不可能
18. 阅读写作能力	0 无明显损伤 1 由于文化背景或缺乏教育，阅、写有困难 2 阅、写有严重困难 3 功能上类似文盲
19. 行为和康复目标的一致性	0 无明显损伤 1 行为和康复目标表现出不一致 2 口头上同意康复目标，但往往并不遵循合适的动作 3 行为往往与康复的目标相抵触

20. 对能力和受限的准确感知	0 无明显损伤 1 对于由于残疾的结果而引起的职业能力的变化有不正确的理解（如排除掉太多的就业可能性，或否认一些限制的意义） 2 不现实地理解其就业能力（如排除所有的就业可能，或否认重要的限制） 3 拒绝接受或显著歪曲理解其受限，关于其残疾经常提供其他虚假的、引入歧途的或极为不合适的讯息
21. 和人们相互作用的有效性	0 无明显损伤 1 在社会交往中有些笨拙或口齿不清 2 缺乏在社会中有效的交往所必需的技巧 3 明显的攻击性、退缩性、防御性、怪异或不合适的行为，常伤害个人交往
22. 个人的吸引力	0 无明显损伤 1 个人外表或卫生在某些方面是不吸引人的，但能为家人所忍受 2 在个人外表或卫生方面有较严重的问题，难于为他人甚至家人所接受 3 在个人外表或卫生方面有极严重的问题，很可能为他人所拒绝
23. 由于治疗或医疗问题的缺勤	0 无明显损伤 1 由于医学监督、治疗或复发，每月有 1～2 日的请假 2 平均每周需要有 1 天请假以接受医学监督或治疗 3 由于需要频繁住院，经常缺勤
24. 状态的稳定	0 无明显损伤 1 若有饮食、治疗或训练控制则稳定 2 状态可能缓慢地进展，或其过程难以预料，并且可导致功能的进一步丧失 3 状态在可以预见的将来很可能显著地恶化
25. 技能	0 无明显损伤 1 没有可以利用的为工作特需的技能，但具有一般的技能，使之能转换到其他一些工作岗位上去 2 可以转换工作岗位的技能没有多少，由于残疾或其他一些因素，工作特需的技能大部分无用 3 一般的技能也没有多少
26. 工作习惯	0 无明显损伤 1 工作习惯有缺陷（如不守时、仪表不恰当、没有合适的阅读方法等），但愿意和能够学习这些技能，而且十分容易 2 工作习惯有缺陷，在受雇之前可能需要进行工作调整训练 3 工作习惯上有严重的缺陷，似乎没有可能通过工作调整训练来改善
27. 工作历史	0 无明显异常 1 由于年轻或其他理由，没有或几乎没有大多数雇主可以接受的工作经验 2 工作历史中有诸如经常拖拉或经常由于失业而变换工作 3 可有 5 年的失业期，可用的工作资料贫乏
28. 雇主的可接受性	0 无明显影响 1 身体上或历史上的一些特征可能干扰某些雇主对雇员的接受 2 尽管对行为没有干扰（如已控制住的癫痫，有严重复发性的精神病史等），但历史上有极少为雇主和公众接受的特征 3 目前和新近的特征不能避免使该患者不为大多数可能的雇主所接受（如新近犯罪史，不能控制的癫痫，显著的行为异常）

29. 工作机会	0 无明显影响 1 受雇机会有些受限制（如由于交通问题、地理位置问题、环境状态为雇员不能接受） 2 受雇机会显著受限，几乎没有什么合适的工作条件 3 受雇机会极度受限，可能只能居留在乡下或生活在工作机会很少的农村
30. 经济上的妨碍	0 无明显影响 1 受雇的可能性受到经济上的妨碍（雇员可能要求异常高的薪金或难于找到的特殊情况） 2 由于可能丧失受益，工作选择十分受限（可能会考虑非全天或低收入的工作，以便继续从他处得益） 3 由于会导致目前得到的好处（财政上医疗保险的，或伺候人员等）的丧失，所有可能性都不能提供比这更好的工作
31. 社会支持系统	0 无明显影响 1 无或几乎没有支持系统可以利用 2 当时的支持系统与康复目标相违背 3 支持系统的工作明显地对抗康复的行为

（四）行为评定

社会功能除了上述两方面内容外，有时根据患者具体情况，还需选择进行行为评定，常用的有激动行为量表（表 2-11）。该量表主要用于脑外伤患者伤后攻击性行为的评定。评定者在 30～60 分钟内观察患者的行为表现并评分，评分可根据患者出现某种行为的频率来进行，具体标准：0 分，没有该种行为；1 分，轻度存在；2 分，中度存在；3 分，严重存在。

表 2-11　激动行为量表

1. 只能短时间注意，易于分心，不能集中注意力
2. 冲动、不耐烦，耐受疼痛和挫折的耐力低下
3. 不合作，抗拒治疗，要求多
4. 暴力，或对人、对物有暴力威胁
5. 暴发性或无法预料的发怒
6. 摇晃、呻吟或其他自我刺激行为
7. 拉扯管状物体或其他的限制物体等
8. 在治疗区域徘徊
9. 烦躁不安、踱步、过多地运动
10. 重复性行为、运动或言语
11. 快速、大声或过多地讲话
12. 情绪突变
13. 易于激惹，或强哭强笑
14. 言语或行为上自虐

五、认知功能评定

（一）概述

认知是指大脑在对客观事物的认识过程中对感觉输入信息的获取、编码、操作和使用的过程，这一过程包括知觉、注意、记忆及思维等。认知是大脑的高级功能。认知功能障碍的评定对象主要包括脑血管意外、脑外伤、痴呆、脑性瘫痪、中毒性脑病等各种脑部损害的患者。各种原因引起的脑损伤可导致不同形式和程度的认知功能障碍，从而影响患者的生活活动能力。对认知功能障碍的及时发现及正确评估，有利于制订相应的康复训练方案，从而提高患者整体功能。

大脑的功能具有偏侧化的特点，即优势半球的主要功能包括言语、逻辑思维、计算、记忆、左右定向、时间定向及躯体运动的随意结合等；而非优势半球的功能则以非言语成分的学习为主，包括空间定位、定向，面容识别，对形状和颜色的知觉，对音乐及言语中感情色彩和语调的感受及创造性联想等。大脑高级功能是在此分工的基础上由两半球合作，以整体来进行的。

（二）认知功能障碍的筛查

在评定患者的认知功能障碍之前，应首选确定患者有无意识障碍，能否理解评定者的意图并按要求去做。当确定患者意识清楚后，则可以通过简明精神状态检查及认知功能筛查量表进行认知功能筛查，初步确定患者可能存在哪些方面的认知功能障碍，再用专门的评测方法来具体评定。

1. 意识障碍评定 最常用的是 Glasgow 昏迷量表（Glasgow coma scale, GCS）。GCS 最高分为 15 分，最低分为 3 分。≥ 13 分为轻度认知损伤；9 ～ 12 分为中度认知损伤；8 分以下为重度认知损伤，预后差。只有患者 GCS 评分达到 15 分时才有可能配合检查者进行认知功能评定（表2-12）。

表 2-12 Glasgow 昏迷量表

项目	试验	患者反应	评分
睁眼反应	自发	自己睁眼	4
	言语刺激	大声向患者提问时患者睁眼	3
	疼痛刺激	捏患者时能睁眼	2
	疼痛刺激	捏患者时不睁眼	1
运动反应	口令	能执行简单命令	6
	疼痛刺激	捏痛时患者能指出部位	5
	疼痛刺激	捏痛时患者能正常回缩	4
	疼痛刺激	捏痛时患者身体呈去皮质强直（上肢屈曲，内收内旋；下肢伸直，内收内旋，踝、跖屈）	3
	疼痛刺激	捏痛时患者身体呈去大脑强直（上肢伸直，内收内旋，腕、指屈曲；下肢与去皮质强直相同）	2
	疼痛刺激	捏痛时患者毫无反应	1

续表

项目	试验	患者反应	评分
言语反应	言语	回答正确	5
	言语	回答错误	4
	言语	说话能被理解，但不适当	3
	言语	发出声音但不能被理解	2
	言语	不发声	1

2. 简明精神状态检查（mini-mental state examination, MMSE） 由 Olstein 等（1975 年）编制，目前广泛使用，不仅可以检查受检者的智商水平，还可以简便地进行痴呆筛查。该检查共有 30 个项目，正确回答或完成 1 项记 1 分。30 项得分相加即为总分。进行 MMSE 检查前需要准备一支铅笔、一块手表、一张白纸和一张卡片，上面用较大字体清晰打印"请闭上你的眼睛"（表 2-13）。

表 2-13 简明精神状态检查（MMSE）

问题	答对	答错
1. 今年的年份	1	0
2. 现在是什么季节	1	0
3. 今天是几号	1	0
4. 今天是星期几	1	0
5. 现在是几月份	1	0
6. 这是什么省（或市）	1	0
7. 这是什么区（或县）	1	0
8. 这是什么街（或乡、镇）	1	0
9. 现在我们在几楼	1	0
10. 这里是什么地方	1	0
11. 复述：皮球	1	0
12. 复述：国旗	1	0
13. 复述：树木	1	0
14. 100 − 7=（93）	1	0
15. 93 − 7=（86）	1	0
16. 86 − 7=（79）	1	0
17. 79 − 7=（72）	1	0
18. 72 − 7=（65）	1	0
19. 回忆刚才复述过的第一个内容（皮球）	1	0
20. 回忆刚才复述过的第二个内容（国旗）	1	0

续表

问题	答对	答错
21. 回忆刚才复述过的第三个内容（树木）	1	0
22. 辨认：手表	1	0
23. 辨认：铅笔	1	0
24. 复述：四十四只石狮子	1	0
25. 阅读并执行写在卡片上的"闭上眼睛的命令"	1	0
26. 用右手拿纸	1	0
27. 将纸对折	1	0
28. 将折好的纸放在大腿上	1	0
29. 说一句完整的句子（要有主、谓、宾语）	1	0
30. 按样作图（图样如下）	1	0
评分标准：文盲≤17分，小学≤20分，初中及以上≤24分，则考虑存在认知障碍		
	总分	

3. 注意力障碍的评定　注意是指心理活动对某特定事物的指向与集中。由于注意人们才能清晰地认识周围环境中某一特点对象，而撇开不相干的事物。注意力评定的方法有视跟踪、形态辨认、删字母等视觉注意测试；听认字母、数字复述、辨认词及听跟踪、声辨认等听觉注意测试。

（1）视觉注意测试　①视跟踪：要求受检者目光跟随光源做上、下、左、右移动。每个方向记1分，正常为4分。②形态辨认：要求受检者分别临摹画出垂线、圆形、正方形和字母A。每项记1分，正常为4分。③删字母：要求受检者用笔以最快速度划去字母列中的某些特定字母。100秒内划错多于1个为注意有缺陷。

（2）数或词的辨别注意测试　①听认字母：在60秒内以每秒1个字的速度将无排列规则的字母念给受检者听，其中有10个为指定的同一字母，要求听到此字母时要有表示，10个全部发现为正常。②数字复述：以每秒1个字的速度念一系列数字给受检者听，要求立即复述。从两位数开始至不能背诵为止。背诵少于5位数为不正常。③辨认词：向受检者播放一段短文录音，其中有10个为指定的同一词，要求听到此词时有表示，10个全部听出为正常。

（3）听跟踪　受检者闭目，在其前、后、左、右和头的上方摇铃，要求指出摇铃的位置。每个位置记1分，少于5分为不正常。

（4）声辨认　向受检者播放一段有电话铃声、钟表声、嗡嗡声、号角声的录音，要求听到其中某种指定声音时有表示，指定声出现5次，听出指定声音少于5次为不正常。

4. 记忆功能的评定　记忆是过去经历过的事物在头脑中的反映，记忆的过程主要由对输入信息的编码、储存和提取三部分组成。根据提取内容的时间长短可分为瞬时记忆、短时记忆、长时记忆。瞬时记忆也称感官记忆，是指个体凭视、听、嗅、味等感觉器官感受到刺激时所引起的记忆，保留时间以毫秒计，最长为 1～2 秒。短时记忆的信息保留时间在 1 分钟内，又称工作记忆。长时记忆保留信息的时间在 1 分钟以上，包括数日、数年或终生。对记忆功能的评定一般要分为言语记忆测试和非言语记忆测试两部分。

（1）瞬时记忆的评定

1）言语记忆测试的常用检查方法有数字广度测验、词语复述测验：①数字广度测验的检查方法与注意力障碍评定中的数字复述测试相同。一次复述的数字长度在 7 范围内为正常，低于 5 则说明瞬时记忆有缺陷。②词语复述测验是先由检查者说出 4 个不相关的词，速度为每秒 1 个词，随后要求受检者立即复述。正常者能立即说出 3～4 个词。检查中重复 5 遍仍未答对者说明瞬时记忆有缺陷。

2）非言语记忆测试可用画图测试：给受检者出示 4 张画有简单图形的卡片，让其看 30 秒后将卡片收起，随即让受检者将所看到的图案默画出来，再现图案不完整或变形均属异常。

（2）短时记忆的评定　短时记忆评定内容同瞬时记忆检查，但是在呈现评定内容后停顿 30 秒再要求受检者回忆评定的内容。

（3）长时记忆的评定

1）程序性记忆的评定：程序性记忆又称技能记忆，如怎样做事情或如何掌握技能，通常包含一系列复杂的动作过程，如骑自行车、打羽毛球等。对于程序性记忆障碍的患者，尽管他们能够从基础上重新学习这些技能，但是在这样做时通常需要借助有意识地回忆所识记的内容（外显性思考）。其结果是，可能永远做不到自动地、毫不费力地完成那些在正常人看来是理所当然的简单运动任务。程序性记忆测试时，只需受检者完成指定操作，如开罐头、缝扣子、模仿折纸等。

2）情节记忆的评定：情节记忆是指个人亲身经历有关的事件及重大公众事件信息的记忆。情节记忆是长时记忆障碍最显而易见的表现。情节记忆障碍包括顺行性遗忘和逆行性遗忘。

顺行性遗忘是指不能回忆疾病发生以后一段时间内所经历的事，可通过言语和非言语检查来评定：①言语检查：可给被检查者阅读一段包含 15～30 个内容的故事，随后要求其复述所回忆出的内容并记录；准备由 20～50 个测验词和 20～50 个干扰词组成的卡片，每个词做成一张卡片，以每张卡片 30 秒的速度向被检查者展示，然后将两种卡片混合，让被检者挑出刚才展示过的卡片。②非言语检查：可通过复杂的 "Rey–Osterrieth 图形记忆测验" 来检测被检查者的视觉记忆能力；也可以通过照片再认的方式检测。

逆行性遗忘是回忆不起发病前某一阶段的事件。可通过对被检查者发病前的个人经历或社会的重大事件进行提问的方式进行检测；请被检查者辨认著名人物的照片，说出人物的姓名、身份及相关历史年代；尚可通过常识提问、对物品进行分类、物品命名等方式检测。

3）语义记忆的评定：语义记忆是指有关常识、概念及言语信息的记忆。常用的评定方法：①常识测验：提问受检者一些常识性问题，如一年有几个月，中国首都在哪里等。②词汇测验：让受检者对词汇做出词义解释。③分类测验：让受检者对所列物品进行分类，如将物品归入家具、植物等类别。④物品命名：请受检者对指定实物进行命名。⑤指物测验：将数件物品混放在一起，请受检者根据指令将物品从中挑出。语义记忆障碍常见于脑部弥漫性损伤，如痴呆等。

5. 知觉障碍的评定　知觉是发现信息的能力，是认知过程的第一步。知觉包括所有的感觉功能，如视觉、听觉、空间觉、触觉等，同时依赖于感知者的经验和知识水平。知觉障碍最常见的是视空间认知障碍、失认症和失用症。

（1）视觉空间认知障碍　包括空间定位障碍、方向距离的判断障碍、半侧空间忽略等。其中半侧空间忽略是脑损伤后最常见的行为认知障碍，表现为对大脑损伤病灶对侧身体或空间物品不能注意，以及对该侧身体或环境所发生的变化不能做出相应反应或反应迟缓，可用"线段划消测验"进行检测：在一张16开白纸上均匀分布多条线段，每条线段长2.5cm，让受检者在所看见的每一条线段上划一道。不能在所有线段上都划，并且被划的线段均偏在纸一侧为阳性。

（2）失认症

1）视觉失认：是指在没有语言障碍、智力障碍、视觉障碍的情况下，通过视觉不能辨认事物的一种临床症状。其检测方法主要包括：①物品失认测验：可将日常生活中的常用物品，如筷子、牙刷、肥皂、钥匙等摆在一起，请受检者说出名称；或由检查者说出名称，请受检者挑出相应的物品。②颜色失认：给受检者一张绘有苹果、橘子、香蕉图案的无色图，请其用彩色笔涂上相应的颜色。③面容失认：找出一些受检者所熟悉的人、知名人士及不同表情的照片，请受检者辨认。④图形失认：将各种不同形状的图片摆在桌上，请受检者按指令挑选出相应的图片。

2）触觉失认：是指在触觉、温度觉、本体觉及注意力均正常的情况下，不能通过触觉辨认物体。检测方法：请受检者闭目，用手触摸物体后识别其形状和材质，如布、金属、日常生活用品等。

3）听觉失认：是指在听力正常的情况下，通过声音不能辨别声音所代表的含义，如钟声、滴水声，或不能理解语句的含义。

（3）失用症 即在没有意识障碍、瘫痪、肌张力异常、共济失调、不随意运动及没有视听障碍的情况下，企图做有目的或精细动作时，不能准确执行所了解的随意性动作。

1）意念性失用症：动作意念形成障碍，是较严重的一种失用症，可通过活动逻辑试验进行评定，即给受检者牙刷、牙膏、水杯，嘱其刷牙，如果受检者动作顺序混乱，不能自行正常完成整套动作，但可按指令完成分解动作，则为意念性失用症。

2）意念性运动性失用症：运动与意念之间的联系中断，表现为有意识的动作不能完成，但在无意识的情况下却可以完成，如不能按要求做伸舌、刷牙、洗脸和开锁等简单动作，但患者在不经意的情况下，却可自发地完成上述动作。

3）结构性失用症：是以空间失认为基础的一种失用症。检测时，可让受检者在白纸上临摹指定的几何图形，能正确将图形画出者为正常。有结构性失用者，可出现漏画和多画及空间位置不均衡等。

4）穿衣失用症：请受检者给玩具娃娃或自己穿衣、系纽扣、系鞋带，如对衣服的正反、左右、上下不分，则为阳性。

5）步行失用症：排除下肢肌力、肌张力、反射异常等出现步行困难，如受检者不能启动迈步动作，但遇到障碍物或楼梯能够越过和上楼，迈步开始后拐弯有困难等异常表现，即可确定为步行失用症。

六、心理功能评定

（一）概述

心理功能评定在康复评定中占有重要地位，是应用精神病学、心理学理论和技术对人的各种心理特征进行量化概括和推断，可用于康复的各个时期。严重的创伤和疾病常引起患者一系列的心理变化，通过心理功能评定能够准确掌握患者的心理状况，帮助患者采取积极的应对措施，调整心理环境，对于患者的康复具有重要意义。

（二）心理功能评定的实施方法

1. 个案史法　是通过收集患者的家庭史、疾病史、损伤史、教育背景史、职业和婚姻史、人格发展和形成历程，以及现在的心理状态等信息，对患者的心理特征做出系统而全面的判断。

2. 观察法　分为自然观察和控制观察。自然观察是在不加控制的情况下，对人的行为（包括以往和现在、心理和生理）进行观察。控制观察是指控制患者的条件，或对患者做了某种"处理"后，对行为改变进行观察。

3. 调查法　是通过会谈、访问、座谈或问卷等方式获得资料，并加以分析研究。

4. 心理测验法　是心理功能评定的主要定量评定法，使用各种标准化量表，如人格量表、智力量表、症状量表等，以获得较高可信度的量化记录。心理测验种类繁多，必须严格按照心理测量科学规范实施，才能得到科学的结论。

（三）人格测验

人格是指个体所具有的全部品质，是行为、心理特征的整合、统一体，代表着个体对现实稳定的态度和与之相应的习惯化了的行为方式。人格测验是对人格特点的揭示和描述，即测量个体在一定情境下经常表现出来的典型行为和情感反应，通常包括气质或性格类型的特点、情绪状态、人际关系、动机、兴趣和态度等内容。人格测验同样是康复工作中进行心理鉴定、评价的重要方法。

1. 艾森克人格问卷（Eysenck personality questionnaire, EPQ）　是由英国伦敦大学的艾森克夫妇编制，分为儿童（7～15岁）和成人（16岁以上）两种，经过多次修订，在不同人群中试测具有可靠的信度和效度，为国际所公认。EPQ的理论基础是，人格是多维结构。量表由N量表（调查神经质）、E量表（内向-外向）、P量表（调查精神质）和L量表（掩饰量表）所组成，各维的典型特征表现如下。

（1）N量表　N分高的人表现为焦虑、紧张、易怒，有时又有抑郁，对各种刺激的反应都过于强烈，情绪激发后难以控制和平复下来。N分低的人倾向于情绪反应缓慢、弱，即使激起了情绪也很快平复下来，通常是平静而不紧张。

（2）E量表　E分高的人表现为外向性格，爱交际，喜欢活动，不爱一个人静下来阅读和做研究，渴望兴奋和冒险。E分低的人表现为内向性格，安静，离群，喜欢一个人读书做事，不喜欢冒险和冲动，对日常生活有规律，很少进攻。

（3）P量表　P分高的人不关心人，倾向于独身，往往难以适应环境，感觉迟钝，对人有敌意，容易进攻等。P分高的儿童性格古怪、孤僻，对人和动物缺乏感情，往往易于仇视，不考虑安危，几乎没有社会化概念。P分低的人友善、合作、适应环境。

（4）L量表　L分高的人说明受检者过分掩饰和虚假，待人接物比较成熟和老练。L分低的人纯朴，不够成熟和老练。

我国龚耀先修订的EPQ有88条，要求受检者按照测定手册回答"是"与"否"。按照规定的标准予以记分，再参考年龄、性别常模判定各量表得分的高低。以E量表为例，若受检者E量表得分等于或接近于该年龄组样本中的E分的平均值，为中间状态；若高于平均值+标准差，则为高分，外倾；若低于平均值-标准差，则为低分，内倾。倾向的程度依偏离平均数的大小而变化。其他量表以此类推。

2. 明尼苏达多相人格调查表（Minnesota multiphasic personality inventory, MMPI）　是美

国明尼苏达大学心理学家哈特卫与精神科医生麦金利于 20 世纪 40 年代合作编制而成，已被广泛应用于人类学、心理学和医学领域。MMPI 内容范围很广，包括身体各方面的情况、精神状态、神经失调、家庭、婚姻、宗教、政治、法律、社会等方面的态度和看法。我国宋维真主持修订的 MMPI，共 566 个问题，分 14 个量表，即 4 个效度量表和 10 个临床量表，对问题要求回答"是"或"否"。测验结果用计算机或算板统计分数，将 14 个量表的原始分换算成量表分，以量表分为纵坐标，14 个量表为横坐标，绘出曲线图形，即成为受检者个性剖面图，与常模比较，分析可得出该受检者的人格特征倾向（表 2-14、表 2-15）。

表 2-14 MMPI 临床量表

序号	临床量表	略语	说明
1	疑病	Hs	疑病倾向及对身体健康的不正常关心
2	抑郁	D	情绪低落、焦虑等问题
3	癔病	Hy	对身心症状的关注和敏感、自我中心等特点
4	精神病态性偏倚	Pd	脱离社会道德规范
5	男子气或女子气	Mf	男、女性格的倾向
6	妄想	Pa	强迫观点或行为焦急、抑郁
7	精神衰弱	Pt	精神衰弱、强迫、恐惧或焦虑等神经症特点
8	精神分裂症	Sc	思维混乱
9	轻躁症	Ma	被试感情发生的速度、强度和稳定性
10	社交内向	Si	不善社交，遇事退缩

表 2-15 MMPI 效度量表

序号	项目	略语	说明
1	问题	Q	高分表示回避现实
2	掩饰	L	高分表示答案不真实
3	效度	F	高分表示诈病或粗心
4	校正分	K	高分表示有防御反应

（四）情绪测验

情绪是人对于客观事物是否符合自身的需要而产生的一种反应。情绪状态有积极和消极之分，在临床上常见的消极情绪状态有焦虑和抑郁两种。焦虑是对事件或内部想法与感受的一种紧张和不愉快的体验，具体表现为持续性紧张或发作性惊恐状态，但此状态并非由实际威胁所引起。抑郁是一组消极悲观的情绪状态，既可表现为一组临床综合征，又可作为一种具有特定诊断标准的精神障碍。

1. 汉密尔顿焦虑量表（Hamilton anxiety scale, HAMA） 是英国学者汉密尔顿于 1959 年编制，能很好地衡量治疗效果，一致性好、长度适中、简便易行，用于测量焦虑症及患者的焦虑程度，是当今应用最广泛的焦虑量表之一。目前我国常用的 HAMA 由汤毓华于 1984 年翻译引进。该量表的测试内容有 14 个项目，按无、轻微、中、较重、严重五级评定为 0～4 分，采用会谈和观察的方式，由评定者圈出每项目中最合适受检者情况的分数（表 2-16）。

表 2-16　HAMA 项目及分数

项目	说明	分数
1. 焦虑心境	担心、担忧，感到有最坏的事情将要发生，容易激惹	0　1　2　3　4
2. 紧张	紧张感，易疲劳，不能放松，易哭，颤抖，感到不安	0　1　2　3　4
3. 害怕	害怕黑暗、陌生人、独处、动物、乘车或旅行及人多的场合	0　1　2　3　4
4. 失眠	难以入睡，易醒，多梦，梦魇，夜惊，醒后感疲倦	0　1　2　3　4
5. 认知功能	感觉、知觉、记忆、注意障碍，主要指注意力不集中，记忆力差	0　1　2　3　4
6. 抑郁心境	丧失兴趣，对以往的爱好缺乏快感，早睡，昼重夜轻	0　1　2　3　4
7. 躯体性焦虑（肌肉系统）	肌肉酸痛，活动不灵活，肌肉跳动，肢体抽动，牙齿打战，声音发抖	0　1　2　3　4
8. 躯体性焦虑（感觉系统）	视物模糊，发冷发热，软弱无力感，浑身刺痛	0　1　2　3　4
9. 心血管系统症状	心慌，心悸，胸痛，血管跳动感，昏倒感	0　1　2　3　4
10. 呼吸系统症状	胸闷，窒息感，叹息，呼吸困难	0　1　2　3　4
11. 胃肠道症状	吞咽困难，嗳气，恶心，腹胀腹泻，便秘，体重减轻	0　1　2　3　4
12. 生殖泌尿系统症状	尿频，尿急，停经，性冷淡，早泄，阳痿	0　1　2　3　4
13. 自主神经系统症状	口干，潮红，苍白，多汗，起"鸡皮疙瘩"，紧张性头痛	0　1　2　3　4
14. 会谈时的行为表现	（1）一般表现：紧张、忐忑不安，咬手指，紧握拳，面肌抽动，顿足，手抖，表情僵硬，叹息样呼吸，面色苍白 （2）生理表现：打嗝，安静时心率快、呼吸快，腱反射亢进，四肢震颤，瞳孔放大，眼睑跳动，易出汗，眼球突出	0　1　2　3　4
总分		

结果分析

（1）总分 ≤7 分为无焦虑，>7 分为可能有焦虑，>14 分为肯定有焦虑，>21 分为有明显焦虑，>29 分为可能为严重焦虑。

（2）HAMA 可分为躯体性和精神性两大因子：①躯体性焦虑，含 7～13 项。②精神性焦虑，含 1～6 及 14 项。因子分＝组成该因子各项目的总分 / 该因子结构的项目数。通过因子分析可以更为快捷清晰地反映受试者的焦虑特点。

2. 汉密尔顿抑郁量表（Hamilton depression scale, HAMD）　由汉密尔顿于 1960 年在《神经科、神经外科和精神科杂志》上发表，是最标准的抑郁量表之一，能较好地反映病情严重程度。HAMD 常用的测试内容有 24 个项目，大部分项目按无、轻度、中度、重度、很重 5 级评为 0～4 分；少部分项目按无、轻中度、重度 3 级评为 0～2 分（表 2-17）。

表 2-17　HAMD 项目及分数

项目	分数					项目	分数				
1. 抑郁情绪	0	1	2	3	4	14. 性症状	0	1	2		
2. 有罪感	0	1	2	3	4	15. 疑病	0	1	2		
3. 自杀	0	1	2	3	4	16. 体重减轻	0	1	2	3	4
4. 入睡困难	0	1	2			17. 自知力	0	1	2		
5. 睡眠不深	0	1	2			18. 日夜变化　A 早	0	1	2		
6. 早睡	0	1	2			B 晚	0	1	2		
7. 工作和兴趣	0	1	2	3	4	19. 人格或现实解体	0	1	2	3	4
8. 迟缓	0	1	2	3	4	20. 偏执症状	0	1	2	3	4
9. 激越	0	1	2	3	4	21. 强迫症状态	0	1	2		
10. 精神性焦虑	0	1	2	3	4	22. 能力减退感	0	1	2	3	4
11. 躯体性焦虑	0	1	2	3	4	23. 绝望感	0	1	2	3	4
12. 胃肠道症状	0	1	2			24. 自卑感	0	1	2	3	4
13. 全身症状	0	1	2								

总分＜ 8 分，没有抑郁症状；＞ 20 分，可能是轻或中度的抑郁；＞ 35 分，可能为严重抑郁。

注意事项：①此量表适用于具有抑郁症状的成年患者。②应由经过培训的两名评定者对患者进行 HAMD 联合检查。③一般采用交谈与观察的方式，检查结束后，两名评定者分别独立评分。④量表中第 8、9、11 项，依据对患者的观察进行评定；其余各项则根据患者的口头叙述评分；其中，第 1 项需两者兼顾。另外，第 7、22 项，需要向患者和家属或病房工作人员收集资料；而第 16 项最好是根据体重记录，也可根据患者主诉及其家属或病房工作人员所提供的资料来评定。

第一节　环境康复护理

导学

　　患者，男，63岁，因脑卒中致左侧肢体偏瘫6个月。现患者左侧肢体活动障碍，言语不利，日常生活不能自理，肌力2级，偏瘫步态，Barthel指数评定42分。康复护理人员通过对其病房环境的合理布置和指导家居环境改造，有效减少了患者受伤的危险，并提高了患者的自理能力。

学习重点

　　病房环境布置，家居环境改造。

学习难点

　　家居环境改造。

　　环境与患者康复密切相关，良好的环境能够帮助患者康复，促进人的健康，不良的环境则会给人带来不便或危害。作为康复护理人员，必须消除和改善环境中的不利因素，充分利用环境中有利的因素，努力为患者的功能康复创造良好的物理环境和社会环境。

【概述】

（一）概念

1. 环境（environment）　是指影响机体生命和生长的全部外界条件及机体内部因素的总和，包括内环境和外环境。内环境是指人体细胞所处的环境，包括生理和心理环境。外环境是指围绕着人类的空间及其中可以直接或间接影响人类生存和发展的各种物理环境因素与社会环境因素的总和。本节主要介绍外环境。外环境分为物理环境（physical environment）和社会环境（social environment），前者指围绕着人类的设施、建筑物等物质系统，包括自然环境、人工建造的环境和物件；后者指人类通过经济、政治、文化等活动，在自然环境的基础上营造的人为环境，包括社会制度、经济状况、生产活动、生活方式、文化教育、宗教信仰、风俗习惯、人际关系及医疗卫生条件等。

2. 无障碍环境　联合国中文文件中的"无障碍"或"无障碍环境"对应的英文都是"accessibility"，意指能够进去、可以接近、可获得、易到达（《大英汉词典》）。可见，为实现残疾人平等参与社会活动并构建和谐社会，就要使残疾人在任何环境中进行任何活动都没有障碍，才能称为无障碍环境。无障碍环境建设包括无障碍物质环境、无障碍信息交流和服务等方面的建设。物质环境的无障碍是无障碍环境建设中一个首先要解决的问题，其主要要求：城市道路、公共建筑物和居住区的规划、设计、建设应方便残疾人通行和使用。城市道路应满足轮椅和拐杖使用者通行，方便视力残疾者通行；建筑物应考虑出入口、地面、电梯、扶手、厕所、房间、柜台等设置残疾人可使用的相应设施，方便残疾人通行。信息和交流无障碍主要要求：公共传媒应使听力、言语和视力残疾者能够无障碍地获得信息，进行交流，如影视作品、电视节目的字幕和解说，电视手语，盲人有声读物等。

3. 环境康复护理　是在对康复对象及其所处环境全面评估的基础上，综合考虑物理环境、社会环境、文化因素等，为满足患者及相关人员将来生活的基本要素，形成一个患者在改造环境后的生活整体观，保证患者最大限度的功能水平而提供的护理。

（二）无障碍环境源流

国际上对于物质环境无障碍的研究可以追溯到 20 世纪 30 年代初，当时在瑞典、丹麦等国家已经建有专供残疾人使用的设施。1961 年，美国国家标准协会制定了世界上第一个无障碍设计标准，即无障碍设计是运用现代技术建设和改造环境，为广大残疾人提供行动方便和安全的空间，创造一个"平等、参与"的环境；1968 年和 1973 年，美国国会分别通过建筑无障碍条例和康复法，提出使残疾人平等参与社会生活，在公共建筑、交通设施及住宅中实施无障碍设计的要求，并规定所有联邦政府投资的项目必须实施无障碍设计。继美国之后，英国、加拿大、日本等几十个国家和地区相继制定有关法规。我国对环境的建设相当重视与支持，如国家鼓励采用无障碍通用设计的设施和信息服务，为包括残疾人、老年人在内的全体公民参与社会生活提供便利。1986 年 7 月，我国多部门共同参与编制了我国第一部《方便残疾人使用的城市道路和建筑物设计规范（试行）》，1989 年颁布实施。2012 年 6 月 13 日，国务院原则审议通过《无障碍环境建设条例》。2012 年 9 月 1 日，修订后的《无障碍设计规范》（GB50763-2012）国家标准正式实施。《无障碍设计规范》的实施，对于进一步规范我国无障碍建设，特别是配合《无障碍环境建设条例》实施，加快我国无障碍建设发展，切实保障残疾人、老年人等社会成员参与社会生活权益具有重要意义。

【环境康复护理原则】

1. 安全性　康复护理的服务对象是功能障碍的患者和老年人，由于他们存在着多方面的功能障碍问题，有时难以克服某些障碍而容易发生危险。因此，安全性原则是环境准备不容忽视的一个重要环节。环境准备时要充分考虑环境设施的安全性，确保使用安全。例如，病房厕所及浴室需使用防滑地面，走廊、通道需要有良好的灯光照明，便器旁加装扶手等。

2. 可及性　为鼓励患者独立完成自己的事情，无障碍环境的准备强调可及性，也就是能使患者方便地感知、进入、到达及使用环境设施。例如，医院建筑的入口、走廊、过道、室内应有足够的空间供轮椅通行；入口不应配备阻碍患者的台阶而应设置坡道；厕所中便器的位置和高度、扶手的设置等必须使乘轮椅者可以方便地在便器与轮椅之间转换；洗手台的高度和下部空间应使乘轮椅者可接近并使用该设施等。

3. 舒适性　宽敞舒适、空气新鲜、无噪音污染等是患者对环境的基本要求，也是准备康复护理环境时要遵循的基本原则之一。这有利于满足患者对康复治疗、康复训练和家庭生活的需要。

例如，需要轮椅替代行走的患者，其所到之处必须要满足轮椅的活动空间。

【应用】

（一）医院与病房环境布置

根据 2012 年我国制定的《无障碍设计规范》，医疗康复建筑（包括综合医院、专科医院、疗养院、康复中心、急救中心和其他所有与医疗、康复有关的建筑物）必须在以下场所设计无障碍设施：出入口、门、通道、庭院、停车车位、水平与垂直交通、门诊部、急诊部、医技部、住院病房、公共厕所、服务台、查询台、公共电话台等。

1. 出入口　医院常设的无障碍出入口有平坡出入口、同时设置台阶和轮椅坡道的出入口两类。出入口的地面应平整、防滑，室外地面滤水箅子孔的宽度不应大于 1.5cm，建筑物无障碍出入口的上方应设置雨棚。平坡出入口的地面坡度不应大于 1：20，当场地条件比较好时，不宜大于 1：30；同时设置台阶和轮椅坡道的出入口，轮椅坡道的坡度应符合有关规定。

2. 轮椅坡道　①建筑的入口地面有落差和台阶时，应设符合轮椅通行的坡道。②出入口的轮椅坡道净宽度不应小于 120cm，其余坡道的净宽度不应小于 100cm。③坡道一般设计成直线形、直角形或折返形，坡道的最大高度和水平长度应符合国家标准（表 3-1）。④高度超过 30cm 且坡度大于 1：20 的轮椅坡道，应在两侧设置扶手，坡道与休息平台的扶手应保持连贯。⑤坡道起点、终点和中间休息平台的水平长度不应小于 150cm。⑥坡道临空侧应设置遮挡设施，如栏杆、高度 ≥5cm 的安全挡台等。⑦坡面应平整、防滑、无反光。⑧轮椅坡道应设置无障碍标志。

表 3-1　轮椅坡道的最大高度和水平长度

坡度	最大高度（m）	水平长度（m）
1：20	1.2	24
1：16	0.9	14.4
1：12	0.75	9
1：10	0.6	6
1：8	0.3	2.4

3. 门　①取消门槛，不宜使用力度大的弹簧门、玻璃门，可使用自动门、平开门、推拉门、折叠门。当采用玻璃门时，应有推拉、折叠门的醒目提示标志。②在门内外应留有直径不小于150cm 的轮椅回转空间。③门宽应有利于轮椅通过，自动门开启后的有效通行净宽度不应小于100cm，推拉门、平开门、折叠门的通行净宽度不应小于 80cm。④在单扇平开门、推拉门、折叠门的门把手一侧的墙面，应设宽度不小于 40cm 的墙面。⑤门把手安装的高度为距地面 90cm处，应低于一般门锁安装的高度。门把手或锁可为杠杆式，门锁最好为按压式（图 3-1），以减少用力，方便患者开启。同时在门上宜设视线观察玻璃，在门的下方宜安装高 35cm 的护门板。⑥为方便识别，门的颜色宜与周围墙面有一定的色彩反差。

4. 通道　医院室内无障碍通道净宽不应小于 180cm，并按规范设置扶手。室外通道不宜小于150cm，结算口等轮椅通道不应小于 90cm。其建筑要求如下：①通道的地面应平整、防滑，反光小或无反光，无障碍物。②通道内有高度差时，应设置符合轮椅通行的坡道。③室外通道上的雨

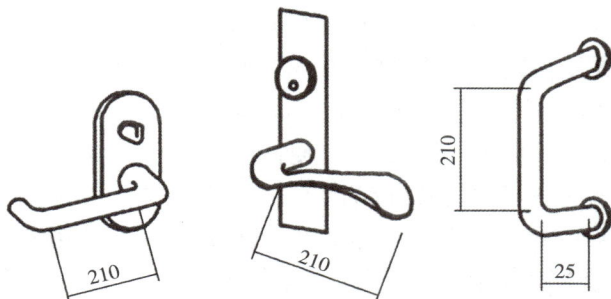

（单位：cm）

图 3-1　门把手或锁

水箅子的孔洞宽度不应大于 1.5cm。④固定在无障碍通道的墙、立柱上的物体或标牌距地面的高度不应小于 200cm，如小于 200cm 时，探出部分的宽度不应大于 10cm，如突出部分大于 10cm，则其距地面的高度应小于 60cm。⑤斜向的自动扶梯、楼梯等下部空间可以进入时，应设置安全挡牌。

5. 楼梯　①同一建筑内应至少设置 1 部无障碍楼梯。②宜采用直线形楼梯。③楼梯的踏步宽度不应小于 28cm，踏步高度不应大于 16cm。④不应采用无踢面和突缘为直角形的踏步。⑤宜在两侧均设扶手。⑥如采用栏杆式楼梯，在栏杆下方宜设置安全阻挡措施。⑦踏面应平整防滑或在踏面前缘设防滑条。⑧距踏步起点和终点 25 ~ 30cm 宜设提示盲道。⑨踏面和踢面的颜色宜有区分和对比。⑩楼梯上行及下行的第一阶宜在颜色或材质上与平台有明显区别。

6. 电梯　建筑内设有电梯时，每组电梯应至少设置 1 部无障碍电梯。

（1）**候梯厅**　①候梯厅深度不宜小于 150cm，设置病床梯的候梯厅深度不宜小于 180cm。②呼叫按钮高度为 90 ~ 110cm。③电梯门洞的净宽度不宜小于 90cm。④电梯出入口处宜设提示盲道。⑤候梯厅应设电梯运行显示装置和抵达音响。

（2）**电梯轿厢**　①轿厢门开启的净宽度不应小于 80cm。②在轿厢的侧壁上应设高 90 ~ 110cm 带盲文的选层按钮，盲文宜设置在按钮旁。③轿厢的三面壁上应设高 85 ~ 90cm 的扶手，扶手应符合相关规定。④轿厢内应设电梯运行显示装置和报层音响。⑤轿厢正面高 90cm 处至顶部应安装镜子或采用有镜面效果的材料。⑥医院需设病床专用电梯。轿厢的规格应依据建筑性质和使用要求的不同而选用。最小规格为深度不小于 140cm，宽度不小于 110cm；中型规格为深度不小于 160cm，宽度不小于 140cm。⑦电梯位置应设无障碍标志。

7. 扶手　①在坡道、通道、楼梯、三级及以上台阶两侧、电梯的三面壁上、患者活动室墙面四周等应设扶手，扶手宜保持连贯。②设单层扶手的高度为 85 ~ 90cm，设双层扶手时，下层扶手的高度为 65 ~ 70cm。③扶手在起点及终点处，应水平延伸 30cm 以上。④扶手末端应向内拐到墙面或向下延伸不小于 10cm，栏杆式扶手应向下成弧形或延伸到地面上固定。⑤扶手的形状、规格及颜色要易于识别和抓握，扶手截面的尺寸应为 3.5 ~ 5cm，扶手内侧距墙面的净距离不应小于 4cm。⑥扶手应选用防滑、热惰性指标好的材料，安装坚固，能承受身体的重量。

8. 厕所　医院建筑首层应至少设置 1 处无障碍厕所，各楼层至少有 1 处公共厕所为无障碍厕所。具体要求如下：①女厕所的无障碍设施包括至少 1 个无障碍厕位和 1 个无障碍洗手盆，男厕所的无障碍设施至少包括无障碍厕位、无障碍小便器和无障碍洗手盆各 1 个。②无障碍厕所的位置宜靠近公共厕所，面积不小于 4m²，应方便乘轮椅者进入和进行回转，回转直径不小于 150cm。③应采用平开门，门扇宜向外开启，如向内开启，需在开启后留有直径不小于 150cm 的轮椅回转空间。平开门外侧应设横扶把手，在关闭的门扇里侧设关门拉手，并应采用门外可紧急开启的插销。④地面应防滑，不积水。⑤内部应设便器、洗手盆、多功能台、挂衣钩和呼叫按钮。⑥厕位内应设坐便器，侧墙安全抓杆为 "L" 型，距地面约 70cm，长度约为 70cm；背侧安全抓杆距地面 85～90cm，长度约为 100cm；抓杆离墙约 4cm 以上，直径 3～4cm（图 3-2）。男性小便器下口距地面高度不应大于 40cm，小便两侧应在离墙面 25cm 处设高度为 120cm 的垂直安全抓杆，并在离墙面 55cm 处设高度为 90cm 水平安全抓杆，与垂直安全抓杆连接，以利于患者依靠并空出双手解开裤扣。⑦在坐便器旁的墙面上应设高 40～50cm 的救助呼叫按钮，取纸器安装在坐便器侧前方高度 40～50cm 处，挂衣钩距地高度不应大于 120cm。⑧无障碍洗手盆的水嘴中心距侧墙应大于 55cm，排水口应位于患者可触及处。其底部至少留出宽 75cm、高 65cm、深 45cm 的空间，以便乘轮椅者的腿部能进入洗手盆下（图 3-3）。并在洗手盆上方安装镜子，方便患者照见自己。出水龙头宜采用杠杆式或感应式自动出水式（图 3-4）。⑨多功能台长度不宜小于 70cm，宽度不宜小于 40cm，高度宜为 60cm。⑩入口应设置无障碍标志。

9. 浴室 浴室入口宜采用活动门帘，如采用平开门时，门宜向外开启；平开门外侧应设横扶把手，在关闭的门扇里侧设关门拉手，并应采用门外可紧急开启的插销；浴室内部地面及与外间结合处不应有台阶，以便于轮椅进出；为防止地面水溢出，可将门口设计成外高内低的斜坡；浴室内应留有直径不小于 150cm 的轮椅回转空间；浴室地面应有防滑措施；浴室内可设置防水、醒目、便于摔倒者触及的紧急呼叫装置。无障碍淋浴间的短边宽度不应小于 150cm；浴间坐台高度宜为 45cm，深度不小于 45cm；淋浴间内应设距地面高度为 70cm 的水平抓杆和高度为 140～160cm 的垂直抓杆；淋浴时有时须手持淋浴喷头，喷头的控制开关高度不应大于 120cm，毛巾架高度也不应大于 120cm。无障碍盆浴间（图 3-5）浴盆的盆沿离地面的高度应与轮椅座高度 40～45cm 相近；在浴盆一端应设置方便进入和使用的坐台，其深度不应小于 40cm；浴盆内侧应设高 60cm 和 90cm 的两层水平抓杆，水平长度不小于 80cm；洗浴坐台一侧的墙上设高

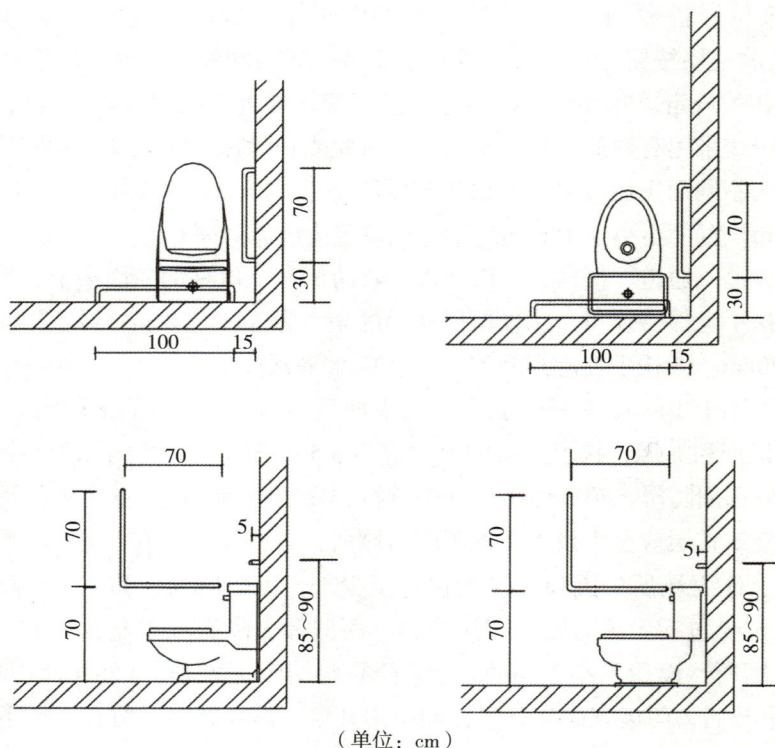

（单位：cm）

图 3-2 便器及安全抓杆

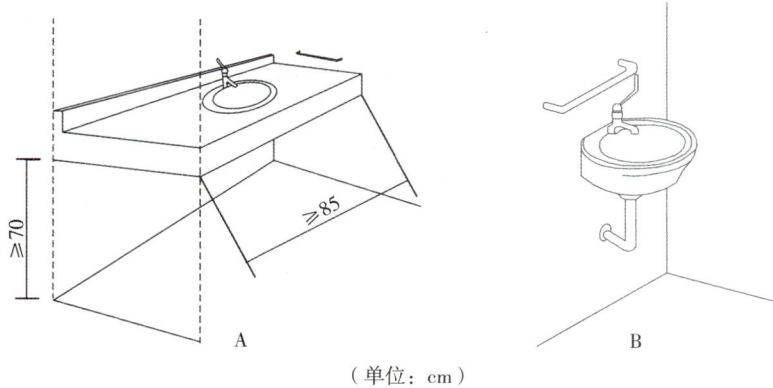

（单位：cm）

图 3-3　无障碍式洗手台

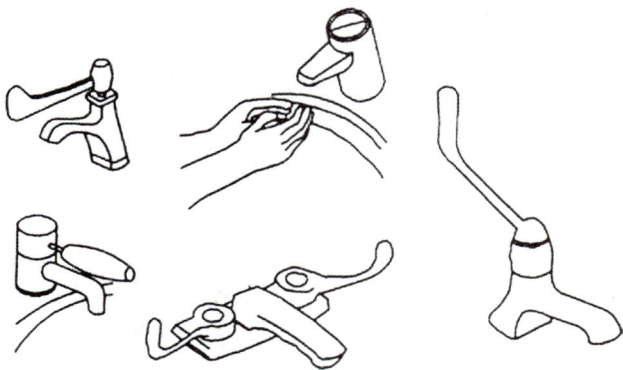

图 3-4　水龙头

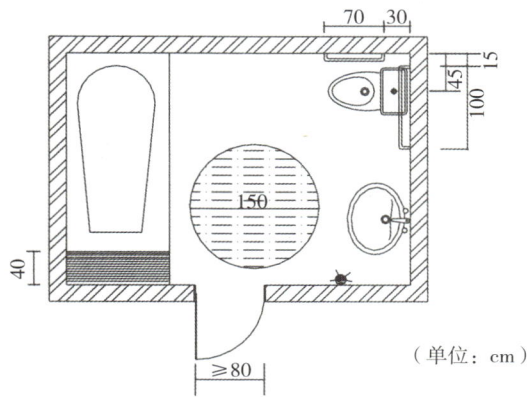

（单位：cm）

图 3-5　无障碍盆浴式洗手间

90cm、水平长度不小于 60cm 的安全抓杆。

10. 低位服务设施　服务台、问询处、公共电话台、护士站、饮水器、自助售货处等应设置低位服务设施。具体要求：①低位服务设施表面距地面高度宜为 70～85cm，其下部宜至少留出宽 75cm、高 65cm、深 45cm 供乘轮椅者膝部和足尖部移动的空间。②低位服务设施前应有轮椅回转空间，回转直径不小于 150cm。③挂式电话离地不应高于 90cm。

11. 病房　①病房内要有良好的灯光照明，地面需铺设防滑地板，洁净、无障碍物，房间的墙壁上应安装扶手。床间距离不应小于 120cm，病床的高度要与轮椅高度相当（40～45cm），方便患者完成床与轮椅之间的相互转移。病房内不宜放置过多的器物，应留有足够的空间方便轮椅活动。②偏瘫患者常发生半侧空间忽略和半侧身体忽略，故应将床头柜放在患侧，有利于促使患者转头看放在床头柜上的物品，并移动健侧上肢横过身体中线取所需物品。电视机亦放在患侧，这样患者须把头转向患侧才能观看。床与轮椅之间的转移也应朝向患侧的运动。如果患侧床沿靠墙或床放置的位置不利于患侧活动，则会使患者患侧认知功能障碍加重。③部分患者伴有不同程度的言语功能障碍，应尽量安排其与言语功能较好的患者同住，鼓励和促进患者之间的交流，增加练习机会，以帮助其提高言语能力。

12. 其他　①在有康复建筑的院区主要出入口处，宜设置盲文地图或供视觉障碍者使用的语音导医系统和提示系统，供听力障碍者需要的手语服务及文字提示导医系统。②院区室外的休息座椅旁，应留有轮椅停留空间。③儿童医院的门急诊部和医技部，每层宜设置至少 1 处母婴室，并靠近公共厕所。④挂号、收费、取药处、取报告处应设置文字显示器及语言广播装置和低位服务台或窗口。⑤等候区应设轮椅停留空间。

（二）家居环境改造指导

关心残疾人是社会文明进步的重要标志。我国在《中共中央国务院关于促进残疾人事业发展的意见》（中发〔2008〕7号）中明确提出，将残疾人康复纳入国家基本医疗卫生制度和基层医疗卫生服务内容，逐步实现残疾人人人享有康复服务，大力开展社区康复等，要加快推进与残疾人日常生活密切相关的住宅、社区、学校、福利机构、公共服务场所和设施的无障碍建设和改造，有条件的地方要对贫困残疾人家庭住宅无障碍改造提供资助。康复护理人员在工作中，也可指导身体和视觉有障碍的患者进行家居环境改造，创造一个安全、方便、无障碍的生活环境，方便残疾人的日常生活起居。

居家无障碍环境改造要因地制宜，充分考虑残疾人日常居家需求及其功能状况，并借助辅助器具技术，使居家环境及设施设计人性化和个性化。目前，居家环境无障碍改造主要是改善物理环境，如改造通道、调整空间面积，利用无障碍设施和辅助器具，使空间具备可及性。

一般的改造包括通道调整，如地面有高低落差时，建立轮椅坡道或提供升降设备；有门槛时，去除门槛；门太窄，可去除门框或拆墙；还可根据需要将门改为左右推拉门或自动门等。同时，也可以调整空间面积和家具布局，调整物品、家具的高度，调整卫浴设施等。此外，还有一些适配辅助器具是残疾人专用的，如个性化改制轮椅、沐浴推椅、炊事自助具等。

1. 一般改造指导 盲人家庭楼梯口、门口可铺设盲道或提示盲道，安装语音对讲门铃；聋人家庭可安装闪光门铃；肢残人家庭多层住宅楼门口建设无障碍坡道，房间内实现无障碍通行；平房院门、各房间无障碍通行。坡道、门、通道、扶手等的改造参考本节医院与病房环境布置的相关内容，只是在通道宽度方面略有不同。家居环境的室内通道宽度一般不小于120cm，室外通道不小于150cm。出入口亦可设置自动升降平台，适用于场地有限的改造工程；升降平台的净面积不应小于100cm×90cm，需设扶手、挡板及呼叫控制按钮；升降平台的基坑和传送装置均应有可靠的安全防护措施。

2. 室内改造指导

（1）起居室 面积不应小于14m²，过道的宽度应不少于120cm，室内地板不应打蜡，地毯应尽量去除。餐桌的高度在可供轮椅进入的前提下不能高于80cm，柜子和电视机的高度在90～120cm。圆形门开关把手应改造成横向把手以利开关；如手的力量不够，用钥匙开门有困难时，可用一个可插进钥匙的小短棒，开门时插入转动棒。当然，使用现代化的电子钥匙、卡片式钥匙更好。由于坐在轮椅上手能触及的最高高度一般为120cm，故衣柜内挂衣架的横木不应高于120cm，衣柜深度不应大于60cm。坐在轮椅上向侧上方触摸的合适高度为130cm，故柜内隔板和墙上架板不应高于此高度，墙上电灯开关也应如此。侧方伸手下探时最低可达高度为25cm，故底层的柜隔板、抽屉均不应低于此高度；墙面电插座以离地30cm以上为宜。室内外的照明要好，视觉度清晰。脊髓损伤患者，尤其是颈脊髓部损伤患者或体温调节障碍患者，室内温度应可调节。

（2）卧室 单人卧室面积不应小于7m²，双人卧室面积不应小于10.5m²。轮椅使用者卧室内桌前、柜前，以及床的一边应留有150cm的活动空间，以便轮椅可做360°旋转。如床头一侧放床头柜，此侧离床应有80cm，以便轮椅进入。滑动门、折叠门或手柄式的门把手高度应合适。患者在床上可用手触及电灯开关，如使用遥控器控制电灯开关更好。对于非轮椅使用者，床的高度应以患者坐在床边、髋和膝关节保持约90°，双脚能平放在地面为宜，大约为45cm。

（3）卫生间　设坐便器、洗浴器（浴盆或淋浴）、洗面盆3件卫生洁具的卫生间面积不应小于4m²。最好无门槛或门槛高度小于2.5cm，门应向外开；杂物架、毛巾架和水龙头的高度应在90～120cm。坐厕较为适合，高度应在38～45cm；坐厕旁应装有扶手。洗面盆下方至少应有高度为65cm的空间供轮椅进入，建议在洗面盆一侧墙面上安装镜子。淋浴处应有淋浴椅或浴盆上有淋浴板；浴盆的高度与轮椅的座位高度相近；淋浴处应安装扶手，距离地面大约70cm；应使用手握式淋浴头，固定架的高度应低于120cm；热水器的高度应在90～120cm。

（4）厨房　面积不应小于6m²，最好没有门槛或门槛的高度小于2.5cm，炉灶、水槽的高度应在75～80cm，下方的净宽、高度和深度分别不应小于75cm、65cm和45cm，以供轮椅进入；厨房案板的高度不应高于75cm，橱柜的高度应在120cm以下。

（5）家居设施高度　由于坐在轮椅上手能触及的最大高度约为120cm，为了便于肢体残疾者或不能站立而需要使用轮椅者的日常活动，家居设施的高度均应低于一般常规高度。如桌面高度不超过80cm；坐椅不高于45cm；房间窗户的高度也要比常规低，这样才不影响患者观望窗外的视线。

第二节　正确体位的摆放

导学

患者，女，76岁，主诉右侧肢体疲乏无力、行走不稳38天，坐轮椅入院。头颅CT确诊为"脑梗死"。经"抗凝，营养神经，降血压，综合康复"等治疗后，患者情况好转。现神志清楚，右侧肢体乏力，持物、行走不稳。康复护理人员制订了康复护理计划，对患者体位的摆放进行指导训练，并对患者家属进行康复教育。

学习重点

体位摆放的基本原则，各种功能障碍患者正确体位的摆放。

学习难点

各种功能障碍体位摆放的要求及方法。

在康复护理工作中，协助患者采取正确的体位是非常重要的，不仅可以预防并发症，也可作为治疗的一部分促进患者运动功能的恢复，使患者在日常生活中即得到治疗。

【概述】

体位（posture）一般是指身体的姿势或位置，临床上通常是指根据治疗、护理及康复的需要所采取并保持的身体姿势和位置。良肢位是指从康复治疗的角度出发而设计的一种临时性体位。这种专门的体位不仅可减轻患者患侧肢体症状，还有利于预防或对抗痉挛姿势的出现，保护关节及早期诱发肢体的分离活动。功能位是指当肌肉、关节功能尚未恢复时，必须使肢体处于发挥最佳功能活动位的体位。烧伤患者的抗挛缩体位是指烧伤患者应保持与烧伤部位软组织收缩方向相反的体位，有助于预防挛缩的发生。

【正确体位摆放的基本原则】

1. 舒适原则　摆放后的体位尽量使患者感觉舒适，有利于促进肢体的功能恢复。

2. 符合人体力学的要求　患者的良肢位应尽量符合人体力学的要求，将身体重量平均分布，并可对抗痉挛模式的出现和发展。

3. 保持平衡性和稳定性　摆放的体位要保持一定的平衡性和稳定性，对于无法维持稳定体位的患者，应适当使用支持物及保护性设施。

【应用】

（一）偏瘫患者的体位摆放

偏瘫患者典型的痉挛姿势表现为头屈向偏瘫侧，上肢为肩下沉后缩，肘关节屈曲，前臂旋前，腕关节掌屈伴尺侧偏，手指屈曲。下肢僵直表现为伸展模式，即骨盆旋后并上提，髋关节外旋，髋、膝关节伸直，足下垂内翻。长期的痉挛会造成关节挛缩、关节半脱位和关节周围软组织损伤等并发症。早期摆放正确的体位，有助于预防或减轻上述并发症的出现和加重，同时为后期康复训练做准备。

1. 卧位

（1）患侧卧位　患侧肢体在下方，健侧肢体在上方的侧卧位：①患者头、颈下给予合适高度软枕，和躯干呈直线，使头部、颈上段稍向健侧屈，头部略高于胸部，纠正患者头屈向患侧，躯干稍向后旋。②患侧上肢前伸60°～90°，肩关节前屈，肘关节伸直，前臂外旋，手指伸展，掌心向上。患侧髋关节伸展，膝关节略屈曲，踝关节屈曲90°，预防足下垂的发生。③健侧上肢自然摆放，避免置于身前，以免带动躯干向前引起患侧肩胛骨后缩。健侧下肢充分屈膝屈髋，可于膝内侧垫一软枕支撑（图3-6）。该体位有利于伸展患侧躯体，减轻或缓解痉挛，患侧关节韧带受到一定压力，促进了本体感觉输入，有利于功能康复，同时有利于活动健侧肢体，是较提倡的一种体位，对偏瘫患者的康复是最重要的体位。

注意事项：①操作者应将患者的患肩拉出，使肩部屈曲，肩胛骨前伸，避免患侧肩部受压及肩胛骨后缩。②禁止直接牵拉患侧上肢，以免引起肩关节半脱位。③患侧手中不应放置任何东西，以免诱发抓握反射而强化患侧手的屈曲痉挛。

（2）健侧卧位　健侧肢体在下方，患侧肢体在上方的侧卧位：①患者头、颈下给予合适高度软枕，和躯干呈直线，避免头部侧屈及颈部悬空。躯干略前倾，背部与床面夹角＞90°。②患侧肩关节充分前伸，肩前屈90°～130°，肘关节伸展，前臂旋前，手腕关节保持背伸，手指伸展（当手痉挛时可握毛巾卷），上肢置于枕上。患侧下肢放置于体前另一枕上，膝关节、髋关节屈曲90°，避免足悬空。③健侧肢体自然摆放（图3-7）。健侧卧位有对抗偏瘫上肢屈肌痉挛和下肢伸肌痉挛的作用，可避免患侧肩关节的直接受压，但是限制了健侧肢体的主动活动。

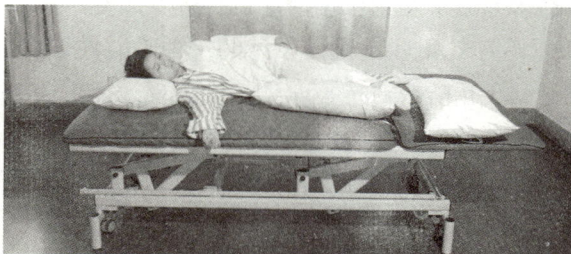

图3-6　患侧卧位

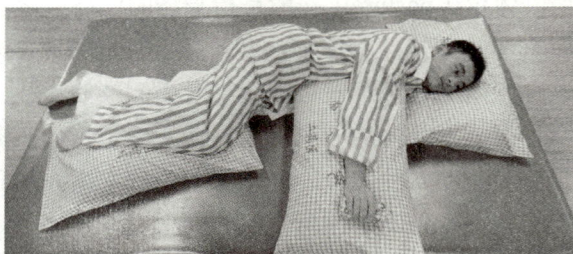

图3-7　健侧卧位

注意事项：①患侧上、下肢应予枕头支撑，高度以稍高于心脏水平为宜，可促进静脉回流，减轻肢体水肿。②若患侧手指出现屈曲内收，可手握一毛巾卷以对抗手指屈肌痉挛。③患手、患足不可悬于枕头边缘，以防造成腕掌屈及足内翻。

（3）仰卧位 即面朝上的卧位：①患者头、颈下给予合适高度软枕，呈中立位，避免头部过屈、侧屈及颈部悬空。②患侧肩关节稍外展，肩下垫小枕，使肩部上抬。患侧上肢稍外展，屈肘置于上腹部或伸直置于身旁枕上，手腕关节保持背伸，手指伸直并分开。当患侧手指屈曲内收时，可手握一毛巾卷以对抗手指屈肌痉挛。患侧臀至大腿外侧下方放置一长枕，防止髋关节外旋，膝关节下用小枕垫起保持微屈并向内。肌张力高的患者可在两腿之间放置一长枕。足中立位，足尖向上，足底外侧放置小枕，防止足下垂和足内翻。③健侧上肢、下肢自然摆放（图3-8）。

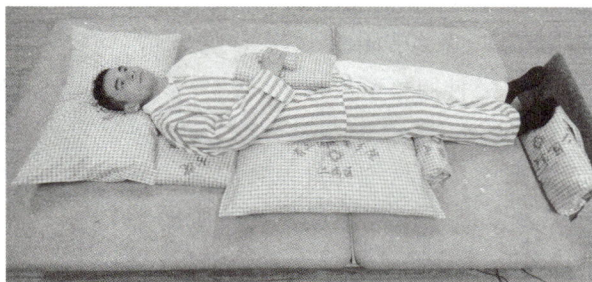

图 3-8 仰卧位

注意事项：①仰卧位时，受颈紧张反射和迷路反射的影响，易出现异常反射活动，应尽量减少仰卧位的时间。②当患侧手指屈曲内收时，可手握一毛巾卷以对抗手指屈肌痉挛。③支撑患侧下肢的枕头不可放在膝关节以下部位，以免引起膝过伸。④在患足外侧垫一软枕预防足下垂和足内翻。注意足部不受压。

偏瘫患者应以侧卧位为主，3种体位交替使用，床两侧应有床栏保护。

2. 坐位 当病情允许，应鼓励患者尽早采取坐位，并尽可能在坐位下进食与进行作业活动。患者采取床上坐位时，如果躯干难以自主保持端正，必须要给予足够的支撑。

（1）床上及床边坐位

1）床上坐位：采取床上坐位时，患者后背予多个软枕垫实，使脊柱伸展，头颈保持直立，整个脊柱垂直于骨盆，上身的重量平分在臀两侧，髋关节屈曲90°，患侧上肢稍抬高放在身体前面的小桌上，肘及前臂下垫软枕。膝关节下垫一小枕，保持微屈（图3-9、图3-10）。

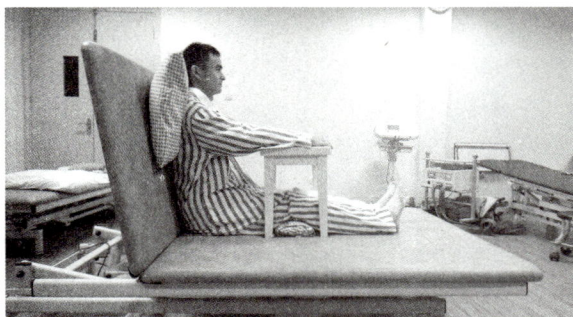

图 3-9 正确的床上坐位图

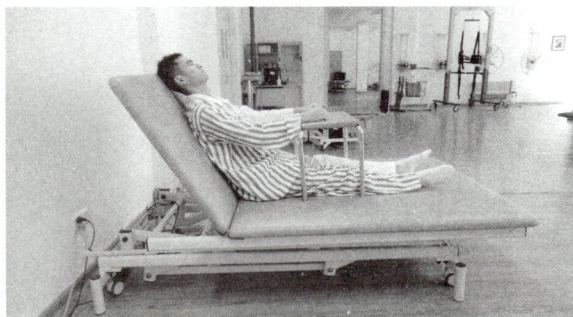

图 3-10 错误的床上坐位图

2）床边坐位：床上坐位能够稳定后，根据患者的情况可逐步过渡到床边端坐位。伸腰挺胸，头颈保持直立，整个脊柱垂直于骨盆，上身的重量平分在臀两侧，双上肢自然放于身体两侧、大腿上或身前桌板上，尽量保持髋、膝、踝关节屈曲90°，为下一步的轮椅坐位做准备（图3-11）。

3）注意事项：①每天坐起的次数和持续时间以患者可以耐受为宜。例如，每天的洗脸、刷牙、进餐等活动可以在坐位下进行。②协助患者坐位时，可先抬高床尾，再抬高床头。循序渐进改变体位，如坐位训练可从30°～45°开始约每5分钟增加5°，防止体位变换过快导致体位性低血压的发生。③体位变换后要观察患者有无头晕、面色苍白、视物模糊等体位性低血压症状出现，随时调整床头角度。④尽量避免半坐卧位，因躯干屈曲伴下肢伸直的症状可能加重，且增加骶尾部压力性损伤发生的风险。⑤患者在没有良好支持的情况下，如果不能保持直立的床上坐位，应避免使用这种体位。例如，患者长时间采取髋关节屈曲小于90°的坐姿，会造成脊柱屈曲，骨盆后倾，下肢伸肌痉挛加重。

（2）轮椅及椅坐位

1）轮椅坐位：首先应根据患者身材选择并调整轮椅。保持躯干直立，两肩同高。患侧上肢置于枕上或轮椅配置的桌板上，肘关节屈曲90°，手握毛巾卷。双足置于轮椅踏板上。健侧上肢自然放置即可。注意避免患肩下沉，躯干向患侧屈曲及患侧髋关节的外展、外旋（图3-12、图3-13）。

2）椅坐位：选择有靠背的椅子，患者腰部紧贴靠背，保持躯干直立，两肩同高，双脚着地。髋、膝、踝关节保持屈曲90°，避免髋关节的外展、外旋（图3-14）。

3）注意事项：①患者可采取后倾或前倾坐姿，重心落在坐骨结节上方或后方即为后倾坐姿，反之则为前倾坐姿。前倾坐姿的稳定性和平衡性更好，而后倾姿势较省力和灵活，但要注意避免骨盆倾斜和脊柱侧弯。安全带系好，保证安全。②长时间乘坐轮椅者，应特别注意预防压力性损伤。保持轮椅座面的清洁、干燥、平整，定时对受压部位进行减压，如针对臀部压力性损伤的预防，可每30分钟抬臀1次，每次10秒。

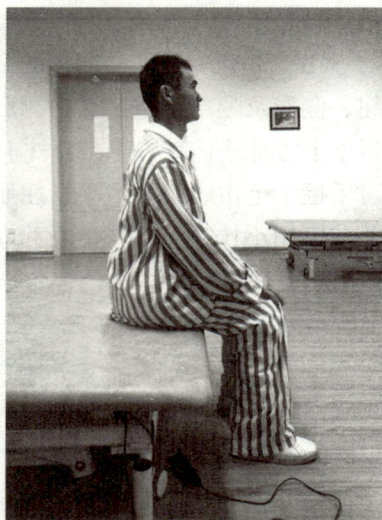

图3-11　床边坐位

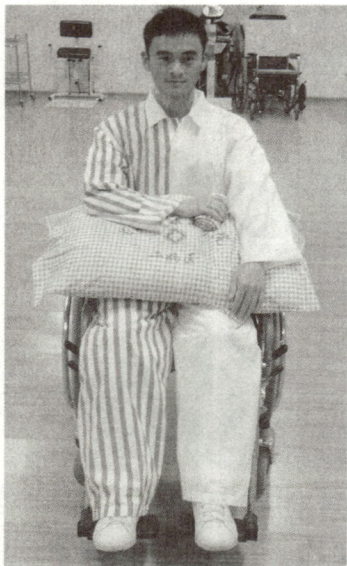

图3-12　正确的轮椅坐位

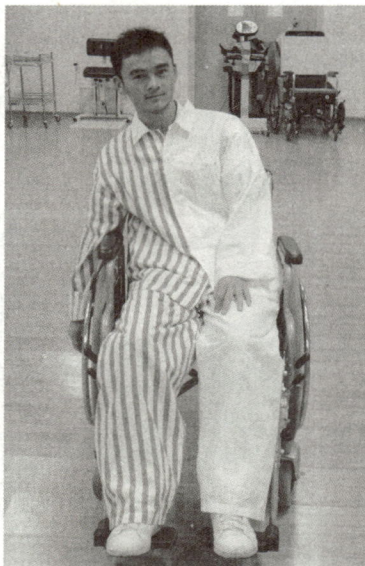

图3-13　错误的轮椅坐位

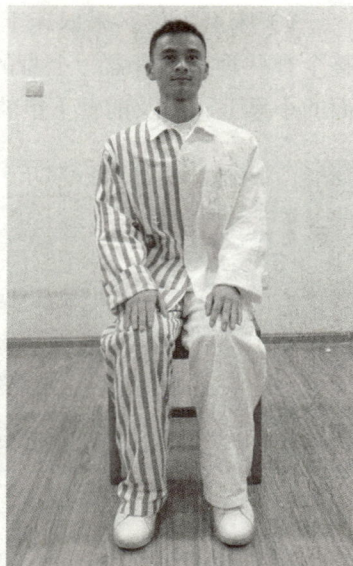

图3-14　椅坐位

（二）截瘫患者的体位摆放

截瘫患者上肢功能正常，采取自然体位即可。下肢可出现髋关节内收挛缩、膝关节僵直、踝关节内翻、足下垂，故截瘫患者的良肢位主要是针对双下肢体位的正确摆放。

1. 仰卧位　患者头、颈下置枕，中立位，避免过屈、侧屈及颈悬空。髋关节伸展，两侧髋关节至大腿外侧下方放置一长枕，防止髋关节外旋。膝关节伸展，关节下可用小枕垫起保持微屈以防止过度伸展。足部中立，足尖向上，足底放置软枕保持踝关节背屈（图 3-15）。

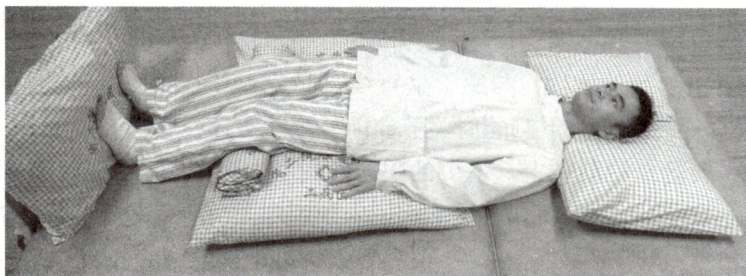

图 3-15　截瘫患者仰卧位

注意事项：①可在两腿间放置枕头，保持髋关节轻度外展。②截瘫患者处于仰卧位时，枕部、肩胛部、肘部、足跟部易发生压力性损伤，应定时更换体位并对骨突处进行适当的按摩。③用于抬高下肢的枕头不宜放于膝关节以下部位，避免导致膝过伸位。

2. 侧卧位　患者头、颈下置枕，与躯干呈直线，背部与床面夹角＞90°，背后置枕头保持稳定。患者双上肢自然放置或胸前置一软枕保持舒适。下侧的腿屈髋屈膝 20°，上侧的腿屈髋屈膝 30°，两膝关节和踝关节之间垫枕（图 3-16）。患者如有足下垂或内翻，踝关节可带足托，保持背伸 90°中立位。

注意事项：截瘫患者处于侧卧位时，肩峰、髂部、外踝容易发生压力性损伤，应定时更换体位并对骨突处进行适当的按摩。

3. 俯卧位　患者面部朝下，颈部及胸下置一软枕，保持患者舒适。肩关节外展 90°，肘关节屈曲，前臂旋前，或者双上肢自然垂于床两侧。髋关节伸展，两侧髋部各垫薄枕，双膝关节及踝关节下垫枕，踝关节保持垂直（图 3-17）。这种体位一般在患者有压力性损伤或采取治疗时使用。

注意事项：①保持患者呼吸道通畅。②定时更换体位，对骨突处进行适当的按摩。

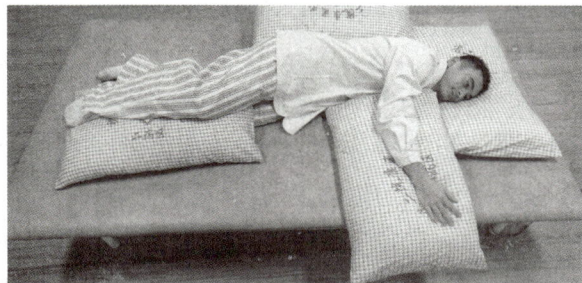

图 3-16　截瘫患者侧卧位

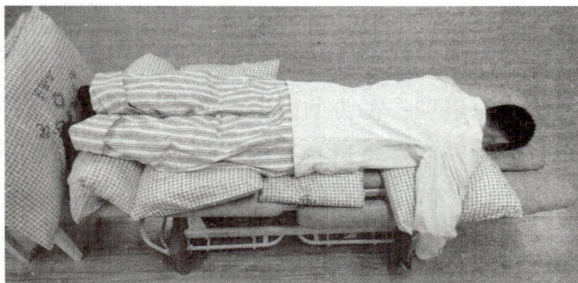

图 3-17　截瘫患者俯卧位

（三）四肢瘫患者的体位摆放

四肢瘫患者可出现肩胛后缩，肩关节内收、内旋；肘关节屈曲挛缩，腕关节屈曲下垂；双下肢伸髋，髋关节内收痉挛，膝关节僵直，踝关节内翻，足下垂。

1. 仰卧位　患者头、颈下置枕，中立位，避免头部过屈、侧屈、颈悬空。双肩向上，防止后缩。肩下垫薄枕，肩关节外展30°～60°，双上肢置于身体两侧枕上，略高于心脏水平。肘关节伸展，手腕关节保持背伸30°～40°以保持功能位，手中可握毛巾卷。髋关节伸展，臀部及大腿外侧下方置一长枕，避免髋关节外旋、膝关节伸展，关节下可用小枕垫起保持微屈以防止过度伸展。足部中立，足尖向上，足底放置软枕保持踝关节背屈（图3-18）。仰卧位可预防肩关节后缩，保持髋关节轻度外展，防止膝关节过伸，有利于预防跟腱挛缩及压力性损伤的发生。

注意事项：①四肢均置于枕上，避免腕、足垂于枕头边缘外。②若患者手指出现屈曲内收，可手握毛巾卷以对抗手指屈肌痉挛。

2. 侧卧位　患者头、颈下置枕，与躯干呈直线，避免头部过屈、侧屈及颈悬空，背部与床面夹角＞90°，背部置枕保持稳定。下侧的肩关节向前，以防身体重量直接垂直压在肩上，手臂屈曲置于枕侧。上侧的手臂置于胸前枕上。下侧的腿屈髋屈膝20°，上侧的腿屈髋屈膝30°，两膝关节和踝关节之间垫枕（图3-19）。患者如有足下垂或内翻，踝关节可带足托，保持背伸90°中立位。

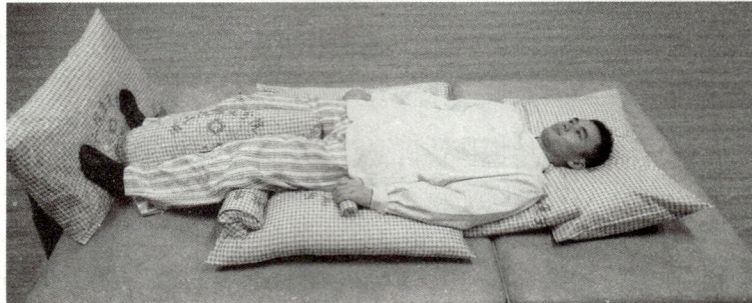

图3-18　四肢瘫患者仰卧位

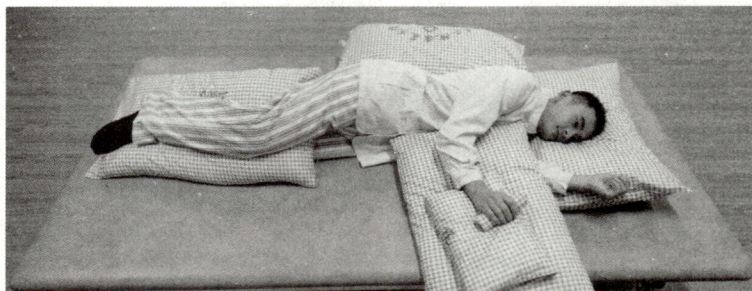

图3-19　四肢瘫患者侧卧位

注意事项：①协助患者变换体位时，要保持头、颈、腰、臀成一直线进行轴线翻身，避免拖、拉、拽等动作，维持脊柱稳定性，避免对脊髓的二次损伤。②若患者手指出现屈曲内收，可手握毛巾卷以对抗手指屈肌痉挛。③患者侧卧位时受压下肢外踝易出现压力性损伤，应加强防护。

（四）脑瘫患者的体位摆放

脑性瘫痪简称脑瘫，是非进行性脑损伤和发育缺陷所导致的综合征，主要表现为运动障碍和姿势异常，常伴不同程度的智力障碍、言语障碍、视听觉障碍、感知觉障碍、癫痫及心理行为异常。给脑瘫患儿摆放正确的体位，有助于患儿以正常的模式参与活动，帮助他们获得更大的功能恢复。

1. 俯卧位　主要应用于小儿脑瘫的康复。患儿俯卧，两臂屈曲置于头部两侧，双下肢伸直，胸下、髋部及踝部各放一软枕，头偏向一侧。此姿势能使髋关节完全伸直，预防髋部屈曲挛缩，并可解除身体后部骨隆突处的压力，促进头颈及上肢的功能，但不易接受。患儿保持正确的俯卧位需有一定的头部控制能力、关节活动能力，肩关节可屈曲 90°，并有一定的稳定性，踝关节可屈曲 90°。

针对脑瘫患儿的治疗原则是抑制异常的反射活动，纠正异常姿势，促进正常运动模式的出现和发展，提高活动和移动能力。其中痉挛型脑瘫患儿的治疗原则是躯干充分伸展，充分缓解肌肉紧张及关节僵硬，避免痉挛姿势的运动，尽早诱导出正常运动模式。因此，痉挛型脑瘫患儿可用卷形物将僵直的下肢分开，牵直屈曲的双髋关节，用两个沙袋和带子做好固定，以对抗下肢的屈曲痉挛模式，并增加双上肢的支撑能力。肌张力低下型脑瘫患儿可在其双下肢下放垫子或沙袋，双腿并拢，或用卷形物、楔形物进行体位固定。

2. 俯卧式直跪　又称膝跪位，可增加髋关节的稳定性。患儿需要有一定的头部控制能力，髋关节没有变形或脱位，膝部可负重。

3. 半俯卧式　可增加患儿躯干及双下肢的伸直能力，并提供重心转移的练习机会，但是该卧位会增强伸肌张力，不适合高张力的不随意运动型患儿。

4. 侧卧位　保持双上肢向前伸出，双手放在一起，髋及膝关节屈曲。该卧位有助于训练前臂及手部的控制，减少异常反射，也有利于降低肌张力，促进动作的对称，适合无法坐立或肌张力偏高的患儿。

5. 仰卧位　头部保持中线位置，肩关节向前，髋及膝关节屈曲，双手置于胸前，可防止身体僵硬挺直。患儿若不能坐起，可用仰卧三角垫，以增加背肌张力。为避免患儿视线狭窄及斜视，可在仰卧上方悬挂一些玩具，增加视觉刺激。

（五）骨关节损伤患者的体位摆放

1. 上肢的正确体位摆放　上肢伤病或手术后，通常需要三角巾或悬吊带将手臂悬吊于颈上，以使上肢不承受重量，限制活动或不活动。因此，只要注意保持正确姿势，不随便移动即可。仰卧时前臂置于腹部以支撑上肢的重量，侧卧时不能取患侧卧位，避免压迫局部。上肢功能也受影响的高位截瘫患者，为避免关节、肌肉、肌腱、韧带挛缩，造成关节僵直，仰卧位时应采取功能位，即双上肢像举手"投降"的姿势一样置于头部两侧。同时手握一直径约 6cm 粗细的柔软弹性物品，以确保手处于功能位，以防止挛缩发生。

2. 髋关节术后　髋关节术后，尤其是全髋关节置换术后的体位摆放对确保手术效果，避免并发症是非常重要的。髋关节置换术后如果发生下肢内收、外旋，假体将有可能脱位，需要进行复位甚至重新手术。因此，全髋关节置换术后患侧下肢应保持外展，同时防止外旋。仰卧时下肢伸展，双腿分开，将枕头等支撑物垫于患侧小腿下及足部内外侧，保持下肢外展且脚尖正直指向上方的中立位。侧卧时应采取健侧卧位，避免患侧卧位。健侧卧位时，于两腿中间垫足够高度的枕头等支撑物品，将患侧下肢稍屈曲置于枕上。其他的髋部手术后，如无特殊要求，也可借鉴这种体位摆放，以减轻疼痛，促进功能恢复。

3. 踝关节的功能位摆放　双腿伸直平放于床上，脚尖可正直指向正上方的姿势即为踝关节的功能位。此位置对于站立、行走等具有重要意义。脊髓损伤、腓总神经损伤，其他原因造成的胫骨前肌无力，小腿三头肌及跟腱痉挛时，患者都会有"足下垂"的现象。若踝关节长期处于错误体位，小腿三头肌及跟腱会出现挛缩，脚尖不能勾起，站立时只有前脚掌着地，足跟不能落地，行走时会出现足尖拖地的情况，严重影响功能。严重的跟腱挛缩常需通过手术延长跟腱长度。因而，在伤病发生的早期通过采取正确的体位摆放，保持踝关节处于功能位，防止跟腱挛缩就显得尤为重要。此类患者正确的踝关节摆放是在足底垫枕头或衣物等提供足够支撑，使踝关节处于功能位，避免跟腱挛缩的发生。如果条件允许，可定制专门的支具随时佩戴，可以更好地保持功能位，也可用于日后的行走，有利于功能的尽快恢复。

4. 下肢的正确体位摆放　下肢伤病或术后的体位摆放以下肢的伸直位为宜。如无特殊要求一般应将患肢垫高。由于疼痛等原因，患者往往会不自主地将下肢置于外旋屈曲位，即膝关节微屈，足部呈"外八"的体位。这种体位如果长期保持，膝关节后侧关节囊及大腿后群腘绳肌会发生挛缩，使下肢不能伸直，站立和行走时双下肢不等长，患肢由于挛缩无法伸直而变短，严重影响下肢功能。正确的体位：用枕头等将整个下肢垫高，高度以平卧时稍高于心脏为宜，以利于肢体远端淋巴和血液回流。注意膝关节下方空置，使其在肢体自身重力作用下自然下垂伸直，并尽可能长时间地保持伸直位。某些伤病或手术会对体位摆放有特定要求，必须保持特殊的固定体位。例如，跟腱断裂缝合术后，踝关节跖屈及膝关节屈曲 30° 位长腿石膏后托一般需佩戴 4 周左右，这种情况下摆放体位应在膝关节下垫枕，使下肢保持稍屈曲，以避免石膏后托断裂，使下肢伸直，跟腱受到牵拉而造成再次损伤或影响愈合。

（六）烧伤患者的体位摆放

烧伤患者体位摆放的主要目的是预防烧伤部位瘢痕增生引起挛缩，进而导致肢体关节功能障碍。大部分烧伤患者由于疼痛等不适，多采取相对舒适的屈曲、内收体位，如颈屈向胸前，肢体屈曲、内收，极易导致关节挛缩畸形。抗挛缩体位原则上多采取伸展和外展位，不同的烧伤部位体位摆放也有差异。

1. 头　仰卧位时头居中位，避免耳部受压。俯卧位时头居中，吊带悬吊于前额以支持头部重量，颜面悬空。若头侧偏，则每半小时左右交替 1 次，以免面颊萎缩。面部可能会伴有眼睑外翻、小口畸形等，可使用面具、开口器等工具预防挛缩。

2. 颈　可使用毛巾圈或过伸垫。颈前部烧伤时，应使颈处于过伸位或伸展位。必要时可使用热塑板材制作颈矫形器，以预防颈部挛缩。

3. 肩、腋　胸背部、两侧胸壁、上臂烧伤时，可用枕或夹板使肩外展 90° 并外旋。

4. 肘　一般情况下，肘屈侧烧伤时应使肘保持伸展位，伸侧烧伤则可屈肘 70°～ 90°，前臂中立位。

5. 腕与手　适宜体位是腕关节背伸 20°～ 30°，掌指关节屈曲 90°，近端、远端指间关节均处于伸直位。拇指处于外展及对掌位（掌指关节外展，指间关节屈曲），防止掌指关节过伸，指间关节屈曲，防止拇指指间关节屈曲内收。各指蹼间应用无菌纱布隔开。

6. 髋关节　应处于中立伸展位，以防止髋出现屈曲挛缩。大腿内侧烧灼伤则应将髋关节外展 15°～ 30°。

7. 膝关节　处于伸直位。若仅为膝前方烧伤，可摆放为轻度屈曲位（屈曲 10°～ 20°）。

8. 踝　踝关节置背屈位，以防止跟腱挛缩，要特别注意预防足内翻或足外翻。

9. 脊柱　脊柱保持直线，以预防脊柱侧弯。

当患者不能维持正确体位，出现关节挛缩倾向时，应及时使用矫形器，以达到固定体位，防止挛缩的目的。

（七）颈椎病患者的体位摆放

颈肩部软组织的慢性劳损是颈椎病发生及发展的重要病理基础，纠正工作、生活中的不良姿势，防止慢性损伤，对颈椎病的防治尤为重要。颈椎病康复护理的目标：减轻神经、血管受压，消除神经根粘连与炎性水肿，缓解颈、肩部肌肉痉挛，缓解疼痛和眩晕症状，增强颈椎稳定性和灵活性，良好的体位有利于延缓颈椎退变及周围软组织的劳损，对于预防颈椎病的发生、发展有重要意义。

1. 工作中的体位　合理调整工作平面高度，将物体置于平视或略低于平视处，不宜长期低头伏案或长期仰头工作，因两者都可破坏颈椎的生理平衡，造成颈椎周围软组织劳损或肌肉韧带及关节囊松弛而影响颈椎的稳定，应定时改变头颈部体位。工作中，注意头、颈、肩、背的姿势，尽量正面平视工作对象，不宜过度扭转屈曲颈部。

2. 休息时的体位　宜取仰卧位，腰背部平卧床上，可在双膝关节下垫 10cm 左右的软枕，使双膝和髋关节略屈曲，头颈保持自然仰伸位。从而全身肌肉、韧带及关节，尤其是颈椎关节获得最大限度的放松与休息。侧卧位时，双下肢向后微屈，枕头置于颞颈部，枕高应与一侧肩膀高度相当，以使头颈中轴线与胸段脊柱处于同一水平。枕头过高或过低会使张力大的一侧颈部肌肉、韧带受到牵拉而致劳损。

（八）腰椎病患者的体位摆放

腰椎病患者除少数需要手术治疗外，大多数是经过康复治疗取得疗效。腰椎病康复护理的目标：减轻椎间盘的压迫，解除神经根受压；促进炎症水肿消散和松解粘连；缓解腰背肌紧张，恢复腰椎及其周围组织的正常结构和功能。正确的体位能防止腰部肌肉劳损，延缓椎间盘退变，对腰椎病的防治有重要意义。

1. 正确的站姿　双目平视，下颌稍内收，腰背挺直，膝关节微屈，双足与肩同宽。

2. 正确的坐姿（图 3–20）　选择有靠背的椅子，椅子高度适宜，身体靠向椅背，腰部可置靠

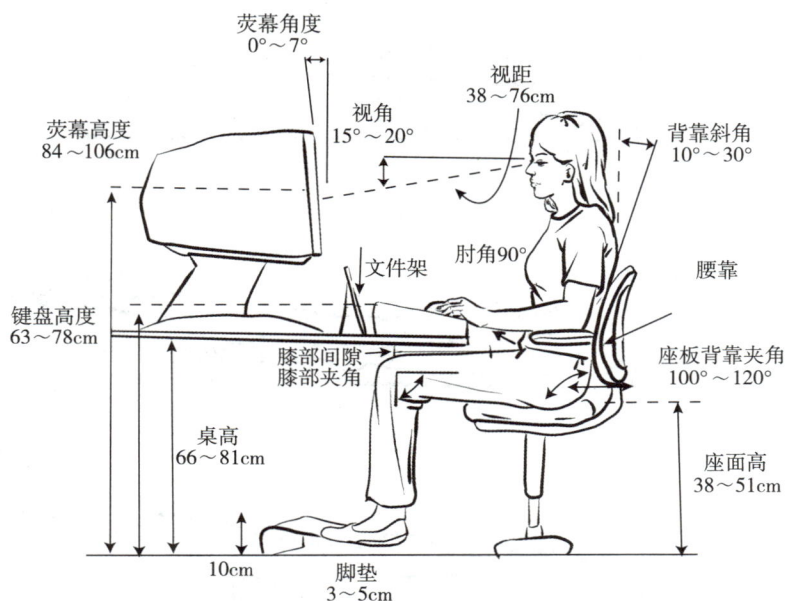

图 3–20　使用电脑正确的坐姿

垫。上身挺直，双下肢并拢自然放置，膝关节较髋关节略高。坐下时，上身微前倾，缓慢坐下；站立时，上身微前倾，两足前后分立，稍用力蹬地站起。

3. 正确的睡姿 仰卧位时，腰下垫一薄垫，膝、髋关节稍屈曲，可使肌肉充分放松，降低腰椎间隙压力。侧卧位时，屈膝屈髋，在双上肢和双下肢之间各置一软枕，在后背置硬枕，稳定脊柱受力。

4. 正确的劳动姿势 尽量避免搬重物，如果搬运物品时避免腰部过度屈曲，应先屈髋屈膝下蹲，避免直腿弯腰动作；抱物时，膝关节微屈，双臂抱紧物体，尽量靠近身体，以减少腰背肌负担；避免在腰椎侧弯及扭转时突然用力。行走时，抬头、挺胸、收腹，使腹肌支持腰部。

另外，针对不同病因、不同时期的腰椎病，可采取不同的体位疗法（图3-21）。例如，腰椎间盘突出症急性发作期，应取平卧位，此种体位椎间盘压力最小，治疗可循序渐进。随着病情逐渐缓解，保持体位的时间和角度也逐渐升级。升级标准为维持此体位 1～2 小时无不适，1～2 日后即可升 1 级。另外，针对不同腰椎间盘突出症的类型，可灵活采用不同的体位疗法。例如，中央型椎管明显狭窄，此时采取屈曲体位可牵拉后纵韧带，扩大椎管。

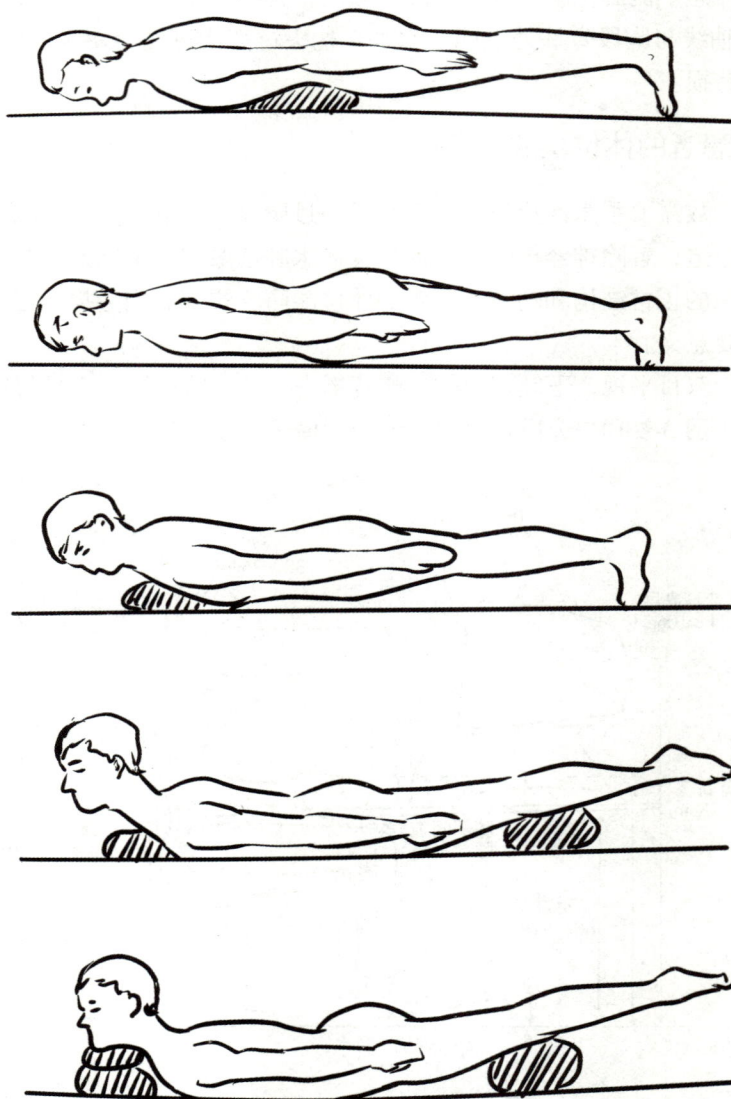

图 3-21 体位疗法

第三节　体位转移技术

导学

患者，女，62岁，被车撞伤头部，当时意识不清，急送至当地医院，CT示脑出血。术后第3天患者意识转清，能够言语，但伴有左侧肢体活动不利。Brunnstrom偏瘫肢体运动功能分级，左上肢、手为Ⅱ级、左下肢为Ⅲ级，肌张力略低，左侧肢体腱反射亢进，左下肢Babinski征（+），Chaddock征（+）。左侧肢体浅感觉略减退。患者卧床，需家属协助方能坐起，不能单独从床边站起并转移到轮椅上。

学习重点

体位转移的方式、方法。

学习难点

体位转移的要求及方法。

【概述】

（一）体位转移的概念

体位转移是指人体从一种姿势转移到另一种姿势的过程，包括翻身法、床上移动法、从卧位到坐位、从坐位到站位，以及轮椅与床、轮椅与坐厕之间的转移等。这对于正常人来说是非常容易完成的，但对于患者来说则是不能顺利进行或完全不能进行的。

（二）体位转移的方式

根据体位转移完成过程中主动用力程度，可将体位转移分为3种方式，即主动体位转移、助动体位转移、被动体位转移。

1. 主动体位转移　即独立体位转移，是指患者不需要任何外力帮助，能够按照自己的意愿和生活活动的需要，或者根据治疗、护理及康复的要求，通过自己的能力转换移动，使身体达到并保持一定的姿势和位置。

2. 助动体位转移　即辅助转移，是指患者在外力协助下，通过患者主动努力而完成体位转变的动作，并保持身体的姿势和位置。

3. 被动体位转移　是指患者完全依赖外力搬动变换体位，并利用支撑物保持身体的姿势和位置。外力通常来自康复护理人员或患者家属，也可由康复器具提供。支撑物可以是软枕、小棉被、浴巾、沙袋等。

（三）体位转移的注意事项

1. 根据病情、康复治疗和护理的需要，详细评估，选择患者应采取的适当体位及转移的方式、方法和范围等。

2. 体位转移前，应向患者及家属说明体位转移的目的和要求，以取得患者及家属的理解和最大限度的配合。

3.体位转移操作中，应做到动作协调轻稳，不可拖、拉，并鼓励患者尽可能发挥自己的残存能力，同时给予必要的指导和协助。要避免碰伤、擦伤，同时还应对患者全身的皮肤状态进行观察，有无红斑或出血点，局部压红或破溃，以及皮肤的颜色、温度和肢体血液循环等情况，一旦发现异常应及时对症处理。对使用导尿管和各种引流管的患者，应先固定好导管，防止脱落，并注意保持导管通畅。

4.体位转移后，一定要确保患者感觉舒适、稳定和安全，并保持肢体的功能位。必要时使用软枕、海绵垫或其他辅助器具支持或固定。

5.患者能够独立转移时则尽量不要帮助，能提供少量帮助时则不要提供大量帮助，被动转移应作为最后选择的转移方法。

6.患者残疾较重或存在认知障碍时不要勉强训练其进行独立转移活动。

7.转移距离过远时，难以依靠一个人的帮助完成；转移频繁时，不便使用升降机。

【体位转移的基本原则】

1.主动体位转移的基本原则

（1）水平转移时，相互转移的两个平面的物体应稳定并尽可能靠近，高度应尽可能相等。

（2）床垫和椅面应有一定的硬度。

（3）应当教会患者利用体重转移。

（4）转移过程中应注意安全。

（5）注意选择恰当的时机让患者学习独立转移。

（6）有多种转移方法可供选择时，以最安全、最容易的方法为首选。

2.助动体位转移的基本原则

（1）辅助者应熟知患者病情，并与患者之间应互相信任。

（2）转移前辅助者应准备好必要的空间与设施。

（3）辅助者必须穿防滑的鞋子或赤脚，指令应简单、明确，应用技巧实施辅助。

（4）转移过程中，辅助者应注意患者突然或不正常的动作，以免意外的发生。

（5）随着患者功能的恢复，帮助应逐渐减少。

3.被动体位转移的基本原则

（1）患者应放松，对帮助者要有信心。

（2）搬运时患者应向前看，保持转移开始的姿势，不再改变。

（3）若搬运过程需要两个以上帮助者，则每一位帮助者都应清楚地了解整个转移程序及方向。

（4）利用机械搬运时，转移前应检查器械是否完好，并保证空间通畅、无障碍。

（5）转移以不增加患者的痛苦，不影响或加重病情为宜。

【应用】

由于患者体重及病情不同，可采用让患者独立完成或康复护理人员协助的方式，其中协助转移法又分为一人协助转移法（适用于体重较轻、有一定移动能力的患者）和二人协助转移法（适用于体力较差或肥胖等患者）。

（一）脑卒中偏瘫患者

1. 床上翻身法

（1）独立翻身法

1）从仰卧位到患侧卧位：患者仰卧位，双侧髋、膝关节屈曲，双上肢 Bobath 握手伸肘，肩上举约 90°，健侧上肢带动患侧上肢先摆向健侧，再反方向摆向患侧，借助摆动的惯性使身体翻向患侧。

2）从仰卧位到健侧卧位：患者仰卧位，健足置于患腿下方，双手 Bobath 握手上举约 90°，然后向左、右两侧摆动，利用躯干的旋转和上肢摆动的惯性向健侧翻身（图 3-22）。

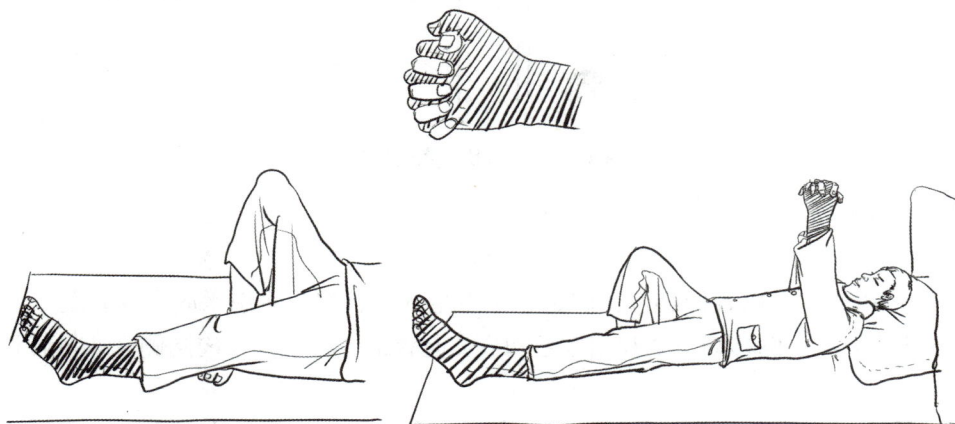

图 3-22　偏瘫患者从仰卧位到健侧卧位

（2）一人协助翻身法

1）从仰卧位到侧卧位：①患者仰卧，两手放于腹部或 Bobath 握手上举约 90°，双膝屈曲。康复护理人员先将患者两下肢移向近侧床缘，再移动肩和臀部；协助翻身时康复护理人员将手扶于患者肩部、膝部，轻轻推患者转向对侧。此方法适用于体重较轻的患者。②康复护理人员站在病床一侧，先将患者双下肢移向近侧床缘，再将患者肩部移向近侧，然后一手扶住肩部，一手扶住髋部，轻推患者向对侧呈侧卧位，使患者背向康复护理人员（图 3-23）。

2）从仰卧位到俯卧位：患者仰卧，健手交叉握住患手上举于胸前，健腿放置在患腿下呈交叉状（同独立翻身法）。康复护理人员站在患者患侧，一手扶患侧肩部，另

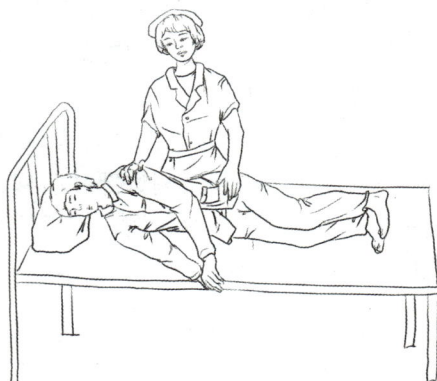

图 3-23　一人协助患者从仰卧位到侧卧位

一只手托于下肢腘窝，同时将患侧下肢稍抬起缓慢推患者转向健侧卧位，然后将患者上肢置于头的上方，将身体转移成俯卧位，协助患者取良肢位。

3）从俯卧位到仰卧位：患者俯卧，健手交叉握住患手上举于头上方。康复护理人员站于患者健侧，一手扶患侧肩部，另一只手扶于患侧髋部，嘱患者抬头缓慢向健侧转移，并尽力举手。康复护理人员缓慢移动患肩和髋部，带动患者下肢转移至健侧卧位，再帮助患者转移身体呈仰卧位，并协助患者取良肢位。

（3）二人协助翻身法　患者仰卧，双手置于腹部或身体两侧，两名康复护理人员站立在床的

同一侧，一人托住患者颈肩部和腰部，另一人托住患者臀部和腘窝部，两人动作一致同时抬起患者并轻推患者，使其转成侧卧位（图3-24）。

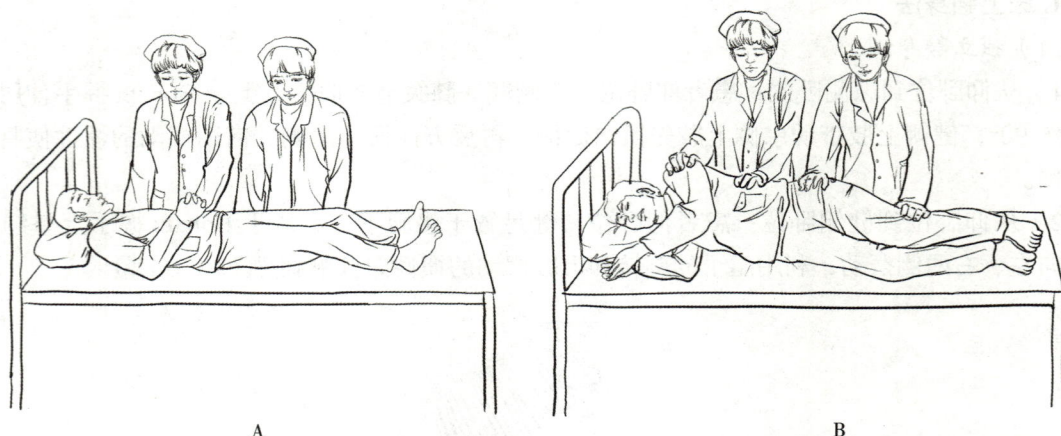

图 3-24　二人协助患者翻身法

2. 床上移动法

（1）床上横向转移

1）独立转移法：①患者仰卧位，健足置于患足下方；健手将患手固定在胸前，利用健侧下肢将患侧下肢抬起向一侧移动。②利用健足和肩支起臀部，将臀部移向同侧。③将肩和头向同方向移动。

2）一人辅助转移法：患者取仰卧位，双膝关节屈曲，双足平放在床面上。康复护理人员一手将患膝下压，并向床尾方向牵拉，另一手扶持患侧髋部稍下处，嘱患者抬臀，并向一侧移动，然后患者移动肩部使其身体成直线（图3-25）。

3）双人辅助移动法：患者取平卧位，双手置于腹部，两名康复护理人员各站一侧，单腿跪于床上，一手托住患者的臀部，一手托住其肩胛部，两人同时用力将患者向左或向右移动。

（2）床上纵向转移

1）一人辅助移动法：患者取坐位，双手交叉前伸，在康复护理人员帮助下，将重心先转移到一侧臀部，抬起对侧臀部并前移，然后重心移至前移的臀部，再抬起另一侧臀部并前移。康复护理人员可以站在偏瘫侧，用手扶住患侧大腿根部，帮助患者转移重心。向后方移动可按同样方式进行（图3-26）。

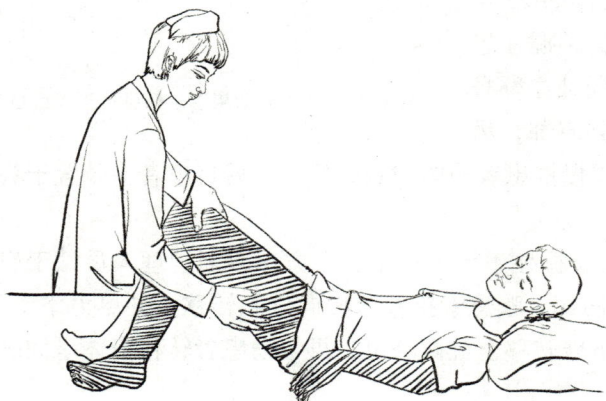

图 3-25　一人辅助床上横向转移

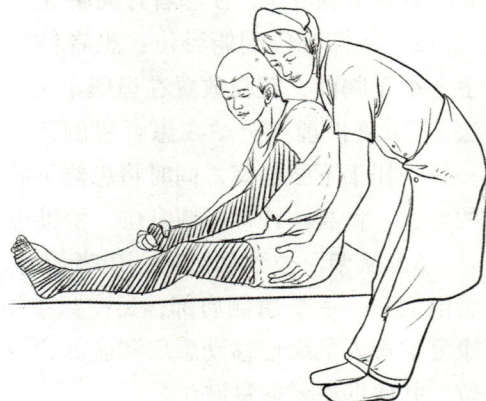

图 3-26　一人辅助床上纵向转移

2）双人辅助移动法：同横向移动。

3. 从卧位到坐位

（1）独立坐起

1）从健侧坐起：①患者取健侧卧位，健足置于患足下方。②用健侧前臂支撑自身体重，头、颈和躯干向上方侧屈。③用健腿带动患腿移到床缘下，改用健手支撑，使躯干直立（图3-27）。

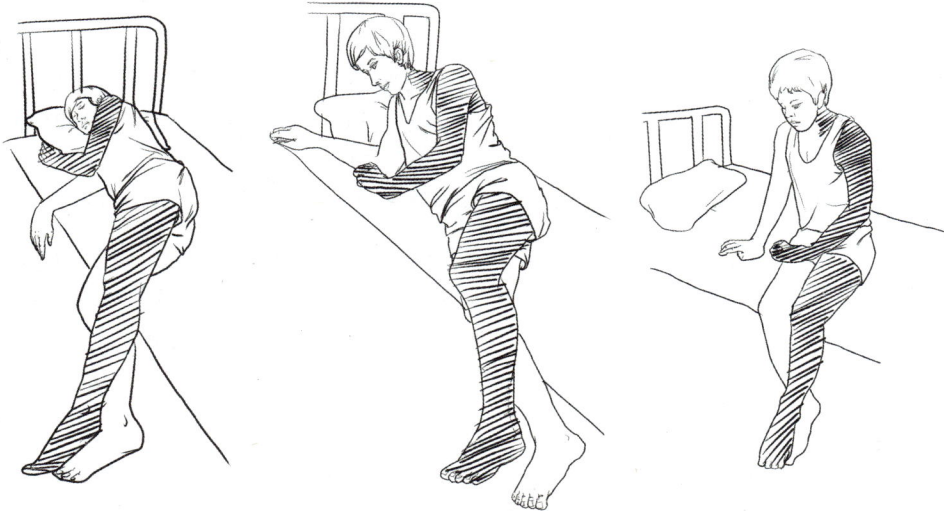

图 3-27 偏瘫患者独立从健侧坐起

2）从患侧坐起：①患者取患侧卧位，用健手将患臂置于胸前，利用健手做支撑点。②头、颈和躯干向上方侧屈，健腿跨过患腿，在健腿帮助下将双腿置于床缘下，用健侧上肢横过胸前置于床面上支撑，侧屈抬起躯干，坐直（图3-28）。

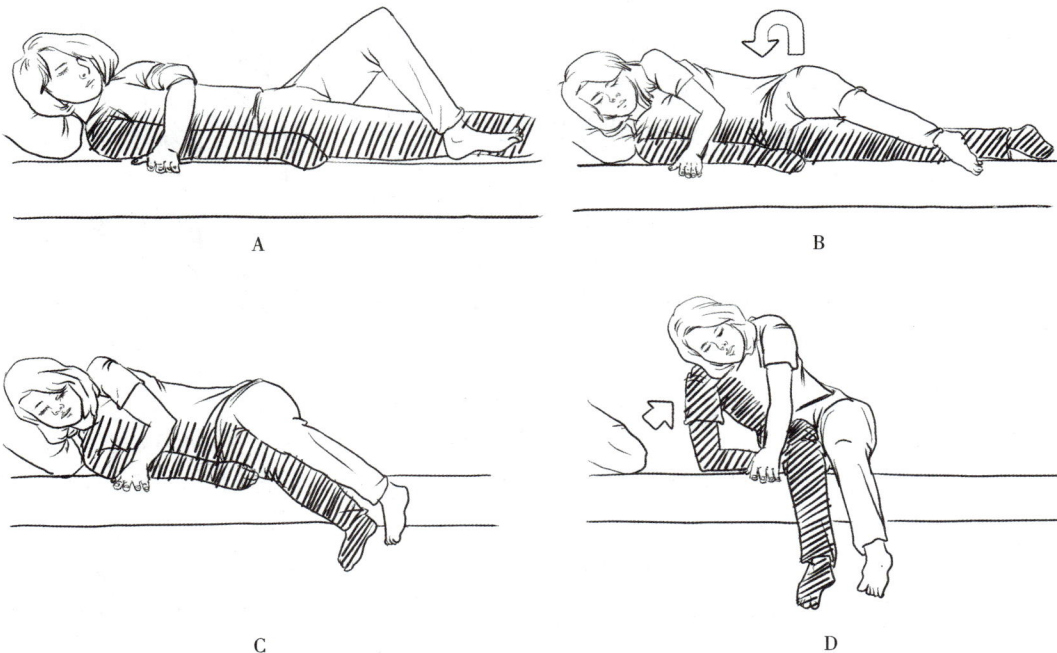

图 3-28 偏瘫患者独立从患侧坐起

（2）一人辅助坐起 患者侧卧位，两膝屈曲。康复护理人员立于患者面前，先将患者双腿放于床边，然后一手托着位于下方的腋下或肩部，另一手按住患者位于上方的骨盆或两膝后方，嘱患者向上侧屈头部，继而康复护理人员抬起下方的肩部，以骨盆为枢纽转移成坐位。

4. 从坐位到卧位

（1）独立转移法

1）从患侧躺下：患者坐于床边，患手放在大腿上。健手从前方横过身体，置于患侧髋部旁的床面上。患者将健腿置于患腿下方，利用健腿将患腿抬到床面上。当双腿放在床上后，逐渐将患侧身体放低，最后躺在床面上。

2）从健侧躺下：患者坐于床边，患手放在大腿上，健腿置于患腿后方。躯干向健侧倾斜，健侧肘关节支撑于床上，利用健腿将患腿抬到床面上。当双腿放在床上后，逐渐将身体放低，最后躺在床面上。

（2）一人协助转移法　①患者坐于床边，患手放在大腿上，健腿置于患腿下方。②康复护理人员站在患者患侧（以右侧为例），用左上肢托住患者的颈部和肩部。③康复护理人员微屈双膝，将右手置于患者的腘窝处，当患者从患侧躺下时帮助其将双下肢抬到床面上。④康复护理人员转到床的另一侧，将双侧前臂置于患者的腰及大腿下方。⑤患者用健足和健手用力向下支撑床面，同时康复护理人员协助将患者的髋部向床中央移动。⑥最后帮助患者调整好姿势，取舒适的侧卧位。

5. 椅坐位与站立位转移法

（1）独立转移法　①患者坐于床边，双足分开与肩同宽，双侧足跟落后于双侧膝关节，患足稍后，以利负重及防止健侧代偿。②双手 Bobath 握手，双臂前伸；躯干前倾，使重心前移，患侧下肢充分负重。③臀部离开床面，双膝前移，双下肢同时用力慢慢站起，立位时双下肢同等负重（图 3-29）。

（2）一人协助转移法　①患者取椅坐位，躯干向前倾斜，双脚着地，力量较强的足稍靠后。②康复护理人员面向患者站立，双下肢分开于患者患腿两侧，用双膝夹紧患膝两侧以固定，双手托住患者臀部或拉住腰带，将其向前向上拉起。③患者双臂抱住康复护理人员颈部或双手放于康复护理人员肩胛部，一起向前向上用力，完成抬臀、伸腿至站立位。④调整重心，双下肢直立承重，维持站立平衡（图 3-30）。

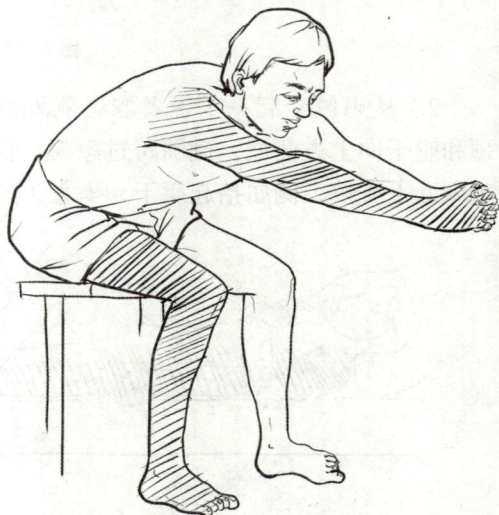

图 3-29　偏瘫患者独立从椅坐位到站立位

6. 站立位到椅坐位

（1）独立转移法　①偏瘫患者背靠床站立，双下肢平均负重，双手 Bobath 握手，双臂前伸。②躯干前倾，同时保持脊柱伸直，两膝前移，屈髋、屈膝。③最后慢慢向后、向下移动臀部，坐于床面上。

（2）一人协助转移法　患者站立位，康复护理人员立于患者正前方，双手拉住患者两侧裤腰带，使患者大腿靠于床沿；屈曲患者双侧膝关节，使其坐于床面上。另一种方法是康复护理人员立于患者的一侧，一手抓住患者后正中裤腰带，另一手扶住靠近康复护理人员一侧的肩部，将身体向床边轻拉，待大腿靠近床沿，嘱患者屈膝，坐于床面上。

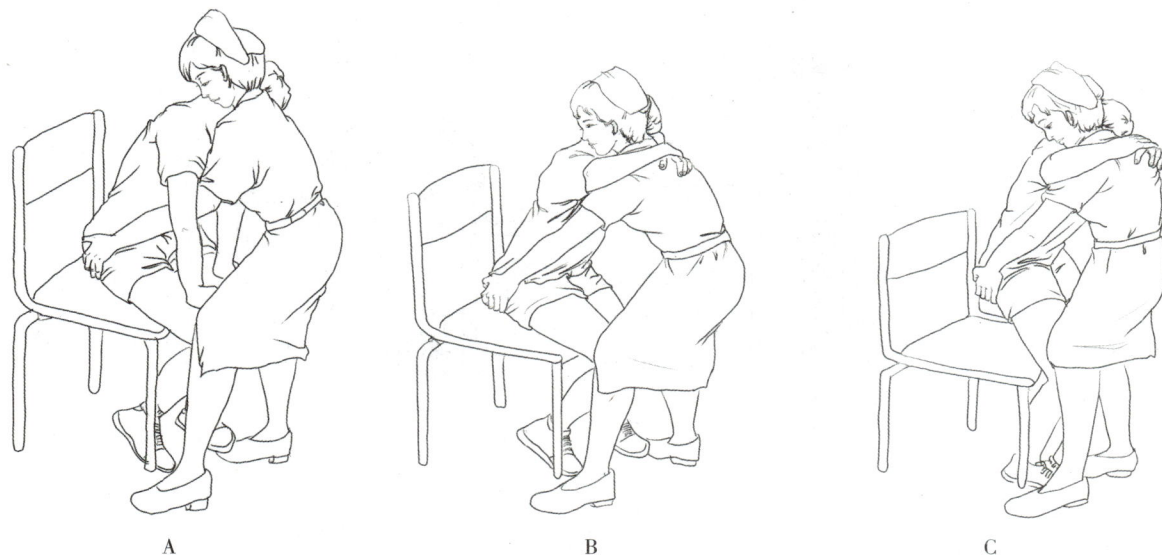

图3-30 一人协助从椅坐位到站立位

7. 床与轮椅之间转移法

（1）床到轮椅转移

1）独立转移法：患者坐在床边，双足平放于地面上。轮椅置于患者健侧，并与床成45°夹角，刹住车闸，卸下近床侧扶手，移开近床侧脚踏板。患者用健手支撑于轮椅远侧扶手，患手支撑于床上，患足置于健足稍后方，向前倾斜躯干，健手用力支撑，抬起臀部，以双足为支点旋转身体直至背靠轮椅。确认双腿后侧贴近轮椅后，背对轮椅坐下。

2）一人协助转移法：①患者坐在床边，双足平放于地面上，轮椅放在患者左侧。②康复护理人员面向患者，采用髋膝屈曲、腰背伸直的半蹲位，用自己的双脚和双膝抵住患者的患脚和患膝的两侧，双手抱住患者的臀部，同时患者躯干向前倾，将下颌抵在康复护理人员的一侧肩部。③康复护理人员用力将患者向上提起，呈站立位；康复护理人员以足为轴，旋转躯干，使患者背转向轮椅；然后左手仍扶住患者臀部，右手向上移至患者肩胛骨部位以稳定躯干，同时控制住患者的膝关节，使髋关节屈曲，将患者臀部轻轻放到轮椅上。

（2）轮椅到床转移 转移动作与床到轮椅转移的方向相反。

8. 轮椅到坐便器转移法

（1）独立转移法 ①患者驱动轮椅正面接近坐便器，刹住车闸，移开脚踏板，双手支撑轮椅扶手站起。②将健手移到对侧坐便器旁的扶栏上，健腿向前迈一步，健侧上下肢同时支撑，向后转身，背向坐便器。③患手置于轮椅另一边扶手上，然后再移到坐便器旁的另一侧扶栏上。④脱下裤子，然后坐下（图3-31）。

（2）一人协助转移法 ①患者轮椅正面接近坐便器，刹住车闸，移开脚踏板。轮椅与坐便器之间留有一定空间，以利于康复护理人员活动。②康复护理人员站在患者患侧，面向患者，同侧手握住患者患手，另一手托住患侧肘部。③患者用健手支撑于轮椅扶手，患手拉住康复护理人员的手站起，再将健手移到坐便器旁的扶栏上。康复护理人员和患者同时移动双足向后转身，直至患者双腿后侧贴近坐便器。④脱下裤子，康复护理人员协助患者臀部向后、向下坐于坐便器上（图3-32）。

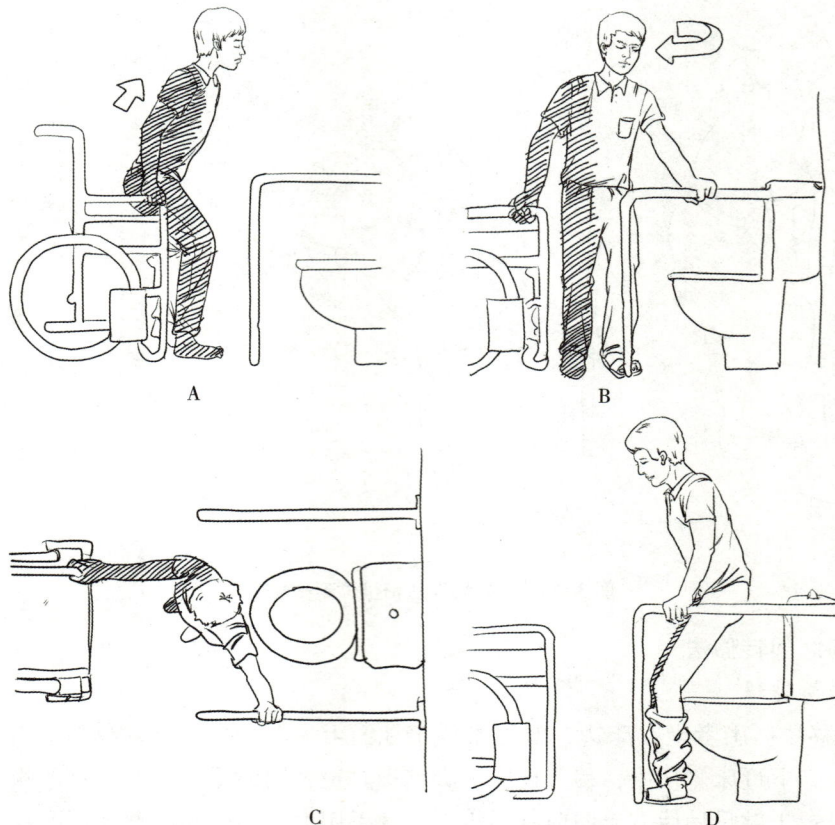

图 3-31　偏瘫患者独立从轮椅到坐便器转移法

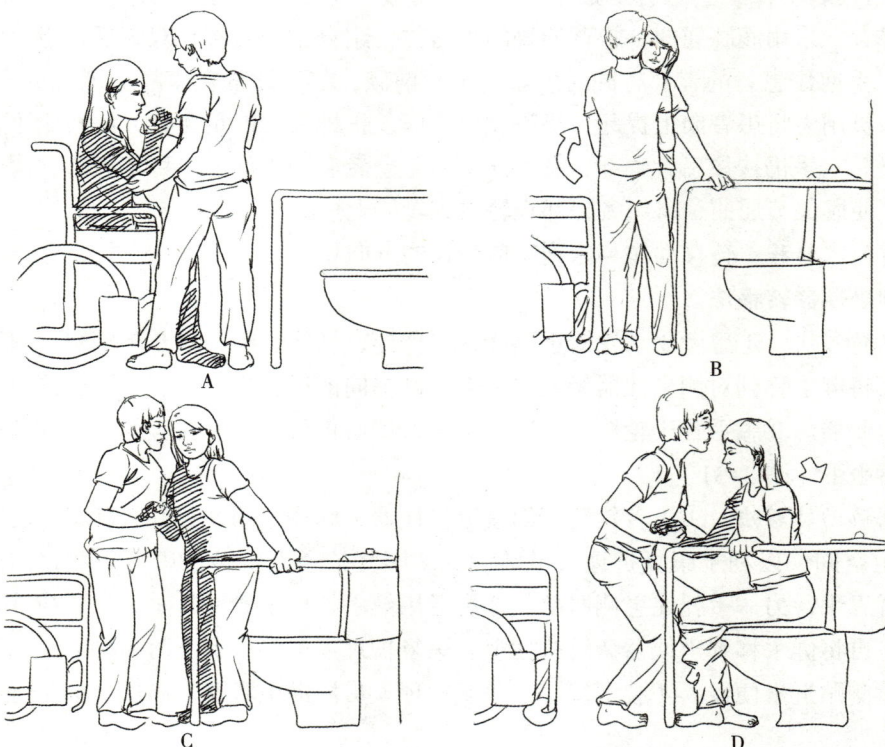

图 3-32　一人协助偏瘫患者从轮椅到坐便器转移法

9. 轮椅到浴盆转移法

（1）独立转移法 ①轮椅靠近浴盆，并与浴盆成 45°夹角，健侧邻近浴盆。轮椅与浴盆之间留有一定空间，以便放置浴板。②刹住轮椅车闸，卸下靠近浴盆侧扶手，移开脚踏板，双足平放于地面，然后脱下衣裤。③患者健手支撑于浴板，患手支撑于轮椅扶手，同时用力撑起上身，以下肢为支点转动身体，直至双腿后侧碰到浴板，先将患手移动到浴板一端，然后向下坐到浴板上。④患者先将健腿跨进浴盆，然后再协助将患腿跨进浴盆，逐渐移到浴盆中央上方坐好。⑤最后患者将身体置于浴盆中（图 3-33）。

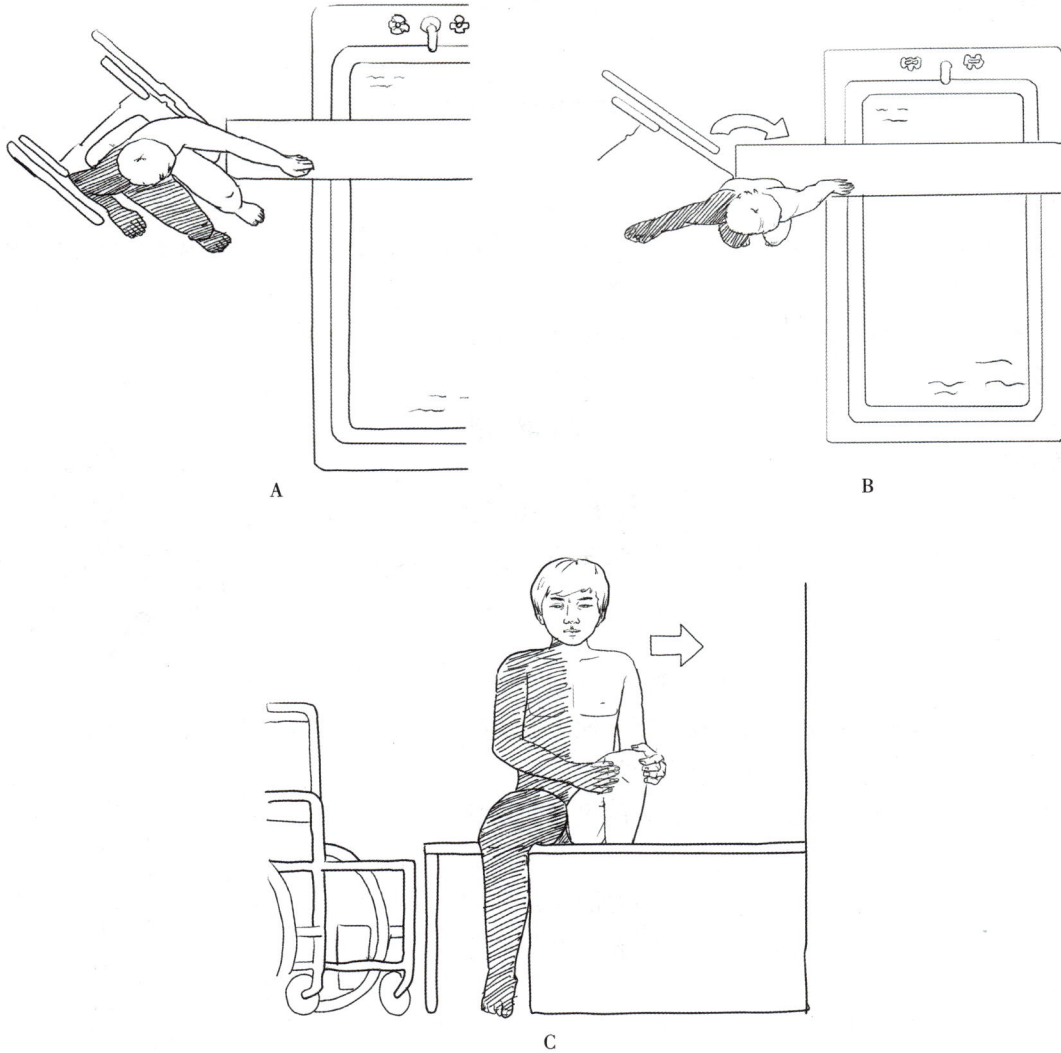

图 3-33　偏瘫患者独立从轮椅到浴盆转移法

（2）一人协助转移法 ①轮椅与浴盆成 45°夹角，刹住车闸，竖起脚踏板。康复护理人员站在患者患侧，面向患者，用同侧手握住患者患手，另一手托住患侧肘部。②患者健手支撑于浴板，同时患手拉住康复护理人员的手站起。③患者以下肢为支点转动身体，直至双腿后侧碰到浴板，然后向下坐到浴板上。患者自行将健腿跨进浴盆，康复护理人员帮助患者把患腿放入浴盆，然后移到浴盆中央上方坐好（图 3-34）。

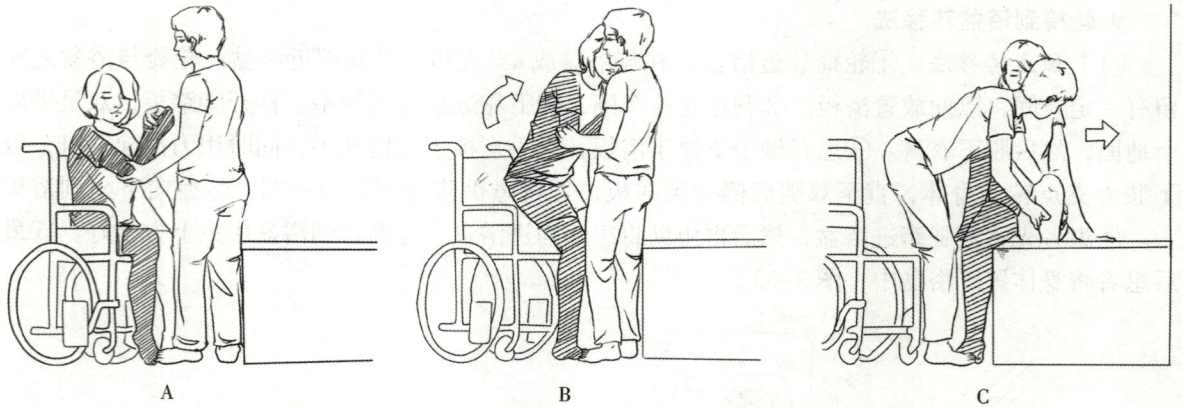

图3-34 一人协助偏瘫患者从轮椅到浴盆转移法

10. 立位转移法

（1）独立步行

1）步行前训练：患者在扶持站位下，患腿前后摆动、踏步、屈膝、伸髋练习；患腿负重，健腿向前向后移动及进一步训练患腿的平衡。

2）扶持步行训练：康复护理人员站在患者偏瘫侧，手握住患侧的手，另一手放在患者腰部，与患者一起缓缓向前步行，训练时要按照正确的步行动作行走或在平行杠内步行（图3-35）。

3）复杂步行训练：如高抬腿步、弓箭步、绕圈走、转换方向、跨越障碍、上下斜坡、各种速度和节律的步行。

（2）扶拐行走

1）双拐站立：双拐置于足趾前外侧15～20cm，双肩下沉，双肘微屈，双手抓握拐杖横把，使上肢支撑力落于横把上。肌力较差者，可取三点位站立，即两支拐杖置于足前外方20～25cm，此时患者的足及两支拐杖呈三点支撑身体。

2）扶拐行走：根据患者的残疾和肌力情况，分别指导练习不同的步态，如摆至步、摆过步、四点步等（详见本章第七节）。

（3）上下楼梯

1）上楼梯：①健手轻扶扶栏，康复护理人员站在患者患侧后方，一手协助控制患侧膝关节，另一手扶持

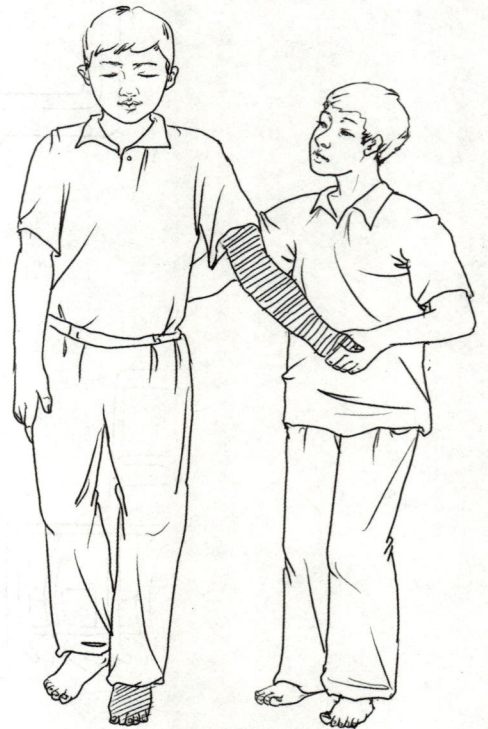

图3-35 患侧扶持步行

健侧腰部，帮助患者将重心转移至患侧，健足先上第一个台阶。②当健侧下肢在高一层台阶上支撑时，重心充分前移于健侧下肢，康复护理人员一手固定患者腰部，另一手协助患足抬起，髋膝关节屈曲，将患足置于高一层台阶。③患者健足再上台阶时，康复护理人员固定腰部的手不动，另一手上移至患侧大腿向下压，并向前压膝部至足的前方（图3-36）。

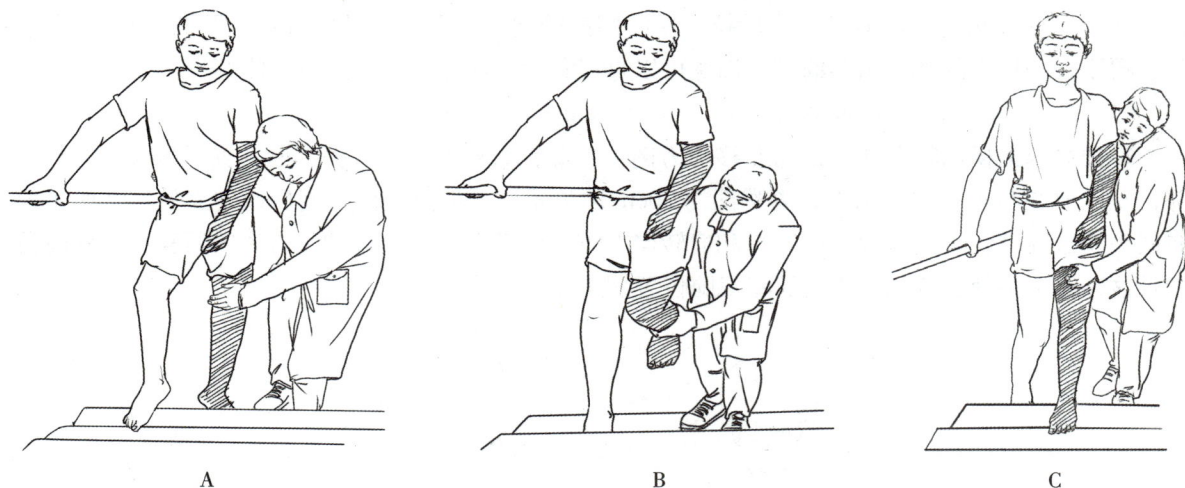

图 3-36　偏瘫患者上楼梯

2）下楼梯：①患者健手轻扶扶栏，康复护理人员站在患侧。患足先下第一层台阶，康复护理人员一手置于患膝上方，稍向外展方向引导，协助完成膝关节的屈曲及迈步，另一手置于健侧骨盆处，用前臂保护患侧腰部，并将其身体重心向前方移动。②健足下第二个台阶时，康复护理人员位于患侧手保持原位，另一手继续将骨盆向前推移（图 3-37）。

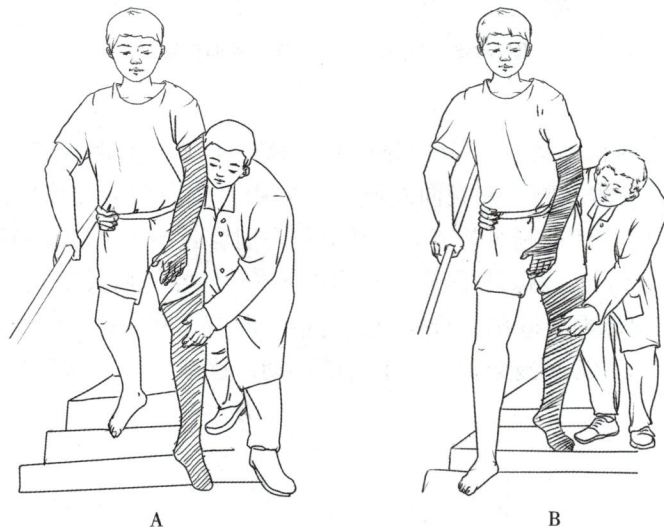

图 3-37　偏瘫患者下楼梯

（二）脊髓损伤患者

1. 床上翻身

（1）独立翻身　C_6 完全性损伤患者由于缺乏伸肘、屈腕能力，手功能丧失，躯干和下肢完全瘫痪。患者只能利用上肢甩动引起的惯性，将头颈、肩胛带的旋转力通过躯干、骨盆传到下肢完成翻身动作。而 C_7 完全性损伤患者由于肱三头肌有神经支配，故较 C_6 损伤患者容易完成翻身动作。具体方法：①患者仰卧位，头、肩屈曲，双上肢伸展上举、对称性摆动，产生钟摆样运动。向左侧甩动，使右上肢越过身体左侧，以获得下一步向右翻转所需的动力。②然后屈曲头、肩，双上肢迅速从左侧甩向右侧。③借助于上肢甩动的惯性使躯干和下肢翻成俯卧位。④将左前臂支撑于床面并承重，右肩进一步后拉，使两侧前臂同等负重。⑤最后将双上肢置于身体两侧。胸、腰段脊髓损伤的截瘫患者的翻身训练可以直接利用肘部和手的支撑向一侧翻身。

（2）二人协助翻身　同偏瘫。

2. 独立床上横向转移法　以向左移动为例：①患者取长坐位，右手半握拳置于床面，紧靠臀部，左手放在与右手同一水平，离臀部约30cm的位置，肘伸直，前臂旋后或中立位。②躯干前屈使头超过膝部，上抬臀部，同时头和肩转向右侧，带动左肩向前移动、右肩向后移动，同时拉动骨盆移向左手处。③最后用上肢将双腿位置摆正（图3-38）。

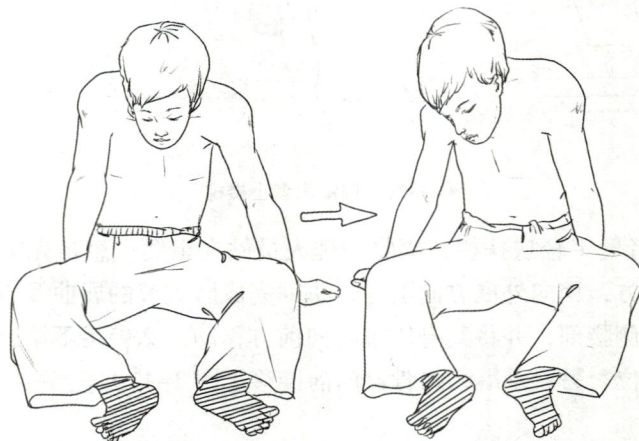

图3-38　截瘫患者独立床上横向转移

3. 从卧位到坐位

（1）C$_6$完全性脊髓损伤患者独立由仰卧位到坐位　①患者上举双臂，用力左右摆动躯干，利用惯性将右上肢甩过身体左侧，并翻向左侧。②先用左侧肘关节支撑床面，然后变成双肘支撑，抬起上身。③将体重移到右侧肘关节上，然后将左肘移近躯干。④保持头、肩前屈，将右上肢撤回身体右侧，并用双肘支撑保持平衡。⑤再将身体转向左侧肘关节支撑，同时外旋右上肢，在身体后伸展，右手支撑床面。⑥调整身体位置使重心向右上肢转移，同样外旋左上肢，在身体后伸展，用左手支撑床面。⑦慢慢交替将双手向前移动，逐渐将体重移到双下肢上，完成坐起动作（图3-39）。

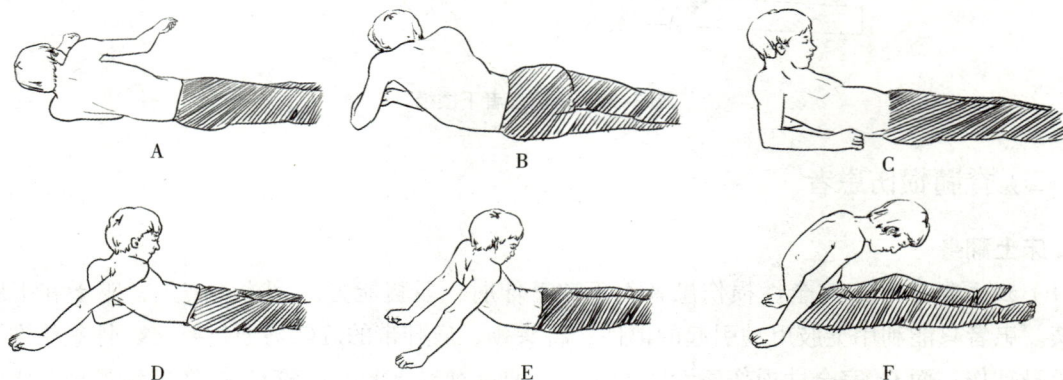

图3-39　C$_6$完全性脊髓损伤患者独立由仰卧位到平坐位

（2）胸、腰段脊髓损伤的截瘫患者独立由仰卧位坐起　患者可以利用向两侧翻身，完成双侧肘关节支撑，再将身体重心左右交替变换，同时变成手支撑，最后完成坐起动作。

（3）一人协助坐起　①患者呈仰卧位，双上肢置于身体两侧，双臂肘关节屈曲支撑于床面。康复护理人员站在患者侧前方，以双手扶托患者双肩并向上牵拉。②嘱患者利用双肘的支撑抬起上部躯干后，逐渐改用双手掌撑住床面，支撑身体坐起；调整坐姿，保持舒适坐位（图3-40）。

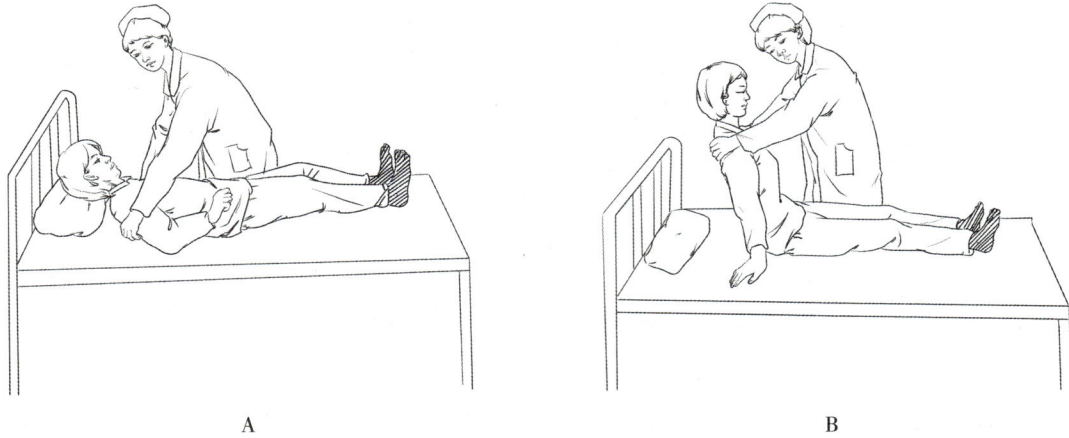

图3-40　一人协助坐起

4. 从坐位到卧位

（1）C$_6$完全性脊髓损伤患者独立从坐位到卧位　患者在床上取长坐位，双手在髋后支撑，保持头、肩向前屈曲。身体向右后侧倾倒，用右侧肘关节支撑。屈曲左上肢，将一半体重转移至左侧肘关节。仍然保持头、肩屈曲，交替伸直上肢直到躺在床面上。

（2）胸、腰段脊髓损伤的截瘫患者独立从坐位到卧位　与由仰卧位坐起的顺序相反。

5. 从床到轮椅

（1）独立转移法

1）侧方转移法：以从右侧转移为例，患者坐于床边，轮椅置于右侧，与床成20°～30°夹角，刹住车闸，卸下靠床侧扶手，移开靠床侧脚踏板。患者右手扶住轮椅远侧扶手，左手支撑床面，同时撑起躯干并向前、向右侧方移动到轮椅上。

2）正面转移法：轮椅正面紧靠床边，与床边成直角，刹住车闸，患者背对轮椅，用双手支撑身体移到床边，再用力把臀部移到轮椅坐垫上，双手向后紧握轮椅两侧扶手，用力把臀部移到坐垫适当部位，摆正坐位。用手把两侧车闸松开，轮椅向后移40cm，再刹住车闸，放下脚踏板，把双脚从床上移至脚踏板上，最后摆正身体，把车闸松开（图3-41）。

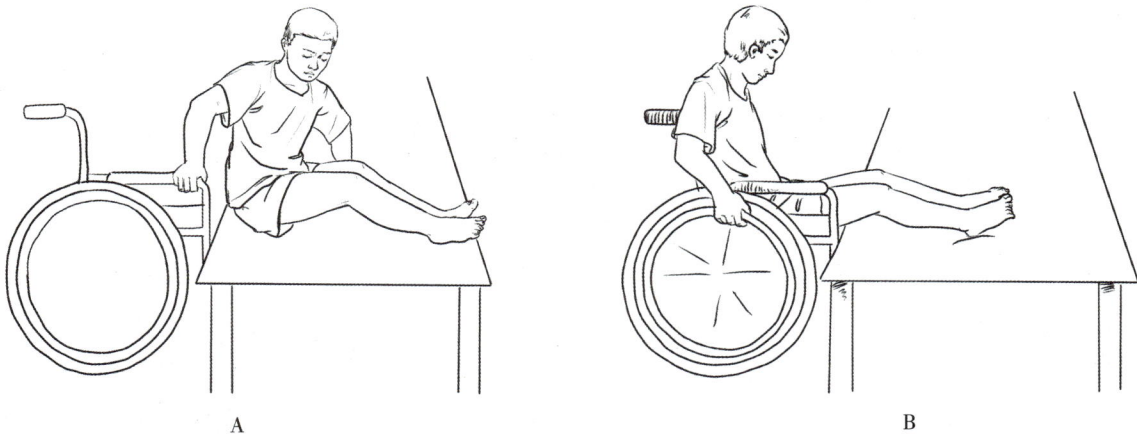

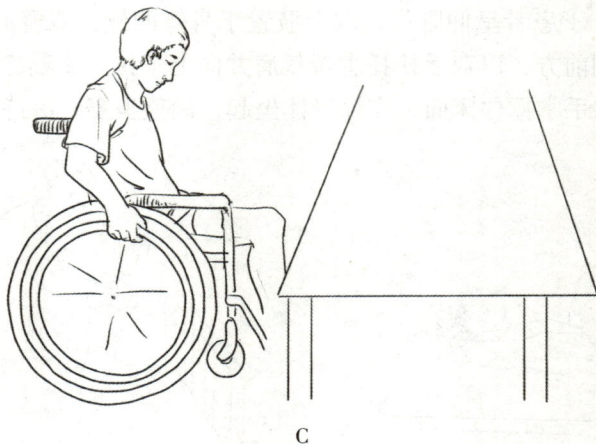

图 3-41　截瘫患者独立从床到轮椅正面转移法

（2）一人协助转移法　①轮椅正面紧靠床边，与床边成直角，刹住车闸。康复护理人员帮助患者取床上坐位，背对轮椅，躯干前屈，臀部靠近床沿。②患者一手或双手向后伸抓住轮椅扶手，康复护理人员站在轮椅一边，一手置于患者大腿根部，另一手扶住患者对侧肩胛部。③两人同时用力，患者尽可能将躯体撑起并将臀部向后上方移动，康复护理人员协助患者将躯干向后方托起，使其臀部从床上转移到轮椅上。④打开车闸，移动轮椅离开床缘，使患者足跟移至床沿，刹住车闸，双足放于脚踏板上（图 3-42）。

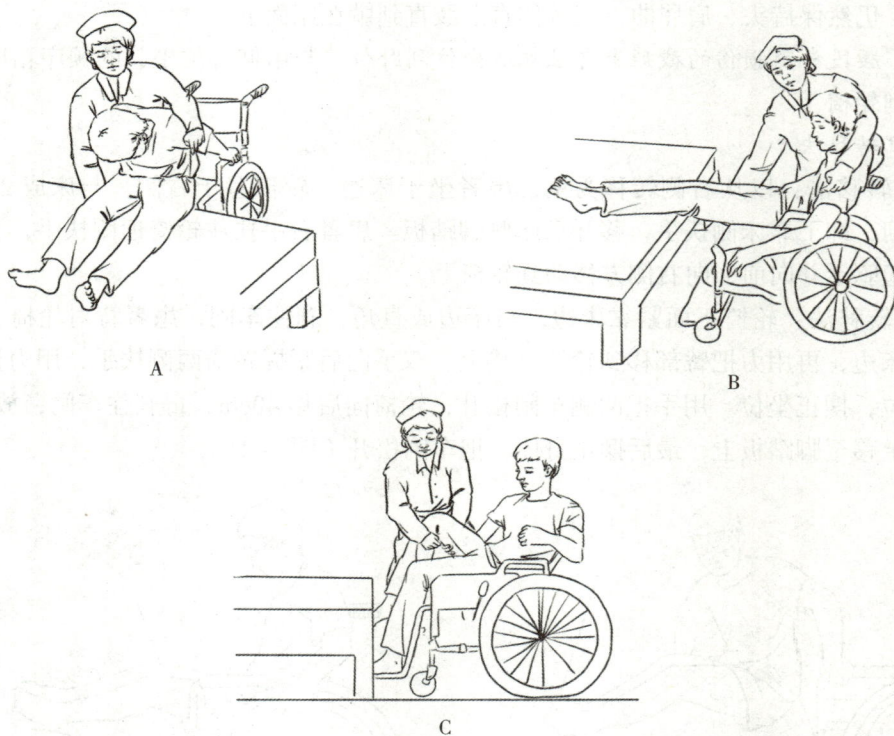

图 3-42　一人协助截瘫患者从床到轮椅转移法

6. 从轮椅到坐便器

（1）独立转移法

1）侧方转移法：以从右侧转移为例：①转移前应先脱裤子，轮椅与坐便器成 45°夹角并刹住车闸，双足平放于地面上，卸下轮椅右侧扶手。②将左手置于轮椅左侧扶手，右手置于坐便器旁边墙上的扶手上，双手支撑并上抬躯干同时向右侧转身。③将左手移到轮椅的右侧大轮上，右手支撑于墙上的扶手，进一步上抬躯干并向后移坐于坐便器上。

2）正面转移法：将轮椅正对坐便器，患者双下肢分开，双手置于坐便器旁边的扶手上，支撑上抬躯干从轮椅转移至坐便器上，像骑马一样骑在坐便器上。

3）从轮椅后方到坐便器转移法：患者驱动轮椅从后方靠近坐便器，拉下轮椅靠背上的拉链，一手置于坐便器旁边墙上的扶手上，另一手置于坐便器的坐垫上，向上撑起躯干并向后移坐于坐便器上。

（2）一人协助转移法 ①轮椅正面接近坐便器，刹住车闸，移开脚踏板。轮椅与坐便器之间留有一定空间，以利于康复护理人员活动。②康复护理人员协助患者坐于轮椅边沿，其双足置于患者双足外侧，双膝、双足抵住患者的双膝、双足。③康复护理人员双手从患者腋下穿过扶住其肩胛骨，患者双上肢抱住康复护理人员肩部。④康复护理人员双手用力帮助患者站起，以双下肢为支点，帮助患者缓慢向后转身。⑤当患者双腿的后方贴近坐便器后，康复护理人员左手仍扶住患者肩胛骨，右手脱下患者裤子，然后向后、向下推压患者髋部，协助患者坐于坐便器上。

7. 轮椅到浴盆转移

（1）独立转移法

1）从轮椅到浴盆的一端转移法：①患者驱动轮椅接近浴盆一端，与浴盆有一定距离后刹住车闸，以便双脚能上抬够到浴盆。②用上肢帮助双下肢置于浴盆的边沿上，移开脚踏板。③打开手闸，驱动轮椅直到轮椅完全贴近浴盆再刹住车闸。④患者右手置于浴盆边沿，左手置于轮椅左侧扶手上，在轮椅中上抬臀部向前移动，双腿滑入浴盆中。⑤将左手移到浴盆边沿上，双手支撑，躯干充分屈曲。⑥患者双手沿着浴盆边沿向前移动，先上抬躯干越过边沿，然后将身体放低进入浴盆中（图3-43）。

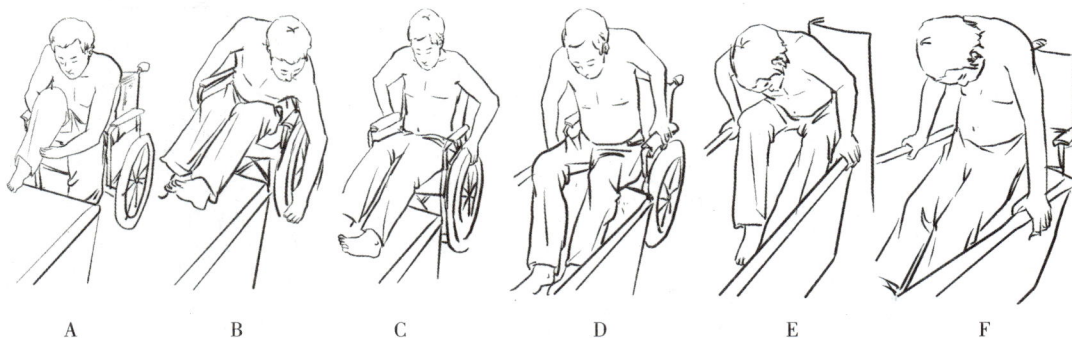

图3-43 截瘫患者独立从轮椅到浴盆的一端转移法

2）从轮椅到浴盆的侧方转移法：以从右侧转移为例：①轮椅从右侧接近浴盆，并与浴盆成30°夹角。卸下轮椅右侧扶手，移开右侧脚踏板，刹住车闸。②用双上肢帮助双下肢上抬置于浴盆中，屈曲躯干，右手置于浴盆远侧边沿，左手置于浴盆近侧边沿，双手用力支撑上抬躯干越过浴盆边沿。③双手支撑并转动身体面向浴盆一端，慢慢放低身体进入浴盆中。由于进出浴盆需要患者的上肢有较大的支撑力量，故只有C_7及以下脊髓损伤的患者才可独立完成由轮椅向浴盆的转移。转移前应注意浴盆注满水，离开前排空水。

（2）一人协助转移法 ①轮椅从侧面接近浴盆，刹住车闸，移开脚踏板。②康复护理人员帮助患者脱下衣裤，半蹲，双足置于患者双足外侧，其双膝、双足抵住患者的双膝、双足，以免患者膝、足向前滑动及屈曲。③康复护理人员双手从患者腋下穿过扶住其肩胛部，患者双上肢抱住其肩部。④康复护理人员双手用力帮助患者站起（患者协同用力），以双下肢为支点，帮助患者缓慢向后转身。⑤当患者双腿的后侧贴近浴板后，康复护理人员帮助患者坐于浴板上。⑥康复护理人员协助患者将双腿放进浴盆，帮助患者坐到浴板中间。

8. 立位转移法

（1）扶拐行走　同偏瘫患者。

（2）上楼梯　使用双拐上楼梯时可采用后退法上楼梯。患者背对楼梯，在离楼梯最低一级台阶数厘米处平衡站立，双拐向后置于上一级台阶上，通过伸肘压低肩关节撑住双拐，把双脚提上台阶，最后重新获得站立平衡（图 3-44）。

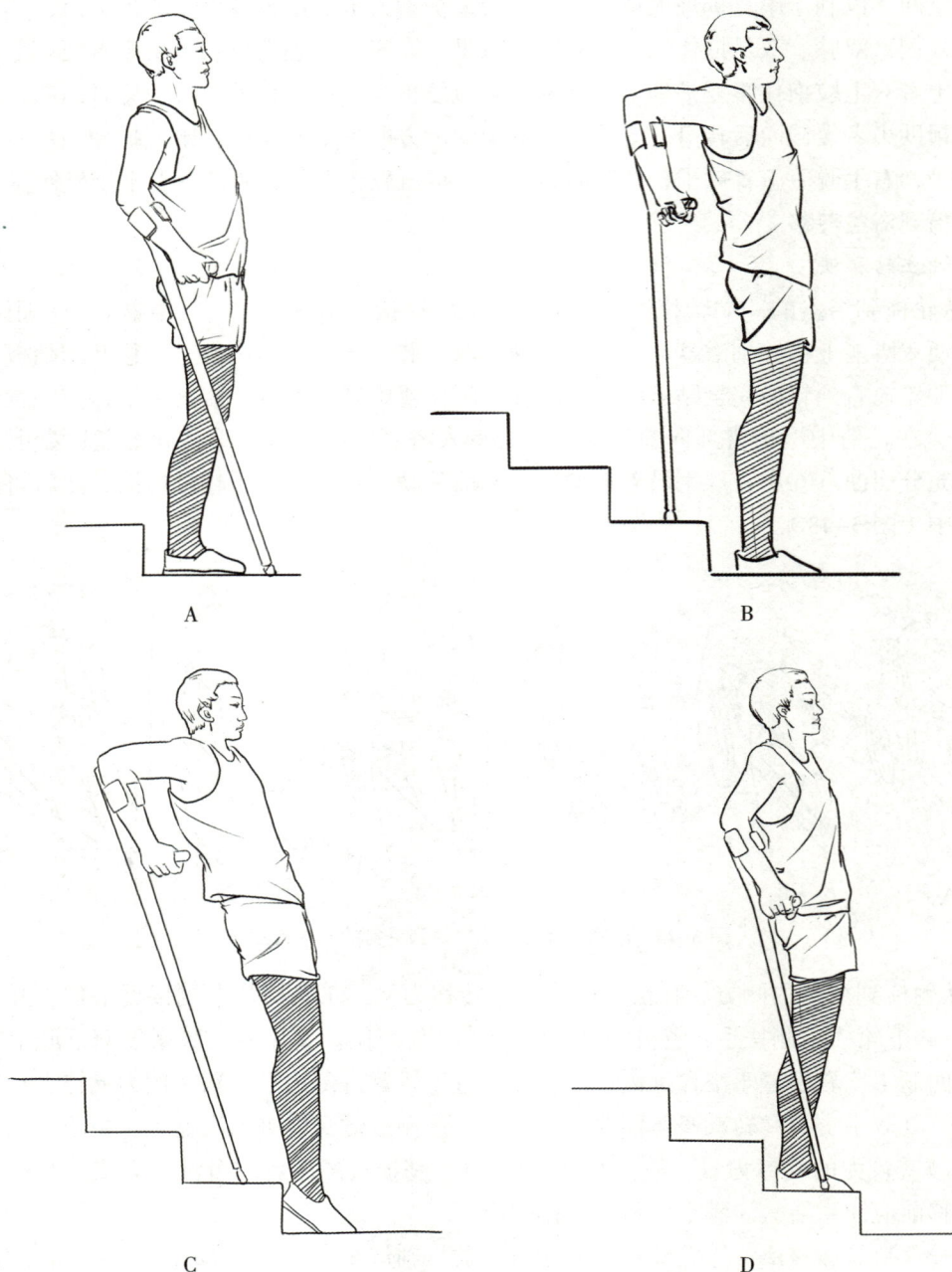

图 3-44　截瘫患者上楼梯

（3）下楼梯 可以一手扶着栏杆，一手拄拐，而另一拐也同时拿在手中。

（三）脑瘫患儿

1. 坐起 从俯卧或仰卧位坐起时，康复护理人员一手扶住其胸部或背部，一手转动其髋部成侧卧位，然后向下、向后按髋部，使患儿能用一侧上肢支撑身体坐起。随着患儿控制能力的增加，康复护理人员可以抓住一侧手向上拉，以巩固平衡能力。

2. 从坐位站起 ①患儿坐在椅子上，康复护理人员面向患儿，将其双脚平放于地面上。②康复护理人员一手按住患儿膝部，使其身体向前倾，另一手放在患儿臀部稍稍向上托起。③当患儿臀部抬离椅面时，康复护理人员扶住患儿肘部，保持其身体向前倾，并协助患儿伸直髋部站立。④患儿站起后，康复护理人员扶着患儿胸部和膝部，避免其向后倾倒。

3. 从跪位站起 ①患儿先由双膝跪位变为单膝跪位，康复护理人员跪坐于患儿身后，固定患儿一侧下肢，使其重心转向固定的一侧下肢，抬起另一侧下肢，使该侧足平放于地板上，呈单跪位。②康复护理人员协助患儿身体前倾，并把重心移至前腿，一手扶着患儿下胸部帮助站立。③当站立后，康复护理人员一手固定患儿双膝，另一手固定患儿腰骶部，保持髋部伸直，并使患儿重心前移，保持平衡。

第四节 自我照顾性日常生活活动能力训练

导学

患者，女，65 岁，因脑梗死经住院治疗后病情稳定，目前右侧肢体活动不利（右侧上下肢肌力均为 Ⅲ 级），日常生活部分自理，饮食、睡眠、二便均正常。患者性格乐观，愿意积极配合康复治疗和护理工作。

学习重点

自我照顾性日常生活活动能力训练技术（穿衣、修饰、进食）。

学习难点

引起穿衣、修饰、进食障碍的原因。

【概述】

自我照顾性活动即自我护理，是一种通过学习而获得的、连续的、有意识的行为。人的自护能力在日常生活中能得到发展。日常生活活动能力（ADL）训练的目的就是帮助患者维持、促进和恢复自理能力以改善健康状况和提高生活质量，并使其由依赖他人帮助到最终实现自我护理。

（一）训练的环境与常用设备

进行 ADL 训练时可设计一间专门的训练室，室内模拟典型的家庭环境布置，配备床、椅、衣柜、个人卫生用品、坐便器、浴盆、厨房用具、卫生工具等日常生活常用设施和设备，同时结合本地区、本部门的发展水平、经济能力等因素，遵循因地制宜、就地取材的原则，如在经济发达地区可配置环境控制系统用以训练重度残疾患者。

（二）ADL 训练的方法与步骤

1. ADL 评价　确认患者能完成哪些作业活动，进行这些活动时是否安全，患者自己是否能够找出相应的解决办法。

2. 建立训练目标　训练目标由患者提出，由患者和康复护理人员共同协商决定。

3. 选择教学方法　根据不同的损伤，选择适当的教学方法，如类风湿关节炎患者应学习节省体能技术，可采用视、听教学；偏瘫患者学习穿衣动作，可按照运动学习的步骤分阶段进行。开始学习一项活动时起点不宜过高，以免引起焦虑。为使患者能够逐步体验进步，设计的活动项目难度比患者的能力稍高即可。

【训练原则】

在训练过程中，要遵循反复实践的原则，在适当的时机提供有益的反馈以鼓励患者，并在实际应用环境中检验训练效果。

1. 针对性原则　严格按照患者疾病特点、病程、日常生活活动能力评定结果等制订切实可行的康复方案，并根据患者功能状况的改变及时调整康复方案。

2. 渐进性原则　训练强度由小到大，训练时间由短到长，动作的复杂性由易到难，休息次数和时间由多到少、由长到短，重复次数由少到多。

3. 持久性原则　训练时间越久，效果越佳，故需要患者长期坚持，应指导与督促患者将训练内容应用于日常生活活动中。

4. 综合性原则　应局部和全身兼顾。局部训练的同时，应重视全身健康状况的改善，并配合其他治疗性锻炼活动，促进体能与运动的协调性，增强活动的技巧性。

5. 安全性原则　避免因训练方法不当造成损伤或加重病情。不论采取什么方式的训练，都应以保证患者安全为前提，训练中密切观察患者反应。

【应用】

（一）穿上衣障碍的训练

1. 训练条件

（1）患者应具有坐位和控制平衡的能力。

（2）患者健侧具备基本的活动能力，有一定协调性和准确性。

2. 训练方法

（1）躯干关节活动受限、肌力低下者

1）适应或代偿方法：穿轻便、宽松的上衣；穿前开襟的衣服；穿前开襟上衣时不解开衣服下部的扣子，按套头衫的方式穿、脱。

2）适应性辅助用具及设备：在接近衣领处做一个环或袢，用于挂住手指或衣钩，脱衣时，将环拉起协助将衣服上提过头；用衣钩将衣袖上提至肩部或在腋窝水平协助将袖子脱下；用尼龙搭扣替代扣子、拉链等；在拉链上加拉环，便于手指对捏无力或不能者拉拉链；使用系扣器（图3-45）；胸罩在前面开口，开口处用尼龙搭扣。

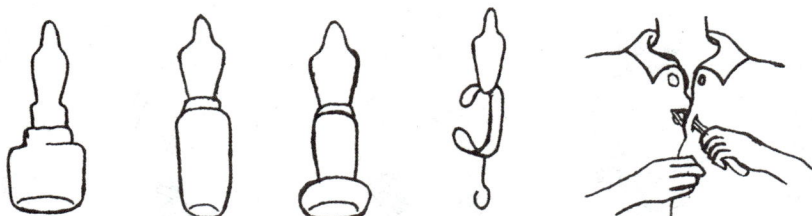

图 3-45　系扣器

（2）上肢和躯干协调障碍者

1）适应或代偿方法：穿着宽松的服装；提倡穿套头式上衣，前开襟上衣按套头式服装穿脱；必要时选用大扣子或按扣；手工操作时，上肢应尽量靠近身体。

2）适应性辅助用具：使用尼龙搭扣；使用手柄加粗、增加重量的纽扣牵引器；使用拉链拉环。

（3）一侧上肢或身体障碍者

1）适应或代偿方法：穿着轻便、宽松的上衣，坐位平衡较差时予以支持。

穿、脱开襟上衣：穿衣时用健侧手找到衣领，将衣领朝前平铺在双膝上，将患侧袖子垂直于双腿之间，先将患手伸入袖内，再将衣领拉到肩上，健手转到身后将另一侧衣袖拉到健侧，然后穿入健侧上肢，最后系好扣子。脱衣时应将患侧脱至肩以下，再拉健侧衣领到肩下，使两侧自然下滑并甩出健手，再脱患手（图 3-46）；亦可先将健侧衣袖脱下，再用健手将患手脱出。

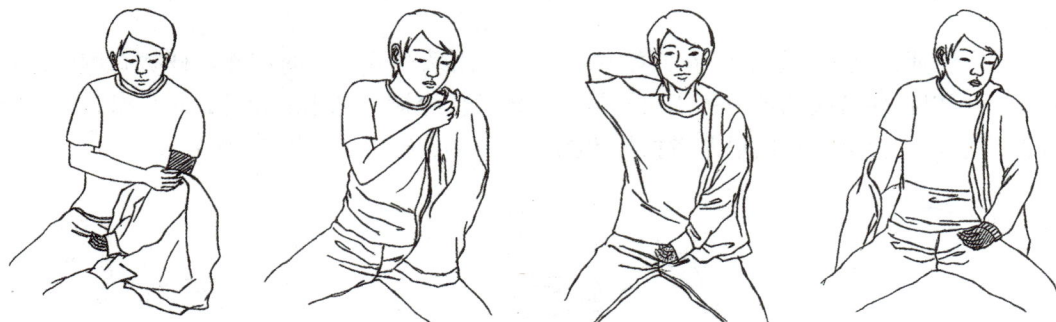

穿衣服

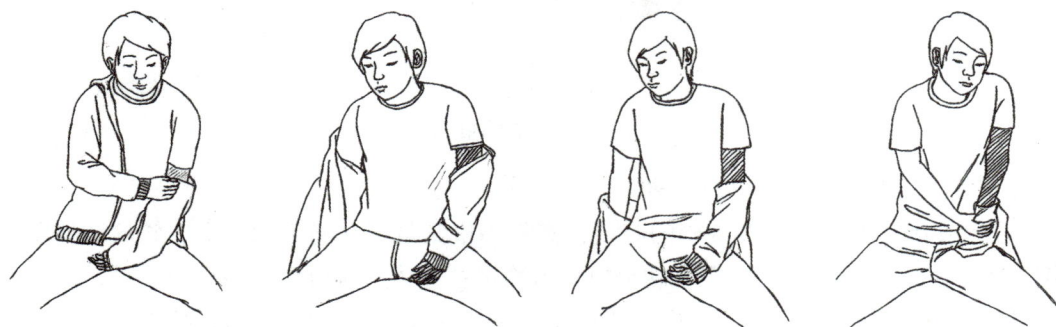

脱衣服

图 3-46　穿、脱开襟上衣

穿、脱套头上衣：穿衣时患手先穿好袖子拉到肘以上，再穿健侧的袖子，最后套头（图 3-47）。脱时先将上衣脱至胸部以上，再用健手将衣服拉住，在背部从头上脱出，然后脱出健手，最后脱患手。

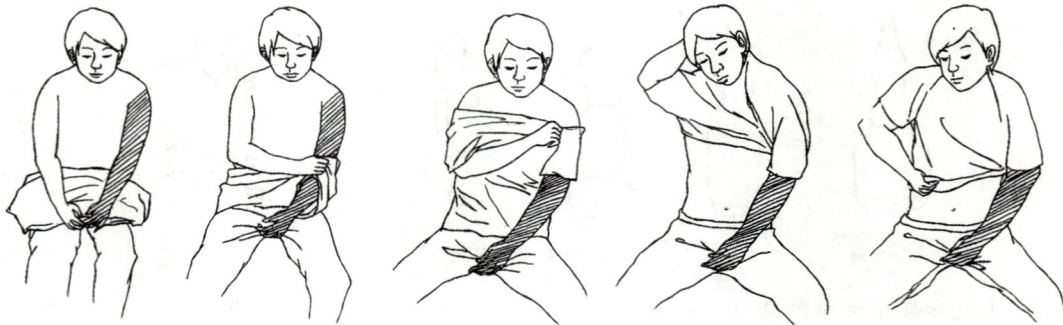

图 3-47　穿套头上衣

2）适应性辅助用具：纽扣牵引器；用尼龙搭扣替代扣子、挂钩、拉链等。

（二）穿裤子、鞋、袜子障碍的训练

1. 训练条件

（1）患者应具有坐位和控制平衡的能力。

（2）患者健侧具备基本的活动能力，有一定协调性和准确性。

2. 训练方法

（1）下肢关节活动受限、肌力低下者

1）适应或代偿方法：穿轻便、宽松的裤子；穿松紧口鞋或有尼龙搭扣的鞋；避免穿高帮鞋或靴子。

2）适应性辅助用具或设备：在开始穿裤子时，用系在裤子上的拉袢、杆状衣钩或拾物器将裤子拉到手可以抓住裤腰的地方；用吊裤带、袜吊替代穿裤、袜用的拉袢；长柄鞋拔；穿袜辅助具；纽扣牵引器；拉链环；用尼龙搭扣替代扣子、拉链、鞋带等（图 3-48）。

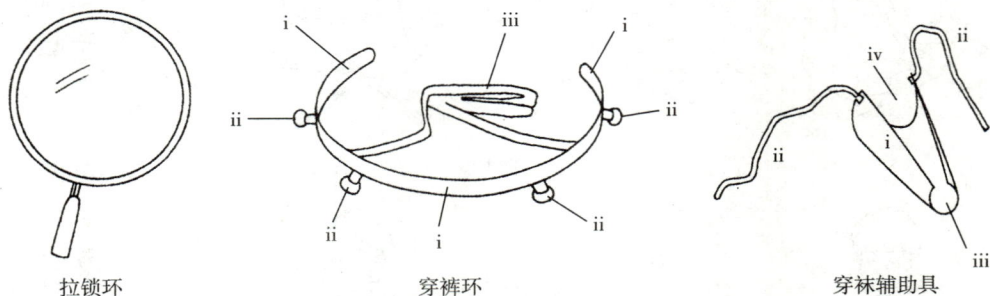

拉锁环　　　　　　　穿裤环　　　　　　　穿袜辅助具

图 3-48　穿衣辅助具

（2）上肢、下肢和躯干协调障碍者

1）适应或代偿方法：穿着宽松的服装，裤腰用松紧带；在稳定的床上、轮椅、扶手椅上穿衣；用手去触摸脚面时，用上肢顶住腿部以保持稳定；肢体远端负重。

2）适应性辅助用具：尼龙搭扣；手柄加粗、增加重量的纽扣牵引器；拉链、拉环；弹力鞋带或尼龙搭扣。

（3）一侧上肢或身体障碍者

1）穿、脱裤子：穿裤时，应用健手协助患腿屈膝、屈髋放在健腿上，套上裤腿，拉至膝以上，放下患腿，健腿穿裤腿，拉到膝以上，站起来向上拉至腰部，整理（图 3-49）。脱裤子时动作与之相反，先脱健侧，再脱患侧。

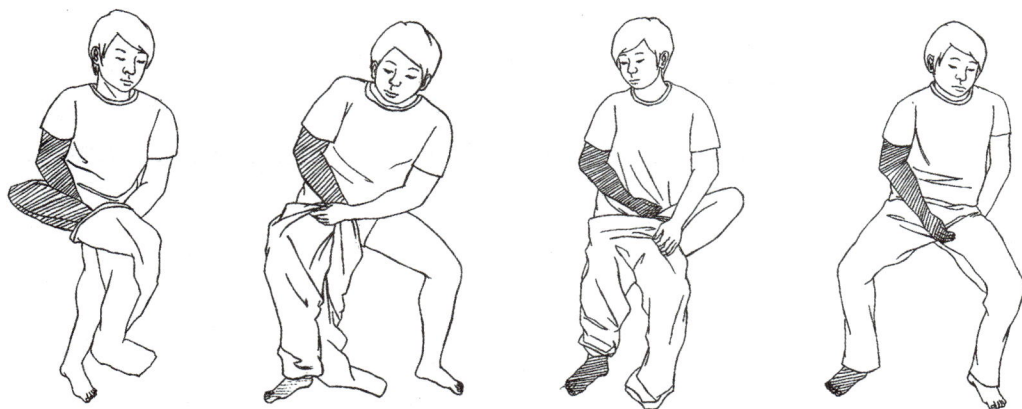

图 3-49　穿裤子

2）穿、脱袜子和鞋：穿袜子和鞋时患者用健手将患侧腿抬起置于健腿上，再用健手为患足穿袜子或鞋，将患侧下肢放回原地，全脚掌着地，重心转移至患侧，再将健侧下肢放在患侧下肢上方，最后穿好健侧的袜子或鞋。脱袜子和鞋的顺序与之相反。袜子和鞋应放在身边容易拿到的地方，并且位置要固定。鞋子大小要合适，不得过紧，鞋带要改成尼龙搭扣或是带环的扣带。

（三）修饰障碍的训练

修饰活动包括洗手、洗脸、拧毛巾、刷牙、梳头和做发型、化妆、刮胡子、修剪指甲等。

1. 训练条件

（1）患者全身状况稳定，意识清楚。

（2）患者具有坐位平衡和转移的能力（在轮椅上坐位能坚持 30 分钟以上）。

（3）健侧肢体肌力恢复到可独立进行修饰。

2. 训练方法

（1）上肢和颈部关节活动受限、肌力低下者

1）适应或代偿方法：健手辅助患手进行梳头；将前臂置于较高的平面上以缩短上肢移动的距离；用嘴打开盖子；用双手握住杯子、牙刷、剃须刀、梳子等；使用按压式肥皂液。

2）适应性辅助用具或设备：使用抗重力辅助上肢支持设备（活动性前臂支持板、悬吊带）辅助患者移动上肢至头面部；假肢；机械式抓握 - 释放矫形器；多功能固定带（万能袖带）；手柄加粗的牙刷、梳子；手柄加长或成角的牙刷、梳子；带有吸盘的刷子或牙刷固定在水池边刷手或刷假牙；带有固定板的指甲刀。

（2）上肢和颈部协调障碍者

1）适应或代偿方法：增加肢体重量；一侧上肢固定另一侧上肢或同时使用双上肢；在洗脸、刷牙及梳头时，将躯干、肘、腕部靠在水池边以保持上肢稳定；使用按压式肥皂液。

2）适应性辅助用具：使用增加阻力的用品、用具或设备；使用电动牙刷、电动剃须刀；刷子固定在水池边，用于洗手和洗指甲；饮水设备安装在轮椅上或床旁。

（3）一侧上肢或身体障碍者

1）适应或代偿方法：开瓶盖时，将容器夹在两腿之间；可将毛巾绕在水龙头上，用健手拧干。

2）适应性辅助用具：刷子和牙刷固定在水池边，用于洗手、洗指甲和刷假牙；将大号指甲刀固定在木板上修剪健侧手指的指甲。

（四）进食障碍的训练

饮食是人体摄取营养的必要途径，营养是保证人体健康的重要条件。康复对象常因进食不能自理而直接影响营养的补充，故对患者进行饮食动作训练，对促进其身体康复，提高生活活动能力具有很重要的意义。

1. 训练条件

（1）患者全身状况稳定，意识清楚。

（2）能保持稳定的进食体位。

（3）能产生吞咽反射、咳嗽反射。

2. 训练方法

（1）口腔、颌面部关节活动受限、肌力低下及协调性障碍者　①端正头、颈及身体的位置以利于吞咽。②改变食品的硬度或黏稠度。③借助于设备帮助维持进食的正确体位：头中立位稍前屈、躯干直立、髋关节屈曲 90°，双脚着地。

（2）上肢关节活动受限和肌力低下者

1）适应或代偿方法：健侧上肢辅助患侧上肢送食物入口；将肘关节放置在较高的台面上以利于手到达嘴边，利于食物送入口中；用叉、勺代替筷子；将餐具（勺）绑或夹在手指间；用双手拿杯子；利用肌腱固定式抓握（腕关节背伸时手指屈肌紧张）拿起玻璃杯或棒状食品。

2）适应性辅助用具或设备：抗重力的上肢支持设备，如用活动性前臂支持板、悬吊带辅助患者移动上肢将食物送到口中；假肢；腕关节背伸固定夹板，用于腕关节伸展及手指屈曲受限者；多功能固定带（万能袖带），用于握力减弱或丧失者；勺、刀、叉的手柄加粗，用于握力减弱者；勺、刀、叉的手柄加长或成角，用于肩肘关节活动受限者；筷子加弹簧，用于手指伸肌肌力低下者；勺、刀、叉手柄转动式，用于取食过程中食物易滑落者；防滑垫，用于不能单手固定餐具或食物者；盘挡，用于不能单手固定餐具或食物者，防止食物被推到盘子以外。

（3）上肢协调障碍者

1）适应或代偿方法：增加肢体重量；一侧上肢固定另一侧上肢，躯干、肘、腕部靠在桌子上以保持上肢稳定。

2）适应性辅助用具：使用增加阻力设备；使用增加重量的餐具；使用防滑垫；使用加盖及有饮水孔的杯子，或用吸管喝水；饮水设备安装在轮椅上或床旁；双手使用前后滚动式刀具切割食物。

（4）一侧上肢或身体障碍者　使用防滑垫、吸盘等辅助用品固定碗或盘子；使用盘挡防止饭菜被推出盘外。

3. 注意事项

（1）为患者提供良好的进食环境，进食前如有活动的义齿应取下。

（2）观察患者的咀嚼和吞咽能力，防止食物误吸的发生。

（3）鼓励患者尽可能自己进食，必要时护理人员才给予帮助。

（五）个人卫生及入浴训练指导

1. 训练条件

（1）患者全身状况稳定，意识清楚。

（2）患者具有坐位平衡和转移的能力（在轮椅上坐位能坚持 30 分钟以上）。

（3）健侧肢体肌力恢复到可独立进行洗澡。

（4）浴室的环境（温度、设施等）适于患者，并有安全措施。

2. 训练指导

（1）洗脸、洗手、刷牙、修剪指甲

1）把脸盆放在患者前方中间，用健手洗脸、洗手。可将毛巾绕在水龙头上或将毛巾绕在患侧前臂上，用健手将其拧干。洗健手时，需将脸盆固定住，患手贴在脸盆边放置（或将毛巾固定在水池边缘），擦过香皂后健手及前臂在患手（或毛巾）上搓洗。

2）旋牙膏盖时，可借助身体将物体固定的方法（如用两膝夹住）用健手将盖旋开。

3）剪指甲时可将指甲剪固定在木板上，木板再固定在桌上，一端突出桌沿，剪柄处系上小绳并穿过木板，绳端系上一小环。一手伸入环中用力一拉即可剪去伸入指甲剪刀口内的指甲。

（2）洗澡

1）盆浴时，患者坐在浴盆外椅子上（最好是木制椅子，高度与浴盆边缘相等），先用健手把患腿置于盆内后，再用健手握住盆沿，健腿撑起身体前倾，患者移至盆内椅子上，再把健腿放于盆内。另一种方法是患者将臀部移向浴盆内横板上，先将盆外的健腿放入盆内，然后帮助患腿入盆内。

2）淋浴时，患者可坐在椅子上或轮椅上，先开冷水管，再开热水管调节水温。洗澡的方法可用健手持毛巾擦洗或用长柄的海绵刷擦后背。如果患侧上肢肘关节以上有一定控制能力，可将毛巾一侧缝上布套，套在患臂上协助擦洗。拧干毛巾的方法是将其压在腿下或将毛巾绕在患侧前臂上或将毛巾夹在患侧腋下，再用健手拧干。

3. 注意事项

（1）洗澡水温一般在 38～42℃。

（2）出入浴室时应穿防滑的拖鞋，并要有人在旁保护。

（3）浴盆内的水不宜过满，患者洗澡的时间不宜过长。

第五节　放松训练

导学

李某，女，30 岁，因失眠、多梦伴心悸 3 月余，加重 1 个月就诊。患者 3 个月前因工作压力较大，出现入睡困难，多梦，易醒，时有心慌，原服苯二氮䓬类药物尚可入睡，但近 1 个月服药后效果不佳。现症见情绪低落，焦虑，精神紧张不安，胸闷不舒，恶心，善太息，舌红苔薄黄，脉弦。中医诊断为不寐之肝气郁结，痰火扰心证。

学习重点

胸腹式呼吸法、意念性呼吸法和按摩式呼吸法，以及渐进性放松疗法训练的具体方法。

学习难点

意念性呼吸法和肌肉放松法。

放松训练主要应用的是 Jacobson E 的先驱著作《渐进性放松》。它是通过一定的程式训练学会精神上及躯体上放松的一种行为治疗方法。其核心理论认为放松所导致的心理改变的维持对应激所引起的心理改变是一种对抗力量；放松可阻断焦虑，加强副交感神经支配，阻断交感神支配。

【概述】

放松训练（relaxation training）又称松弛疗法、放松疗法，是指患者在医生指导下，通过各种固定程序进行反复训练，使自己的思想、情绪及全身肌肉处于完全放松、宁静状态的一类重要行为疗法。通过暗示语引导患者集中注意力，调节呼吸，使其肌肉得到充分放松，从而调节中枢神经系统，是使机体从紧张状态放松下来的一种练习过程。放松训练的方法很多，常用的主要有以下几种：呼吸调节法、肌肉放松法、意象放松训练、冥想放松训练、自主放松训练等。本节重点介绍呼吸调节法和肌肉放松法。

【训练原则】

放松训练的核心在于"静""松"二字。"静"是指环境安静，心理平静；"松"是指在意念的支配下，使情绪轻松，肌肉放松。

1. 严守禁忌　在整个放松过程中，禁止说话、吸烟、吃零食、嚼口香糖等，以免破坏放松过程，导致情绪紧张，影响放松效果。

2. 掌控时机　放松练习的时间一般应安排在午饭后1小时或晚上临睡觉之前。刚开始练习时，最好每天练习2次，每次30分钟；随着动作熟练化程度的提高，每次练习的时间可缩短为20分钟左右或更短。每日练习的次数，也可由2次减少为1次。

3. 持之以恒　放松训练通常需经数周乃至数月的时间方能收到明显的效果。因此，训练时患者一定要克服急躁情绪，要有恒心和耐心，切忌时断时续。

【应用】

放松训练包括4个基本成分：精神专一、被动态度、减少肌肉紧张和安静的环境。

（一）放松前的准备

首先，选择一个安静的场所，最好是单人房间，房间内配置一把软椅或单人沙发或一张床。然后，松开紧身衣物（如领带、皮带等），脱掉鞋帽，摘下妨碍放松的物品（如首饰、眼镜等），以便减少触觉刺激。

（二）放松时的姿势

最适宜、最基本的姿势是使患者轻松地坐在软椅或沙发上（或平躺在床上），双臂和手平放于扶手之上，双腿自然前伸，头和上身轻轻地靠在椅背或沙发后背上。基本要求是肌肉不必用力但能支撑身体。

（三）具体方法

1. 呼吸调节法　是运用特殊的呼吸方式，以控制呼吸的频率和深度，达到提高吸氧的水平，改善大脑的供氧状况，增强身体的活动能力，从而使心理状态得以改善，身心健康水平得以提高的一种治疗方法。实验证明，有节奏、有规律的呼吸可增强大脑的灵敏度。如果能在吸气和呼气的间隙屏息几秒钟，就可使大脑稳定，注意力集中。缓慢的深呼吸，除可以主动地控制身体的活动，减慢脉搏的跳动外，还可改变人的意识状态，从而使人感到心理轻松，心情舒畅。

临床常用的呼吸调节法有3种：胸腹式呼吸法、意念性呼吸法和按摩式呼吸法。3种呼吸调节法在进行训练时均应选择安静无干扰、光线柔和的治疗室。尽量减少无关的刺激，松开系在身上的物品，如皮带、领带等，以保证呼吸训练的顺利进行。姿势可采取坐位或仰卧位。

（1）胸腹式呼吸法

1）准备：端坐在椅子上或仰卧于床上，调整好舒适的姿势，使全身放松。

2）呼吸：吸气时，意念停留在胸部以上，使胸腔尽量充气。吸气时间根据习惯逐渐延长，吸足气，稍停顿一段时间后，用鼻孔缓缓呼气，使腹腔逐渐收缩，待气彻底呼出后，再开始吸气。一呼一吸大约15秒钟，呼吸节奏以吸：停：呼为1:4:2效果最好。

（2）意念式呼吸法

1）准备：站立位，面朝前，双手自然垂于身体两侧；两脚后跟并拢，脚尖叉开，相距15cm左右。

2）呼吸：吸气时，双臂缓缓抬起与地面平行，想象新鲜空气自10个手指进入，并随手臂、经肩部到达头部、颈部、胸部、腹部，7秒钟后，缓缓地把气呼出；呼气时，想"平静"二字和相应的情景，想象着体内的空气正沿着双腿向下运行，最后从10个脚趾排出。同时，双臂缓缓放下，自然垂于身体两侧。

（3）按摩式呼吸法

1）准备：站立位，双脚分开，20cm左右，双手自然垂于身体两侧。

2）呼吸：吸气时，缓缓向前举起双臂，同时握拳、挺胸，双脚跷起，直到双臂举过头。呼气时，双臂提拳，慢慢伸向身体两侧，与躯体呈十字状，然后脚跟着地，双手松开，自然垂于身体两侧。

3）按摩：深呼吸后，改为平静呼吸状。同时，两手手掌分别放在左、右胸大肌上，做上下按摩。最后，左手放在右肩上，右手放在左肩上，分别做由肩向臂、再由臂向肩的按摩。按摩结束后，继续深呼吸，然后再按摩，如此循环往复进行。

基本要领：呼吸调节训练的基本要领是自然、均匀、缓慢、连续呼吸。

2. 肌肉放松法 是运动治疗的重要方法之一，是指非药物性的积极的肌肉放松。根据Jacobson定义，肌肉放松是指骨骼肌纤维完全无收缩，处于伸长状态。渐进性肌肉放松疗法是从一个肌群向另一个肌群有意识地、反复地练习肌肉的紧张和放松，使全身逐渐进入放松状态的疗法。为此，在肌肉紧张时，首先要让患者积极感受到所产生的紧张感，然后再让患者去领会什么也没有的消极而放松的感觉，最后要求患者排除自我暗示。该方法要求患者要有很强的耐性，长期坚持训练，才能逐渐领会，掌握完全的肌肉放松。肌肉放松属于一种深度放松，其放松的要点：先紧张，后放松，在感受紧张之后，再充分体验放松的效果。

临床上常用的肌肉放松方法有两种：一种是自律性训练，是从心理性弛缓出发，进而消除生理性紧张的方法。另一种是渐进性肌肉放松训练，也被称为Jacobson放松疗法，是通过训练肌肉放松，继而达到心理上的放松，具体操作就是反复练习骨骼肌的收缩和放松，从而提高肌肉的感觉，使肌肉进入更深的放松状态之中。在临床康复训练中，渐进性肌肉放松训练比较常用。二者虽然在出发点、目的、手段方面有所不同，但通过精神和肉体两者的相互作用，最终都可获得精神和肉体两个方面的放松。康复医学专家指出，在患者精神严重紧张时，在强迫性、完全强迫观念非常严重时，使用自律性训练法和渐进性肌肉放松训练最有价值。在此重点介绍渐进性肌肉放松训练。

（1）准备 选择安静无干扰、光线柔和的治疗室，尽量减少无关的刺激，松开系在身上的物品，如皮带、领带等，以保证放松练习的顺利进行。姿势开始取仰卧位，熟练后端坐在有靠背和扶手的椅子上也可进行。双下肢分开，双上肢掌心向下内旋位伸直，并稍与身体分离，手和足都不要交叉（图3-50）。放松的顺序依次是手臂部，头部，躯干部，腿部。

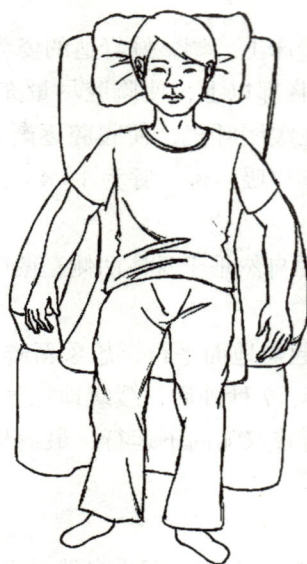

图3-50　渐进性肌肉放松训练的姿势

（2）局部肌肉放松训练　开始时让患者在上述姿势下闭目安静休息3～4分钟。将腕关节保持背屈数分钟，前臂背侧肘关节感觉到一种模糊、部位不明确的紧张感（如果不能体会到这种肌肉的紧张感，就不能做到以后的放松）。当体会到紧张感后，一旦停止背屈，手掌就会自然下落，紧张感就会减弱甚至消失，这种紧张感的消失也就是肌肉放松。总之，肌肉放松的结果是自然产生的，而不是积极地进行放松。再次强烈背屈腕关节，然后反复进行放松；在松弛状态下放松30分钟。第二天除反复训练前一天腕关节伸肌放松以外，要做腕关节掌屈，进一步体会屈肌的紧张，进行屈肌放松训练。

上述训练需每天进行1次，每次1小时，反复练习。

（3）全身肌肉放松训练　在局部肌肉放松训练的基础上，逐渐增加关节的屈肌放松训练；然后是伸肌放松训练，并逐渐扩展到左上肢、左下肢、右上肢、右下肢、胸部、颈部、面部等。

（4）确认放松的肌肉　通过训练，完全松弛的肌肉在被动运动时完全没有阻力，将上下肢抬起后，一松手就沉甸甸地下落。

3. 肌肉放松体操　适用于肌紧张严重、无法进行肌肉放松的患者，多用于颈部、肩部、胸部、背部的肌肉，训练前最好先进行局部热敷和按摩（以轻按摩为主）。肌肉放松体操可以采取仰卧位、椅坐位、立位、步行立位等各种姿势。训练时应配合呼吸运动，吸气时收缩，呼气时放松。

（1）仰卧位　消除身体的力量，轻松仰卧，闭眼。双上肢放松，平放在身体的两侧，然后轻握拳，握拳，紧握拳，放松（单侧、交替、双侧）；在床上伸展上肢，用力下按，放松（单侧、交替、双侧）；将上肢放松，平放在身体的两侧，手指伸展，紧张抬起，放松落下；抬起前臂，放松落下；伸展上肢，紧张抬起，放松落下（单侧、交替、双侧）；稍抬起头，放松躺下；抬起上半身，放松躺下。

注意：训练中不要将双上肢抬得过高，否则上肢下落时，可能会因肘关节无力，出现严重的防御性弯曲反跳。上述训练方法同理可用于下肢肌肉放松。

（2）端坐位　①掌心向下，向上伸展双上肢，放松落下（单侧、交替、双侧）。②将腰挺起来（端坐），再如平常将背弓起，放松。③将腰挺起来，伸上肢，上举，放松腰部，放松上肢，落下（单侧、交替、双侧）。④端坐，抬头，放松，全身重力向下，向前垂头。⑤端坐，抬高、伸展双上肢，上举，全身放松，向前下垂头和落下上肢（单侧、交替、双侧）。⑥用手抓住椅座，伸展下肢，以足跟为轴，内旋、外旋。

注意：第②～③项训练时如果能配合呼吸运动同时进行，效果更好，即全身重力向下时呼气，放松，端坐、伸展上肢时吸气，收缩。

（3）站立位　①直立，面朝前，双手自然垂于身体两侧，抬头，向前垂头。②掌心向下，伸展双上肢，上举，放松落下（单侧、交替、双侧）。③上半身放松、前倾，再重新直立。④抬上肢，伸展，上半身和上肢放松，上肢自前方落下。⑤上肢放松，使其随意摆动2～3次。

注意：第①～④项训练时配合呼吸运动同时进行，效果更好。

（4）步行位　正步行走，掌心向下，伸展双上肢，抬起，落下，摆动（单侧、交替、双侧）；正步行走，抬上肢，伸展不动，足尖站立，行走，上肢放松下落，重新如平时行走（单侧、交替、双侧）；正步行走，抬上肢，伸展上肢，上半身放松，下落，侧臂自由摆动。

注意：训练时应配合呼吸同时进行。对缺乏自信心的患者进行步行位训练时，在要求其放松的同时可使用已经习惯的运动形式。

（5）四肢爬行位　这种姿势训练时可以使脊椎和肩部得到充分的放松。

第六节　节省体能技术

导学

患者，男，71岁，7年前诊断为冠心病，一直保守治疗。近2年，患者感觉活动能力明显减退，进行日常活动时会出现疲乏、心悸、呼吸困难等症状，只能步行0.5～1km，经常卧床，不能工作。对家属和患者进行节省体能技术训练后，患者日常活动时乏力、心悸、呼吸困难等症状明显缓解。

学习重点

节省体能技术的原则及应用。

学习难点

节省体能技术的应用。

【概述】

节省体能技术（energy conservation technology）是指利用人体功效学原理，结合身体的功能状态，通过使用合适的姿势、正确的活动方法或辅助器具和辅助技术，以减少体能消耗和预防并发症的技术和方法。

【节省体能的原则】

节省体能其实是尽量避免无谓的体能消耗，要想节省体能需要注意以下5项原则，并且在日常生活和工作中多加应用，养成良好的习惯。

1. 合理安排活动

（1）活动前准备　提前制订合理的工作或日常活动程序，如把活动内容安排好先后顺序，将费力的活动分几次做，最好与轻松的活动交替进行；减少不必要的体力消耗；在开始活动前，先准备好活动所需的物品，并放在容易拿到的地方，避免不必要的身体前倾和旋转。

（2）适当的休息　休息可减少能量的消耗，每办完一件事，都要适当休息后再做下一件事；尽管不疲劳，仍要注意休息；一般每工作1小时至少休息10分钟，休息时应调整舒适的姿势和体位，最好卧床休息，因为卧位与坐位的体能消耗比是1∶3。

2. 利用工具简化活动　利用现代化家居产品简化活动，如使用吸尘器、微波炉、自动洗衣机等。利用辅助器具简化活动，如使用特制的遥控器或长柄工具以减少弯腰、爬高、蹲下等活动；搬运物品或劳动时尽量使用推车或其他省力的工具。

3. 调整工作节奏　放慢工作节奏，给自己充足的时间去完成工作，不要急躁。在感到疲乏之前，应放慢工作速度或适时停止工作。

4. 采用省力的姿势　避免双手提举过高，肘不要放在高于肩膀的位置；尽量不要用单手工作，最好使用双手，工作时双臂紧贴躯干；将手、肘承托于桌面工作（如使用电脑），会使工作变得较轻松；避免拿或推重物；减少不必要的伸手、弯腰等动作，尽量采用坐姿工作。

5. 活动时调整呼吸　控制呼吸节奏，用鼻轻吸气约2秒，然后用口慢慢将气呼出，时间为4～6秒。挺胸、扩胸时吸气，还原时呼气。活动时调整呼吸，用力前吸气，用力时呼气。

【应用】

（一）正确的工作姿势

1. 工作平面的高度及范围　坐位工作时，所有物品应放在坐位所及范围内，上肢尽量在15cm范围的平面内完成工作。立位工作时，工作平面的高度，女性在95～105cm之间，男性在100～105cm之间。

2. 保持正确的工作姿势　坐位工作时，上臂应垂直放于体侧，肘屈曲不超过70°～90°，腕和手放松；需进行重复或持续性工作时，避免肘部在超过头部的位置维持过长时间；避免肘部过度屈曲；避免前臂持续旋前或旋后；避免腕部反复向尺侧或桡侧偏移；避免持续抓握或拧捏。避免立位工作。

（二）日常生活中的应用

1. 进食

（1）进食时要注意坐姿，不宜弯腰或半卧。

（2）将拿碗筷的手、肘承托于桌面上，菜碟尽量靠近自己。

（3）使用加粗手柄的勺子、叉子和弹性筷子；使用防洒碗、碟；使用防滑垫。

2. 梳洗

（1）洗头和化妆要花费较多时间，最好坐下来完成。

（2）如果梳洗需要5分钟以上，应将肘部置于桌面上进行或将双肘支撑在洗漱池边缘支持双手进行。

（3）洗脸时用轻便的小毛巾，减少用手拧手巾而消耗体力；拧毛巾时配合正确的呼吸方法；擦脸时，不要将口鼻同时掩盖。

（4）留短发可节省沐浴时间和活动量，洗发与沐浴同时进行。

（5）选用电动牙刷、电动剃须刀、长柄或成角的梳子等，以减少上肢的活动。

3. 穿脱衣裤、鞋袜

（1）将衣服放在随手可及的地方。

（2）采取坐位（坐下来）穿脱衣裤、鞋袜。

（3）穿衣时，先穿患侧，再穿健侧，脱衣时则相反。

（4）避免穿紧身及纽扣或拉链在背后的衣裤；选择没有鞋带的鞋，以免弯腰系鞋带。

（5）使用穿衣钩和长柄鞋拔。

4. 如厕

（1）使用坐厕或坐便器；坐厕高度适宜，需要时加以改装或使用坐厕加高垫。

（2）养成良好的排便习惯；大便时，分几次用力，保持呼吸均匀，避免过度喘气或憋气；平时多吃蔬菜、水果，以防便秘。

5. 洗澡

（1）选择身体及精神状况最佳时洗澡。

（2）提前准备好洗澡用品，放在靠近自己的地方。

（3）坐位洗澡或使用浴缸洗澡；用水盆洗头时，可将水盆放高，避免弯腰或下蹲。

（4）保持浴室空气流通，可使用抽气扇或打开窗；洗澡时蒸汽不要太多。

（5）清洁身体时可用长柄海绵刷或长毛巾。

（6）若洗澡中途需要休息，可用大毛巾包着身体保暖，如先洗上半身，围着毛巾休息后，再洗下半身。

（7）洗澡完毕，用大毛巾包着身体，抹干水分，保持正确的呼吸并放松休息一会儿，然后穿好衣服。

（8）在浴室墙壁安装扶手，在地上放置防滑垫。

6. 做饭

（1）要保持厨房空气流通，可使用抽油烟机或排风扇。

（2）提前准备好所需材料及用具。

（3）做饭时，不应心急或贪快而同时处理几项工序，如不要同时炒菜及蒸鱼，这样容易使人紧张。

（4）尽量少用煎炸的烹饪方法，因为会造成烟熏，容易引起气喘。

（5）在厨房放置椅子，以便中途休息；择菜、削皮、调味等工作可坐下来进行。

（6）使用辅助器具，如用长汤匙打开锅盖，使用开瓶器或放一块布在瓶盖上将瓶盖打开等。

7. 洗、熨衣服

（1）尽量使用洗衣机及干衣机。

（2）坐下来洗、熨和折叠衣物，不要蹲在地上洗衣服。

（3）如衣物太多，可分数次洗。

（4）若要将衣物晾干，应先坐下，把衣物逐件挂在衣架上，再慢慢配合呼吸，将衣架挂起。如距离较远，晾衣服时把衣服放在推车里运输。

8. 清洁及打扫

（1）清扫活动分散进行，每日做一项清扫家务，如周一扫地，周三洗衣，避免过于劳累；粗重家务找他人帮助。

（2）如室内多尘，可使用吸尘器并戴上口罩。

（3）使用辅助器具，如使用长柄垃圾铲或拾物器从地上拾起物品，减少弯腰动作。

（4）用小推车装清洁用具。

9. 购物

（1）预先计划购物路线、所需时间及所到之处是否有斜坡或楼梯，对自己的体力有正确的估计。

（2）使用购物推车，避免使用手提袋。

（3）购买重的物品，尽量使用送货服务，或找家人及朋友帮助购买，必须自己买时则分开每日买1件。

10. 长途旅行

（1）准备充足药物，以备紧急时使用。

（2）旅途中要定时休息，避免过度疲劳。

（3）行李最好简单、轻便或由家人代提。

（4）多使用交通工具，避免步行。

（三）不同功能障碍者的应用

1. 运动障碍者 偏瘫等单侧上肢运动功能障碍者可训练其单手完成扣纽扣、系鞋带、穿脱衣服等日常活动；截瘫或四肢瘫者可对环境和用具进行改造，并通过训练使患者适应在轮椅上进行部分日常活动。此外，还可采用以下方法来适应日常生活。

（1）穿衣 用大纽扣代替小纽扣；魔术贴代替纽扣；用弹性鞋带。

（2）卫生 提高坐厕高度；安装扶手；用长柄镜子检查身体皮肤状态。

（3）进食 使用加重的餐具以减少手抖；用单柄杯或双柄杯；把碗碟放在湿毛巾上防滑。

（4）家务 使用杠杆门锁；使用轻金属厨具以减少手腕用力；使用稍重的厨具防止手抖；使用张力剪刀；开关安装在正面以方便轮椅使用者操作；使用高度可调的桌子。

2. 感觉障碍者 主要采用感觉替代方法以适应感觉缺失。

（1）听觉障碍者 对于听力障碍者可用电子设备进行交流或利用计算机进行口语与书面语的转换；用地毯和窗帘减少噪音；家具应放置整齐；说话时注视对方，才能引起听者的注意；学习通过口形和肢体言语猜出说话者的意思，并通过反复询问来确认。

（2）视觉障碍者 可以利用听觉或触觉替代视觉。放大物品，把物品放在中间或将物品靠近身体；增强光线，减少反光，形成强烈对比，如将浅色的东西放在黑色背景中；将发光颜料涂在楼梯的边缘等，以提高警觉。

（3）触觉障碍者 利用视觉代偿，戴手套保护手部免受伤害；食物、饮料或沐浴时用温度计测温；不使用尖锐的工具和物品。

3. 认知障碍者 对于认知功能障碍者可修改某些认知活动，计算机辅助是最省力而又能提供反馈的方法。

（1）在患者房间内挂大的钟、大的日历，并利用卡片提醒要做的活动。

（2）将每日经常要进行的活动，分步骤地写成清单或画成图画放在床边。

（3）门上贴患者的家庭合影或患者本人的照片帮助他找到自己的房间。

（4）让患者常带记事本，其中记有家庭地址、常用电话号码、生日等，并让患者经常做记录和查阅。

（5）使用闹钟提醒需要进行的活动。

4. 言语障碍者

（1）放慢讲话速度，必要时可多次重复。

（2）用简短句子或只说关键词进行交流。

（3）多使用手势语和表情交流。

（4）利用文字或图画进行交流。

第七节　康复辅助器具的使用指导

导学

　　患者，男，54岁，身高170cm，体重67kg，因车祸造成右侧骨盆骨折，躯干皮肤剥脱，右侧下肢毁形伤，左侧踝关节内翻、浮肿，送医院抢救即行右侧大腿截肢术，1年后安装假肢，目前生活基本自理。

学习重点

　　康复辅助器具的配置原则，助行器、假肢、矫形器的种类和使用指导。

学习难点

　　助行器、假肢、矫形器的使用指导。

【概述】

　　康复辅助器具（assistive devices of rehabilitation）是指能够有效防止、补偿、替代或减轻因伤病造成的功能减退或丧失的医疗产品、器械、设备或技术系统的总称。简言之，凡是能有效克服或减少伤病的影响，提高患者生活质量和社会参与能力的器具，高级到植入式电子耳蜗，普通到树枝做成的拐杖，都属于康复辅助器具的范畴。本节主要介绍助行器、假肢和矫形器。

【辅助器具配置原则】

　　配置辅助器具的目的在于实现康复，即能否有助于恢复身体的机能或潜能，故应避免对辅助器具的盲目依赖。有些患者通过治疗和训练有望获得康复，应用辅助器具只是暂时地为了在康复过程的某一阶段及早实现日常生活自理；而有些患者则可能因为功能已无法恢复，需要永久使用。因此，辅助器具的配置必须遵循最少限度的原则。

　　1. 能用简单就不用复杂的辅助器具　辅助器具如能用拐杖就不用轮椅，能用手杖就不用腋杖，经过康复训练，有时甚至可以不借助拐杖行走。

　　2. 能用自身力源的就不用体外力源的辅助器具　如能用普通轮椅就不用电动、机动或者自动轮椅。使用轮椅时，不可过分依赖陪护人员推行，更不要去片面追求电动、机动或者自动轮椅。科学而正确的使用普通轮椅，可以锻炼上肢的肌力和灵活性，对日后的康复治疗和再就业是有益的。

　　3. 能临时使用，就不要永久使用　辅助器具是体外装置，不可能完全代偿身体原有的机能。装配的目的是通过辅助器具的使用，恢复自身的能力。

　　4. 统筹兼顾，合理配置　在充分评估患者的病残情况及康复需求后，合理配置辅助器具的品种、材料和性能等，保证康复效果。

【分类与使用指导】

（一）助行器

1. 概念　助行器（walking aids）是指辅助人体支撑体重、保持平衡和行走的工具。

2. 种类　根据助行器的结构和功能不同，可分为杖和步行器两大类。广义的助行器还包括轮椅。

（1）杖（crutch）　是最简单、最方便的助行器。根据其结构不同，分为手杖、前臂杖、腋杖和平台杖4大类（图3-51）。

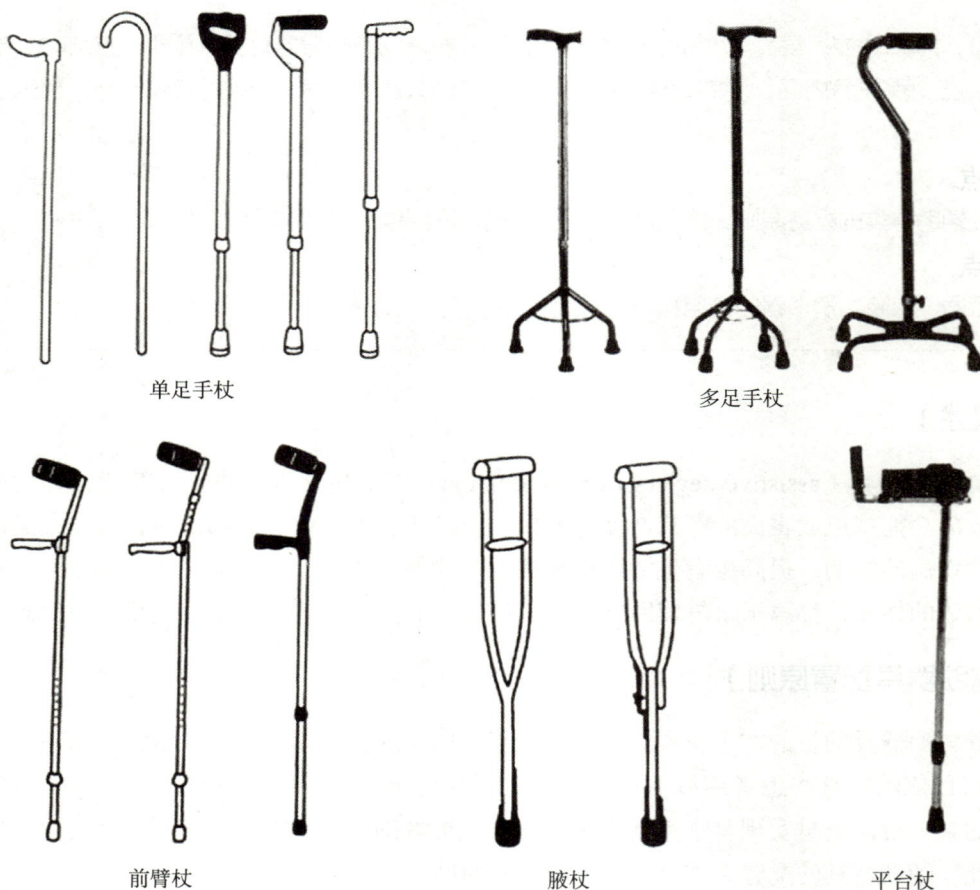

单足手杖　　　　　　多足手杖

前臂杖　　　　　　腋杖　　　　　　平台杖

图3-51　各种杖

1）手杖（stick）：为一只手扶持以助行走的工具，有单足和多足两种。单足手杖适用于握力好、上肢支撑力强的患者，如偏瘫患者的健侧、老年人等。多足手杖有三足和四足之分，支撑面广且稳定，多用于平衡能力欠佳、用单足手杖不够安全的患者。

2）前臂杖（forearm crutch）：常成对使用，把手的位置和支柱的长度可以调节，夹住前臂的臂套为折叶式，有前开口和侧开口两种，适用于握力差、前臂力量较弱但又不必用腋杖者。其优点为美观、轻便，而且手仍可自由活动，缺点是稳定性不如腋杖。

3）腋杖（axillary crutch）：可单用也可成对使用。成对使用可减轻下肢承重，获得较大支撑力，提高行走的稳定性，适用于支撑能力较差者，如截瘫或外伤较严重的患者。

4）平台杖（platform crutch）：又称类风湿拐，有固定带，可将前臂固定在平台式前臂托上，由前臂负重。前臂托前方有一把手，起掌握方向的作用，适用于手关节损害严重的类风湿患者或手部有严重外伤、病变不宜负重者。

（2）步行器（walker）　也称助行架（walking frame），周围有金属框架，可将患者保护在其中。步行器可支撑体重，便于站立或步行，其支撑面积大，故稳定性好。主要的类型有以下几种（图3-52）。

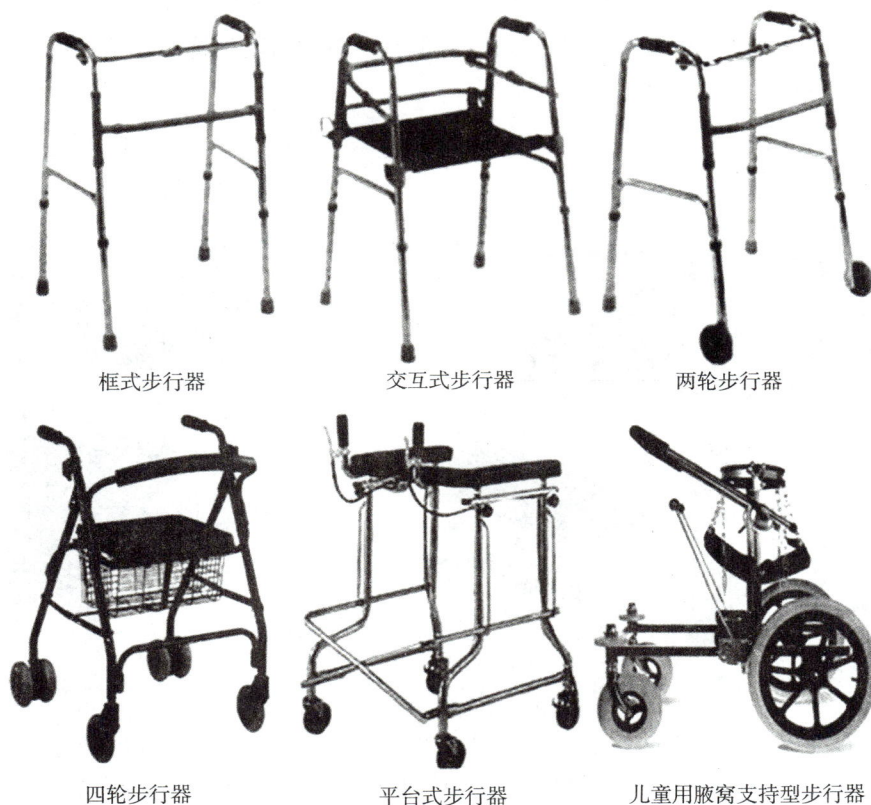

框式步行器　　　　　交互式步行器　　　　　两轮步行器

四轮步行器　　　　　平台式步行器　　　　　儿童用腋窝支持型步行器

图 3-52　各种步行器

1）框式步行器：框架式结构，具有很高的稳定性，需要双手提起步行器前行，适用于上肢功能健全，下肢平衡能力差的患者。

2）交互式步行器：使用时先向前移动一侧，然后再向前移动另一侧，如此交替移动前进，适用于立位平衡差，下肢肌力差的患者或老年人，尤其是上肢肌力差，提起步行器困难者。

3）两轮步行器：前面装有固定脚轮，后面的支脚垫有防滑功能，适用于上肢肌力差，提起步行器困难者，可以向前推动步行器。

4）四轮步行器：有四个活动脚轮，具有转弯半径小、移动灵活的特点，适用于步行不稳的老年人，但使用时要注意身体保持与地面垂直，否则易滑倒。

5）平台式步行器：带有前臂支撑平台和两个活动脚轮的步行器，使用时不用手握操纵，而是将前臂平放于支撑平台上推动前进，适用于全身肌力低下、慢性关节炎患者，也可用于长期卧床者的步行训练。

6）特殊类型步行器：如腋窝支持型步行器，用两腋窝支撑体重而步行，有四个脚轮，体积较大，适用于上肢肌力差的患者。

（3）轮椅（wheelchair）　是一种代步工具，常用于使用各种助行器仍不能步行或步行困难者。轮椅也是医院或康复机构内转移或搬运患者的常用工具。轮椅的种类很多，按照驱动方式不同可分为普通轮椅和电动轮椅。虽然轮椅的种类很多，但其基本结构是相同的，主要由轮椅架、轮（大车轮、小脚轮）、刹车装置、椅坐、靠背组成。

1）普通轮椅：装有两个驱动轮和两个小脚轮，乘坐者需用手驱动或陪伴者推动前进，适用于大多数体弱病残者（图 3-53）。

2）电动轮椅：电力驱动的轮椅。以蓄电池提供动力源，乘坐者可以用手或头部或呼吸系统等操纵控制器，完成前进、后退、转向、站立、平躺等多种活动，适用于双上肢均无力，不能驱动轮椅者和高位截瘫的残疾患者（图 3-54）。

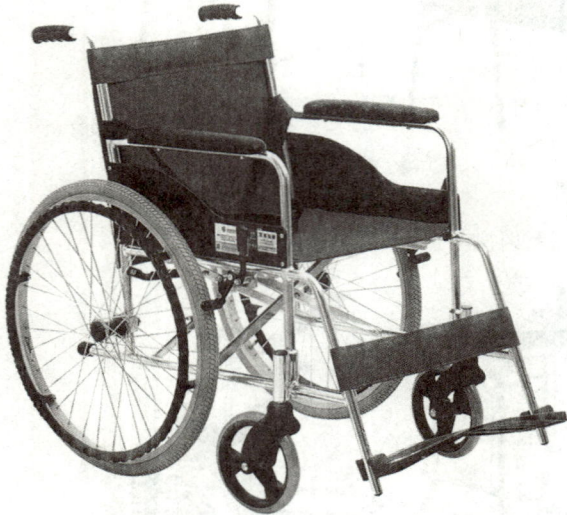

图 3-53　普通轮椅　　　　　　　　　　　　　图 3-54　电动轮椅

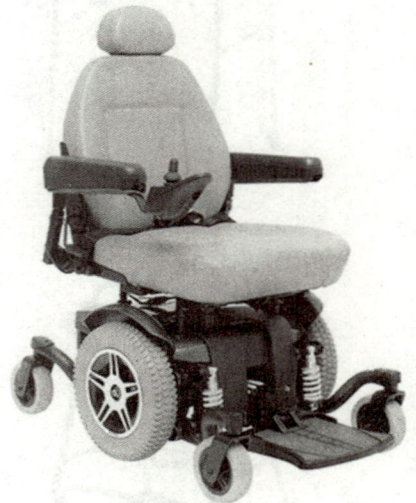

3. 助行器的选用　在选用助行器时，主要考虑两个方面：一是助行器的类型（上文已介绍），二是助行器的尺寸。下面介绍根据患者的身体条件对助行器的尺寸进行选择。

（1）手杖的长度　患者穿上鞋或下肢支具站立。肘关节屈曲呈 25°～ 30°，腕关节背伸，足小趾前外侧 15cm 处至背伸手掌面的距离即为手杖的长度（图 3-55）。

（2）腋杖的长度　确定腋杖长度最简单的方法是将身长减去 41cm 即为腋杖的长度，站立时大转子的高度即为把手的位置。测定时患者应穿鞋站立。若患者下肢或上肢有短缩畸形，可让患者穿上鞋或下肢支具仰卧，将腋杖轻轻贴近腋窝。在足小趾前外侧 15cm 与足底平齐处即为腋杖最适当的长度，把手高度同手杖长度的测量方法（图 3-56）。

（3）步行器的高度　身体直立，以肘关节屈曲 30° 的状态下持步行器，通过调节伸缩杆使步行器的高度与大转子保持水平位置（图 3-57）。

（4）轮椅的选用　为了使患者能够保持坐位稳定，轮椅的坐面、靠背、脚踏板等与身体接触部位要与患者的身体功能水平相适应，通常应注意以下几个方面：①座位宽度：测量坐下时两臀间或两股之间的距离，再加 5cm，即坐下后两边各有 2.5cm 的空隙。②座位深度：测量坐下时后臀部至小腿腓肠肌之间的水平距离，将测量结果减 6.5cm。③座位高度：测量坐下时足跟（或鞋跟）至腘窝的距离，再加 4cm。在放置脚踏板时，

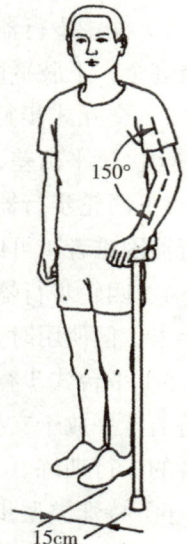

图 3-55　手杖长度

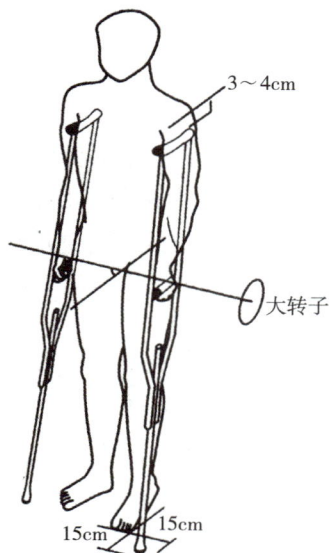

图 3-56　腋杖长度

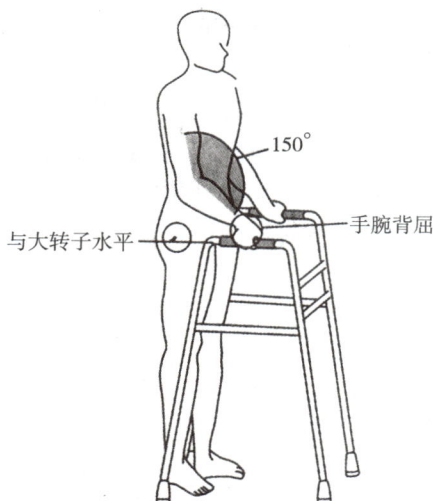

图 3-57　步行器高度

板面至少离地 5cm。④坐垫：为了舒适和防止压力性损伤，座上应放坐垫，可用泡沫橡胶（厚度 5～10cm）或凝胶垫子。为防止座位下陷，可在坐垫下放一张厚度 0.6cm 的胶合板。⑤靠背高度：靠背越高，越稳定；靠背越低，上身及上肢的活动范围越大。低靠背则测量坐面至腋窝的高度，将测量结果减 10cm。高靠背则测量坐面至肩部或后枕部的实际高度。⑥扶手高度：坐下时，上臂下垂，肘关节屈曲 90°，测量椅面至前臂下缘的高度，再加 2.5cm。⑦轮椅其他辅助件：为了满足患者的特殊需要而设计，如增加手柄摩擦面、车闸延伸、防震装置、防滑装置、轮椅桌等（图 3-58）。

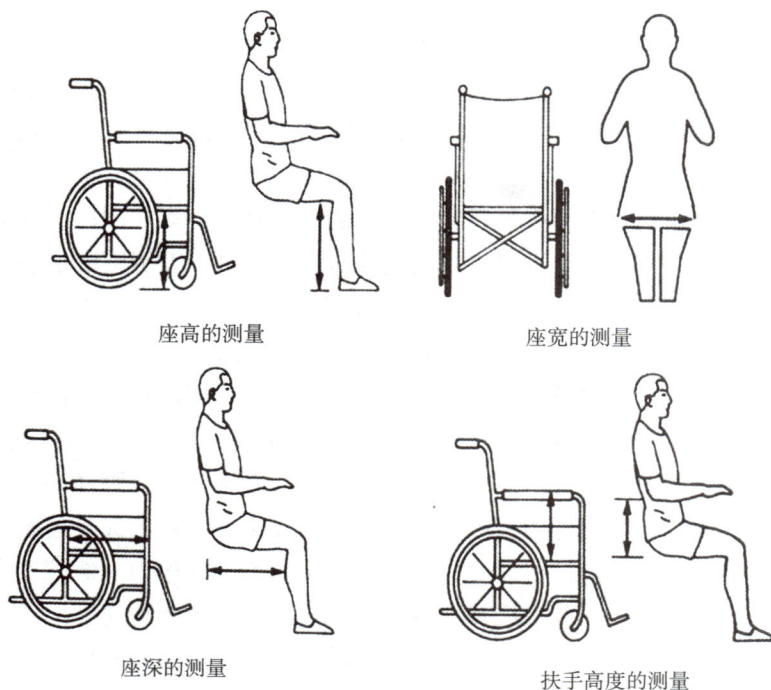

座高的测量

座宽的测量

座深的测量

扶手高度的测量

图 3-58　轮椅的选用

此外，尽量选择小型、轻型轮椅，特别要考虑在室外使用时有可能要搭乘汽车、火车等交通工具，故尽量选择便携的、可折叠的、轻型的轮椅。

4. 使用指导

（1）杖的使用指导

1）手杖步行（图3-59）：①三点步：步行顺序是先伸出手杖，后迈出对侧腿，最后迈出同侧腿。由于步行时至少有两个点在支撑，故稳定性较高。偏瘫患者大多数使用这种步行方式。②两点步：步行顺序是先同时伸出手杖和对侧腿，再迈出同侧腿。该方式步行速度快，适合于瘫痪程度较轻、平衡功能较好的患者。

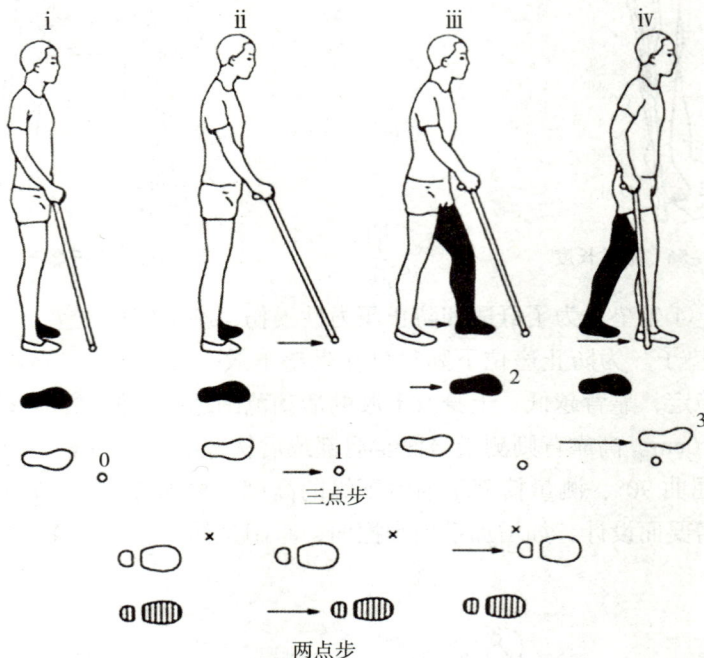

图3-59　手杖步行

使用多足手杖时，由于拐杖底部的面积较宽，故在较平坦的路面上行走比较稳定。如果路面不平或有台阶，则使用起来会有所不便，多个拐脚很难位于一个平面上，会更加不稳定；另外快走时，多足手杖的后足和前足间会产生摇摆，反而增加了不稳定因素。因此，临床上多足手杖常用于康复早期的室内训练，当患者经过训练，稳定性增强后，就可以使用单足手杖了。

2）腋杖步行（图3-60）：①摆至步是开始步行时常用的方法。步行顺序为左右腋杖同时向前伸出，支撑，然后向前摆动身体使双足摆至腋杖附近，不超过腋杖支撑点。该步行法稳定，在不平路面上也可进行，但步行速度较慢。②摆过步是常在摆至步成功后开始使用。步行顺序为左右腋杖同时向前伸出，支撑，然后向前摆动身体使双足摆过腋杖支撑点，再将腋杖向前取得平衡。该步行法步幅大、速度快，但患者躯干和上肢的控制力必须好，否则容易跌倒。③四点步的步行顺序为伸出左腋杖，迈右腿，伸出右腋杖，迈左腿。该步行法在上提骨盆肌有足够的肌力时可进行，接近自然走路，稳定性好，但速度慢。④两点步的步行顺序为一侧腋杖和对侧腿同时迈出，然后迈出另一侧腋杖和腿。该步行法常在四点步成功后使用，步行速度比四点步快，但稳定性比四点步差。⑤三点步的步行顺序为先伸出双侧腋杖，后迈出患腿，最后迈出健腿。该步行法主要用双侧腋杖支撑体重，避免或减少患腿的负重。

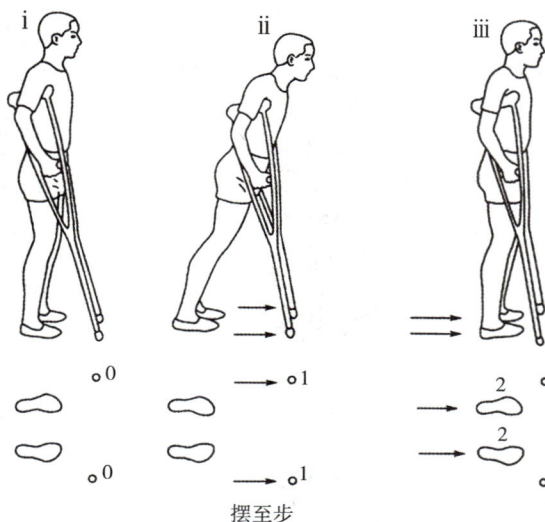

摆至步

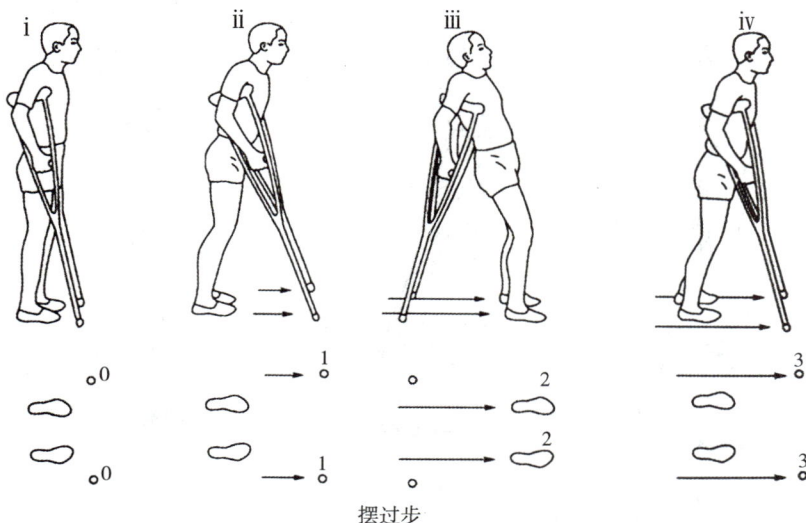

摆过步

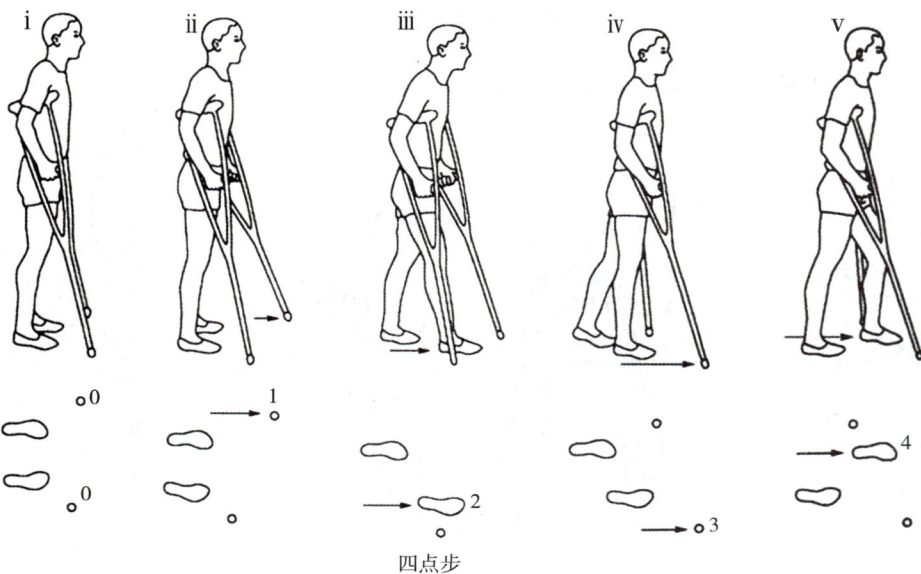

四点步

i ii iii

0
0

1
1

2

两点步

i ii iii

0

0

1
2

1

2

1

3

三点步

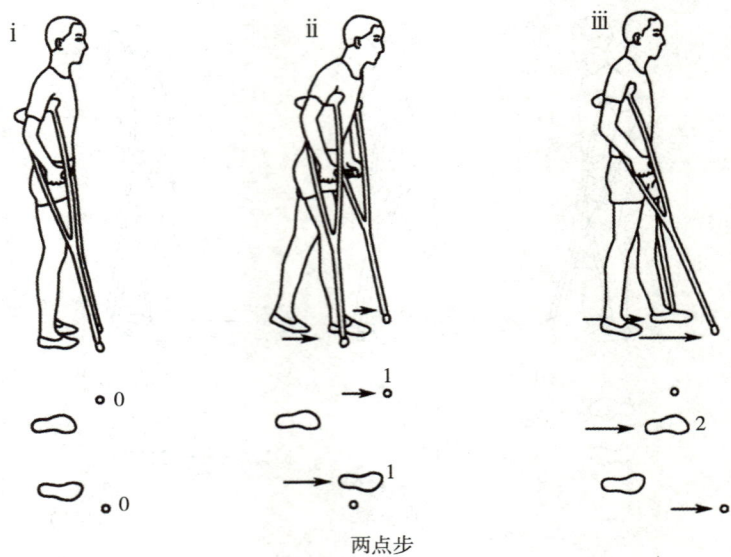

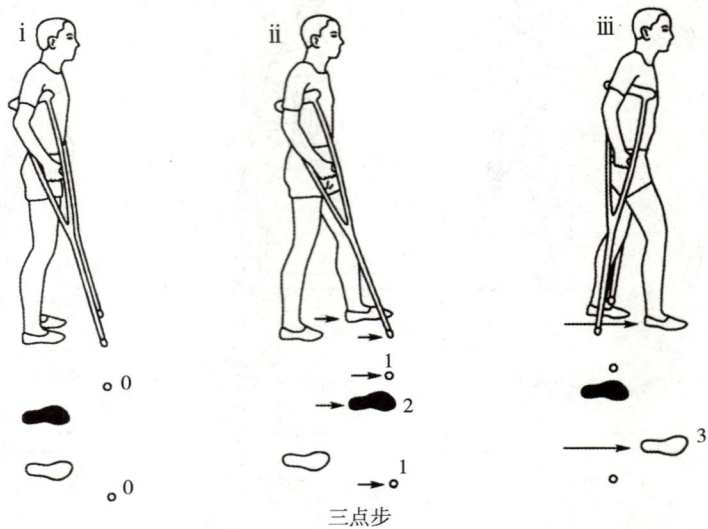

图 3-60 腋杖步行

（2）步行器的使用指导（图 3-61）

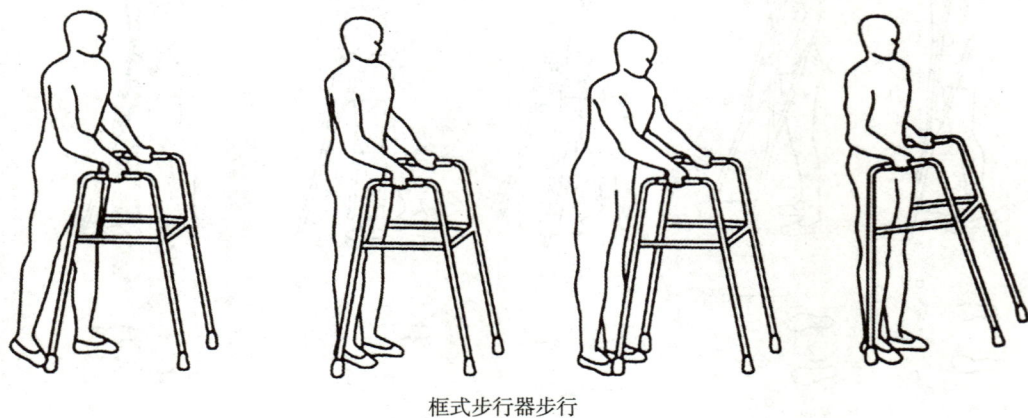

框式步行器步行

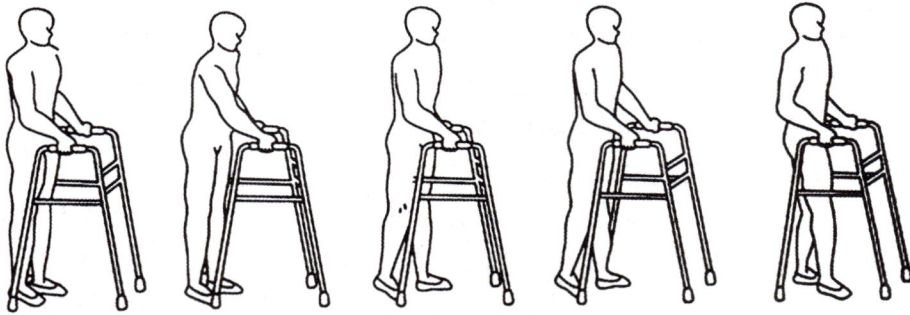

交互式步行器步行

图 3-61　步行器步行

1）框式步行器步行：患者双手握住步行器，站稳，提起步行器放置于身前一臂远的地方，然后患腿向前迈出，足跟落在步行器后腿的位置，健腿跟上，站稳。重复动作稳步前进。

2）交互式步行器步行：患者双手握住步行器，站稳，先推动一侧步行器前移，对侧腿前移一步；推动另一侧步行器前移，另一侧腿前移一步，重复动作交互式前进。

（3）轮椅的使用指导

1）打开与收起：打开轮椅时，双手分别放在坐位两边的横杆上（扶手下方），同时向下用力即可打开。收起轮椅时，先将脚踏板翻起，然后双手握住坐垫前后两端，同时向上提拉即可收起。

2）操纵轮椅：掌握正确的轮椅推行方法会更安全、更省力（图 3-62）。向前推时，身体向后坐下，眼看前方，先将刹车松开，然后双上肢后伸，肘稍屈，双手紧握手推圈的后半部分，从 10 点钟方向向 2 点钟方向推行。对一侧肢体功能正常，另一侧功能障碍的患者（如偏瘫），可以

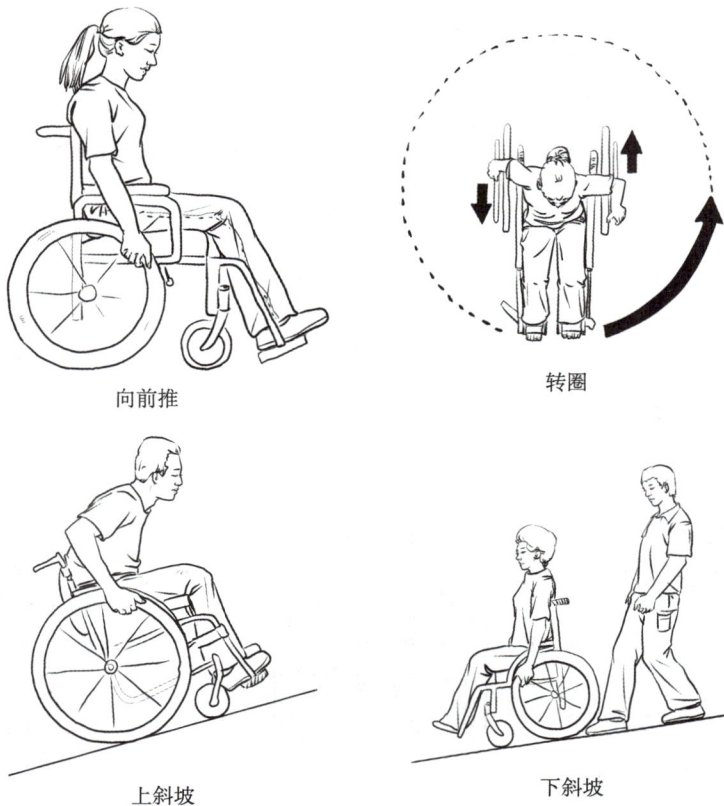

向前推

转圈

上斜坡

下斜坡

图 3-62　正确的轮椅推行方法

利用健侧上下肢同时操纵轮椅。先将健侧脚踏板翻起，健足放在地上，健手握住手推圈。推动时，健足在地上向前踏步，与健手配合，移动轮椅向前。转圈时，转向侧的手握住手推圈向后拉，对侧手握住手推圈同时向前推完成转圈动作。上斜坡时，躯干前倾，重心前移，防止轮椅后翻。下斜坡时，躯干后仰，让手推圈缓慢地在手中滑动以控制下坡的速度。练习操纵轮椅上下斜坡时，要有协助人员站其身后以保证安全。

3）轮椅使用的注意事项：①端正坐姿，使患者坐于轮椅的正中，背向后靠并抬头，髋膝关节尽量保持在90°左右。坐位平衡难以维持者，应加系安全带固定，以保证患者安全。②轮椅适合在平整的地面上行驶，当前面遇到障碍物时，应绕道避开，以防出现轮椅倾倒的危险。③在倾斜路面上使用轮椅时，切勿突然转换方向，以防轮椅侧翻。上坡时躯干前倾，重心前移，防止轮椅后翻。下坡时不要突然紧急刹车，防止轮椅前翻。当倾斜角度大于10°时，无论是上坡还是下坡必须要有协助人员站其身后以保证安全。④压力性损伤是长时间使用轮椅最常见的并发症之一。为避免压力性损伤发生，应保持轮椅坐面的清洁、柔软、干燥、舒适，定时进行臀部减压，一般每30分钟抬臀1次，即用双手支撑轮椅的扶手，使臀部悬空并保持15秒钟左右。双手支撑困难者，可选择向前弯腰或向一侧倾斜的方法来达到臀部减压的目的（图3-63、图3-64），同时

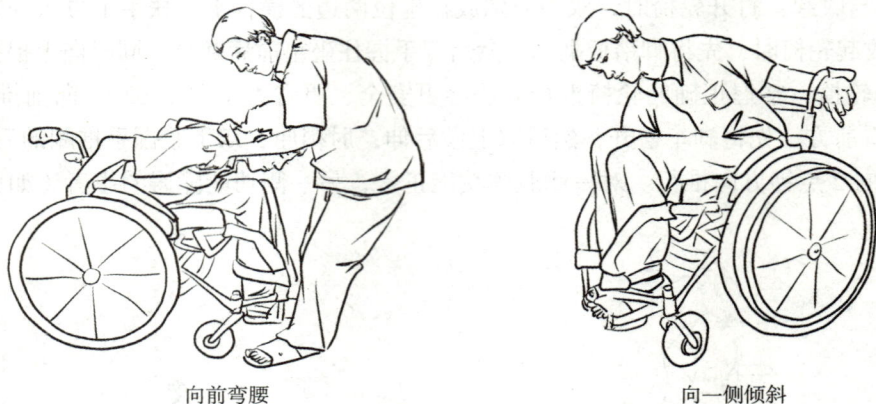

向前弯腰   向一侧倾斜

图3-63　减压技术

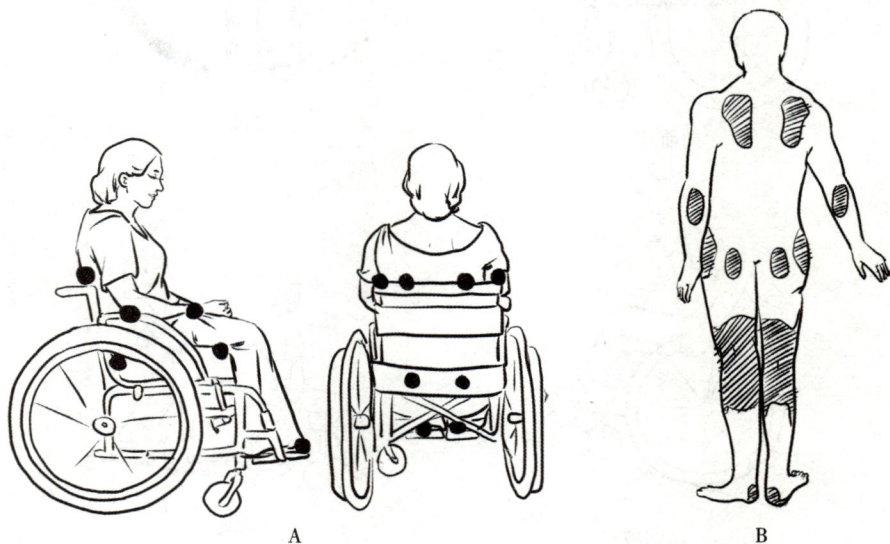

A   B

图3-64　乘坐轮椅时容易受压的部位

也要注意乘坐轮椅时其他容易受压部位减压。⑤对患者进行安全教育，帮助患者养成制动轮椅手闸的习惯，加强保护。定期对轮椅进行检查，切勿粗心大意。

（二）假肢

1. 概念　假肢（prosthesis）是指用于弥补截肢者肢体缺损和代偿其失去的肢体功能而制造、装配的人工肢体。

2. 种类　根据截肢部位不同，假肢可分为上肢假肢和下肢假肢两大类。

（1）常用的上肢假肢

1）补缺假指：手指是外露的肢端，易发生损伤。手指缺损的形式有多种，如果拇指、示指大部分残缺，则失去了手的主要功能。补缺假指的装配应根据残缺的不同情况和患者的要求设计，尽可能做到美观与功能相结合。

2）前臂假肢：由机械手、腕关节机构、残肢接受腔及固定牵引装置构成，适用于残肢长度保留 35% ～ 80% 前臂的截肢患者。由于残肢有很好的杠杆力量，假肢装配后，比较容易获得满意的功能，腕关节可以被动地屈伸和旋转。前臂假肢是一种装配数量最多、代偿功能较好的上肢假肢。

3）上臂假肢：适用于残肢长度保留 50% ～ 80% 上臂的截肢患者。由于上肢功能丧失严重，上臂假肢效果远不如前臂假肢。上臂假肢的肘关节增设了带锁的屈肘机构，可实现主动屈肘，但牵引装置较复杂。在上臂假肢中，若残肢过长，则无法安装人工肘关节；若残肢过短，缺乏足够杠杆力来控制假肢的活动，则只能安装弥补外观缺陷的装饰性假肢。

4）肩关节离断假肢：适用于肩关节离断、肩胛骨切除等高位截肢的患者。这类残肢装配外动力假肢难度很大，目前只能安装弥补外观缺陷的装饰性假肢。

（2）常用的下肢假肢

1）踝部假肢：适用于踝关节附近截肢的患者。有假半脚，适用于趾、全部足趾、跗关节离断或跗骨关节面截肢的患者；赛姆假肢，适用于踝离断和跗部截肢的患者。

2）小腿假肢：适用于膝关节间隙下 8cm 至内踝上 7cm 范围内截肢的患者。小腿假肢的品种较多，如 TSB（total surface bearing）全接触式小腿假肢，适用于各部位小腿截肢患者；PTK（prosthesetibialekegel）小腿假肢是综合了髌韧带承重小腿假肢和全接触式小腿假肢的特点衍变而来的，承重合理，悬吊力强，适用于小腿残肢过短者。

3）大腿假肢：适用于坐骨结节下 10cm 至膝关节间隙上 8cm 范围内截肢的患者。大腿假肢分为外壳式和骨骼式两类。后者在内部装有支撑件和人工关节，承重合理，不用悬吊装置，穿脱方便。

4）膝关节离断假肢：适用于膝关节离断、大腿残肢过长（距膝关节间隙 8cm 以内）和小腿残肢过短（距膝关节间隙 4cm 以内）的患者。这种假肢与大腿假肢有同样的功能。目前，膝关节离断假肢有传统式和骨骼式两种。

5）髋关节离断假肢：适用于大腿高位截肢（股骨粗隆以上）、髋关节离断和半侧骨盆切除的患者。这种假肢没有残肢来控制和支配假肢活动，主要依靠腰部肌肉的收缩和骨盆的带动。目前，髋关节离断假肢有传统型加拿大式、骨骼型加拿大式和回转台式髋部假肢 3 种。

3. 使用指导　假肢装配后，应指导患者学会正确使用并进行科学的康复训练，才能发挥其替代功能。

（1）穿戴假肢　先在残肢上涂滑石粉，然后套上残肢袜，注意不要有皱褶，如有衬套的假肢应先穿上内衬套，再将残肢穿进假肢接受腔内。骨骼式假肢或吸着式假肢在穿戴时，先用布带或丝带绕在残肢上，一端伸出阀门口外，边拉残肢套，边将残肢伸入接受腔，然后压上通气阀门。如果用悬吊和固定装置的大腿假肢，先束紧腰带，然后将吊带的松紧调整到适当拉紧的位置，走几步，逐步调整吊带至合适位置。

（2）上肢假肢的使用指导　上肢假肢功能的发挥是受残肢控制的，截肢的部位和残肢的功能是假肢装配后能否发挥作用的关键。因此，截肢后早期就要注意残肢的锻炼，防止残肢肿胀、疼痛、肌肉萎缩、关节挛缩畸形等并发症的发生，为使用假肢创造条件。训练的重点是保持残存关节的活动范围和增强肌肉力量。例如，掌骨截肢，训练腕关节活动；前臂截肢，训练肘关节屈伸和前臂旋转活动；上臂截肢，训练肱二头肌、肱三头肌及肩关节活动。上肢假肢安装后，应紧接着进行功能性操作训练和生活、劳动操作训练。

（3）下肢假肢的使用指导　下肢假肢安装后，应及时开始正确的训练，一般训练的内容包括站起和坐下训练、平行杆内训练及行走训练等。

1）站起和坐下训练：①站起训练时，假肢在前，健肢在后，双手压大腿下部，以健侧支撑体重，站起。②坐下训练时，假肢靠近椅子或凳子，身体外旋45°，以健侧支撑，屈膝时假肢侧的手扶椅子或凳子坐下。

2）平行杠内训练：①假肢内、外旋运动：健肢支撑身体，假肢伸向前方，以足跟为轴心，做内旋、外旋假肢的动作。②重心转移：立正姿势站立，重心由健侧移到假肢侧，再移到健侧，交替进行。要求肩胛、骨盆平行移动。③交替膝关节运动：假肢从地面抬起时，要控制膝的屈曲；当健肢屈膝时，要防止假肢突然屈膝。④向前步行、站稳：重心移向假肢一侧，假肢负重，健肢向前迈一步，此时假肢必须保持直立；重心转向健肢负重，假肢开始向前迈步，此时先屈曲假肢侧髋关节，使假肢侧的膝关节自由屈曲摆动，带动小腿向前。假肢向前，足跟落在健足旁。此时，残肢应抵压接受腔后壁，待膝充分伸直后，重心逐步移至假肢侧。⑤侧方步行：假肢负重，健肢向外伸展，重心移到健侧，假肢跟着靠近健肢。

3）实用训练：①在地面坐下、站起训练：坐下时健侧负重，假足置于健足后半步处，弯腰屈髋，健肢承重，两手下垂撑于地面，然后坐下；站起时先使假肢在上，两手横向触地，屈健腿，两手支撑体重，手和健腿用力向上，假肢向前站立。②跪下、站立训练：健肢置于假肢前，屈髋，屈膝，假肢的膝关节也慢慢屈曲，当假肢屈膝到90°以上时，即可支撑体重；重心移到健肢，向前弯腰，健肢即可带动假肢站立。③上、下坡训练：上斜坡时，健肢在前，步幅要大些，假肢迈步向前跟上。下斜坡时，假肢在前，步幅要小些，健肢快步向前跟上。④上、下台阶训练：上台阶时，健肢先上，健肢膝关节伸直带动身体向上，假肢跟上；下台阶时，假肢先下，假足稍微横一些，再下健肢，注意假肢足跟部要靠近台阶。⑤跨越障碍物训练：前后跨越，假肢负重，健肢先跨越，然后健肢负重，身体前倾，假肢髋关节屈曲，带动假肢向前跨过障碍物；横向跨越，健侧靠近障碍物站立，假肢负重，健肢先跨过障碍物，然后健侧负重，假肢跟上跨越障碍物。⑥从地上拾物训练：方法有两种，一种是健肢在前，假肢膝伸直，健肢屈膝弯腰拾物；一种是假肢屈曲，弯腰拾物。

4. 假肢的维修和保养

（1）接受腔内部容易因汗液弄脏，发出异味，故要经常清洁。树脂型或木质接受腔可用肥皂擦洗，皮革或其他软衬垫，需要经常擦洗晾干。

（2）膝、踝假肢的轴、螺丝、皮带固定扣、铆钉等要定期检查，及时拧紧。

（3）金属关节不灵活或有响声，要及时加油或更换新轴。

（4）接受腔感到有松动时，先采用增加残肢袜的方法解决，如仍过松，可在接受腔内壁黏一层软性物垫，必要时可更换接受腔。

（5）残肢某处受压疼痛时，可挖空压痛部位的衬垫或用毛毡填在压痛部位的周围，以减轻或消除疼痛。

（6）适合穿平跟鞋的假肢，如要更换高跟鞋，可用皮革将前缓冲器垫高，或拆下踝轴调整前后缓冲器即可。

（三）矫形器

1. 概念 矫形器（orthosis）是指装配于人体四肢、躯干等部位，用以预防或矫正畸形，治疗骨关节及神经肌肉疾患并补偿其功能的体外装置。

2. 种类 根据装配部位不同，矫形器可分为上肢矫形器、下肢矫形器和脊柱矫形器 3 大类。

（1）上肢矫形器 主要作用是固定不稳定的肢体于功能位，提供牵引力以防止挛缩，预防或矫正上肢畸形，补偿失去的肌力及帮助无力的肢体运动等。上肢矫形器按其功能分为固定性（静止性）和功能性（可动性）两类，前者没有运动装置，用于固定、支持、制动；后者有运动装置，可允许肢体活动，或能控制、帮助肢体活动，促进肢体运动功能的恢复。

1）手指矫形器：主要作用是预防或矫正手指挛缩、变形。常用的手指矫形器有掌指关节和指间关节伸展矫形器、屈曲矫形器和固定矫形器（图 3-65）。

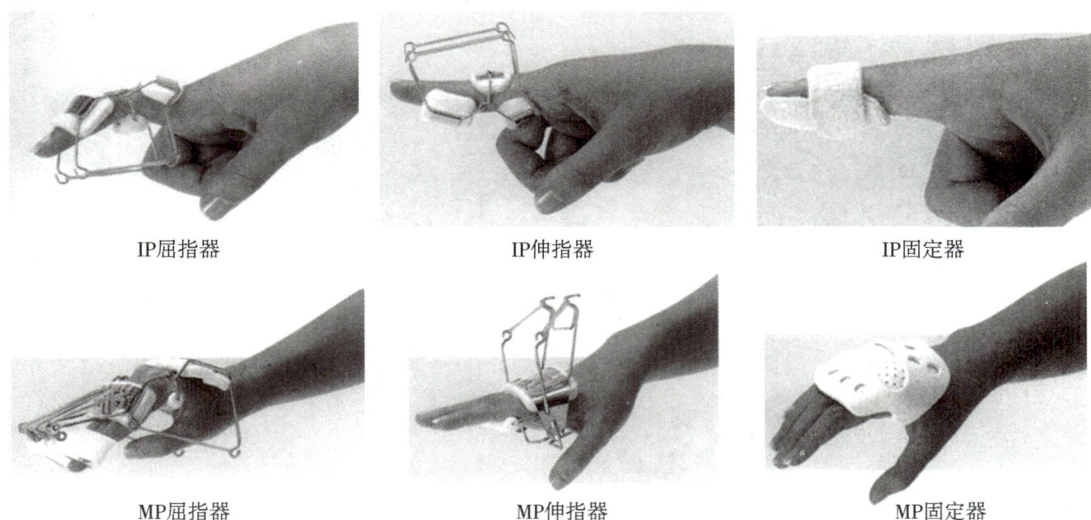

IP屈指器   IP伸指器   IP固定器

MP屈指器   MP伸指器   MP固定器

图 3-65 手指矫形器

2）腕手矫形器和手矫形器：适用于腕骨骨折及术后固定、桡骨下端骨折及术后固定、偏瘫引起的腕部下垂、正中神经麻痹、臂丛神经麻痹的患者。常用的腕手矫形器有固定型腕手矫形器、对掌矫形器和夹持型矫形器（图 3-66）。

3）腕矫形器：适用于腕下垂、腕关节炎症、舟状骨骨折迁延愈合等腕部疾患。常用的腕矫形器有支撑型护腕、固定型腕矫形器和邦内尔型腕矫形器（图 3-67）。

4）肘矫形器：适用于肘关节不稳定或上臂、前臂骨折不连接的患者。常用的肘矫形器有支条型、铰链型和固定型（图 3-68）。

5）肩矫形器：主要有两种，一种是肩关节外展矫形器（图 3-69），主要用于肩关节融合术后、臂丛神经修补术后短期固定肩关节，其特点是可将肩关节固定在外展、前屈、内旋位，将腕肘关节固定在功能位；另一种是翼状肩胛矫形器，适用于前锯肌麻痹的患者。

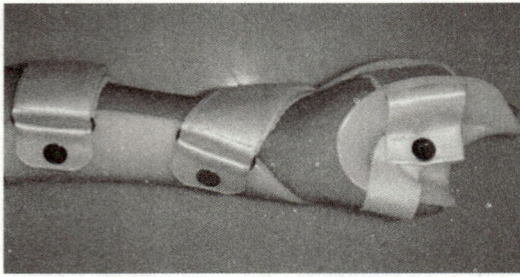

固定型腕手矫形器

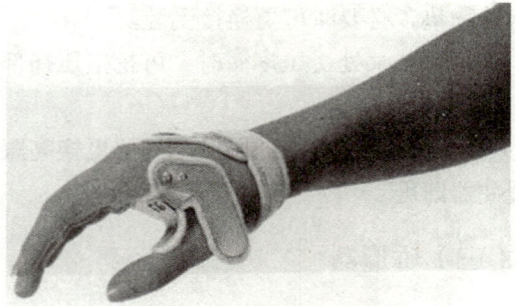

对掌矫形器

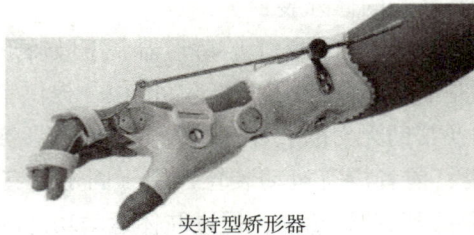

夹持型矫形器

图 3-66　腕手矫形器和手矫形器

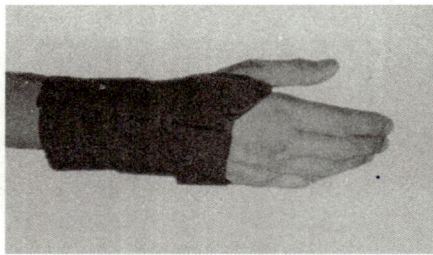

支撑型护腕

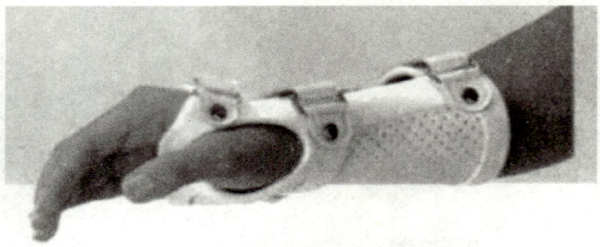

固定型腕矫形器

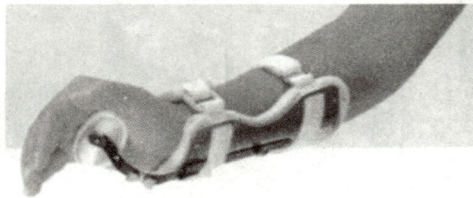

邦内尔型腕矫形器

图 3-67　腕矫形器

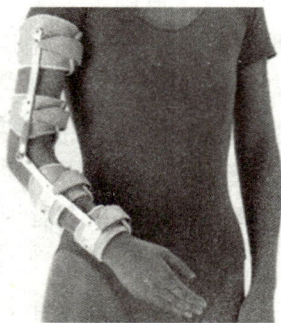

支条型肘矫形器

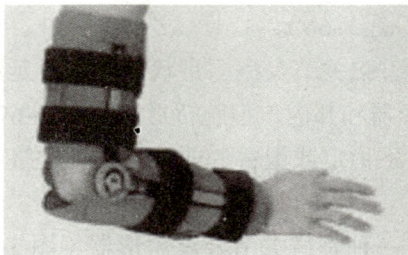

铰链型肘矫形器

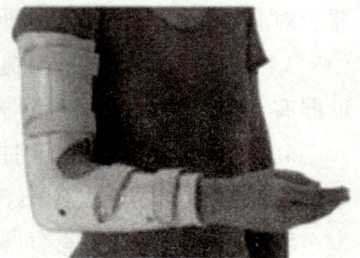

固定型肘矫形器

图 3-68　肘矫形器

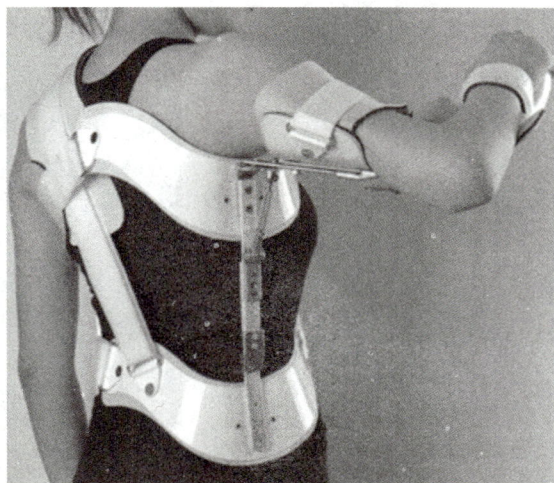

图 3-69　肩关节外展矫形器

（2）下肢矫形器　主要作用是支撑体重，辅助或替代肢体功能，限制下肢关节不必要的活动，保持下肢的稳定性，改善站立和步行时的姿态，预防或矫正下肢畸形。

1）踝矫形器：主要用于踝部软组织损伤和足踝关节不稳的患者。常用的踝矫形器有弹性护踝和韧带型踝矫形器两种（图 3-70）。如果足踝损伤较重，则需要配踝足矫形器。

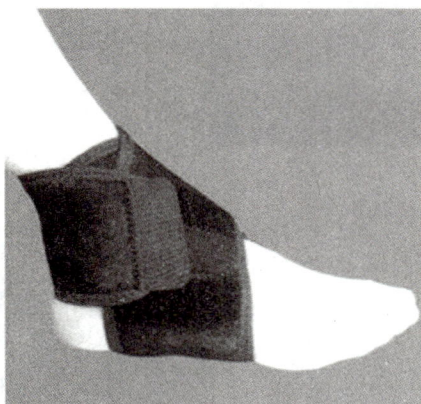

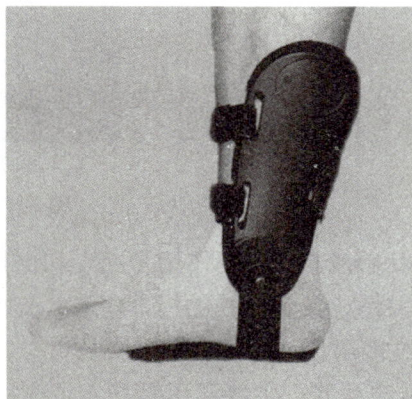

弹性护踝　　　　　　　　　　　　韧带型踝矫形器

图 3-70　踝矫形器

2）踝足矫形器：是最常用的下肢矫形器，主要作用是纠正足下垂、足内翻。常用的踝足矫形器有金属支条式踝足矫形器、塑料踝足矫形器、髌韧带承重式踝足矫形器（图 3-71）。

3）膝踝足矫形器：亦称长支具。主要作用是稳定膝、踝关节，辅助患者站立。有金属制和塑料制两种，又可分为固定用、矫正用等类型（图 3-72）。

4）膝矫形器：亦称护膝，主要作用是控制膝关节的活动，用于治疗各种膝关节的病变。膝矫形器较膝踝足矫形器结构简单，重量轻，穿脱方便，但缺点是使用时容易向下滑脱。

5）髋膝踝足矫形器：一般由骨盆带、髋关节金属铰链和膝踝足矫形器构成，主要作用是稳定下肢关节，辅助站立和行走，适用于脑瘫或高位截瘫者伴有髋部肌肉广泛瘫痪，髋关节松弛不稳定或有内、外旋畸形者。这类矫形器由于重量大，穿脱不方便，多用于步行训练。

6）髋矫形器：主要作用是控制髋关节的活动，用于脑瘫引起的髋关节内收畸形者，也可用于全髋关节置换术后恢复期保持髋关节的正确位置。

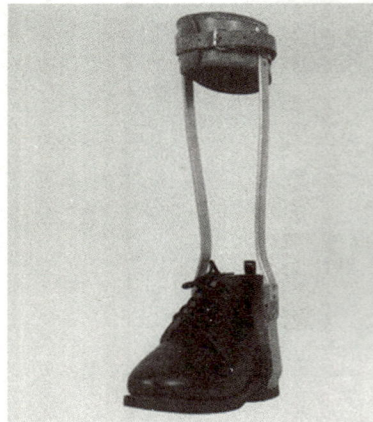

金属支条式踝足矫形器　　　　　塑料踝足矫形器

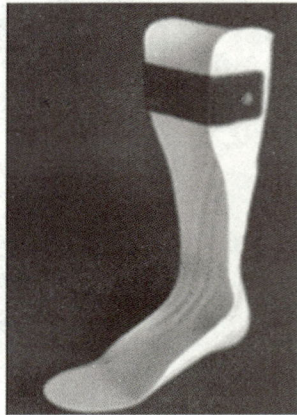

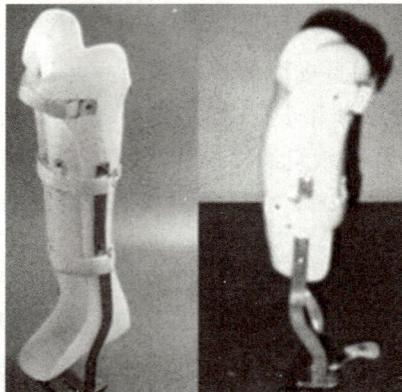

髌韧带承重式踝足矫形器

图 3-71 踝足矫形器

（3）脊柱矫形器　主要作用是固定和保护脊柱，矫正脊柱的异常力学关系，减轻脊柱的局部疼痛，支持麻痹的肌肉，预防或矫正脊柱畸形。

1）颈椎矫形器：主要作用是稳定或牵引颈部，适用于颈椎失稳症、颈椎病、颈椎间盘突出等疾患。常用的颈椎矫形器有颈托、颈椎矫形器、颈胸椎矫形器、颈椎牵引带等（图3-73）。

2）脊柱侧弯矫形器：适用于脊柱侧向弯曲或伴有回旋变形者。常用的脊柱侧弯矫形器有密尔沃基型矫形器、波士顿型矫形器、大阪医大型矫形器、色努型矫形器、软性脊柱侧弯矫形器等（图3-74）。

3）胸腰骶椎矫形器：主要作用是减轻胸椎、腰椎、骶髂区域疼痛，防止病变部位进一步损伤，支持麻痹肌肉，预防和矫正畸形。常用的胸腰骶椎矫形器有软性胸腰骶椎矫形器、模塑夹克式矫形器、泰勒型矫形器、脊柱过伸矫形器、胸腰椎固定矫形器、背姿矫正带等（图3-75）。

4）腰骶椎矫形器：主要作用是稳定腰骶部，减轻腰椎前

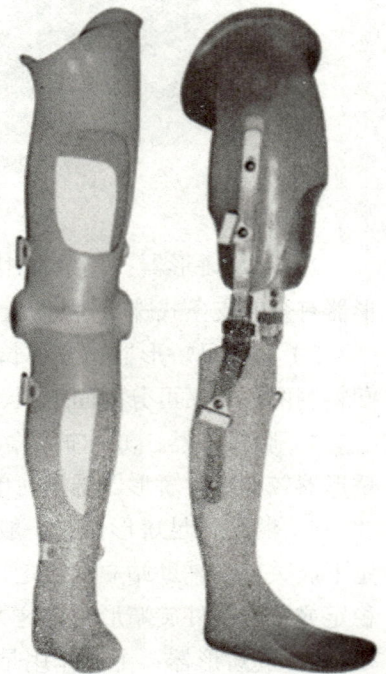

图 3-72 膝踝足矫形器

凸，限制腰椎各方向的活动。常用的腰骶椎矫形器有奈特型矫形器、威廉斯型矫形器、硬性矫形器、软性腰围、腰椎牵引带等（图 3-76）。

3. 使用指导

（1）装配矫形器的适应证　①需要对某个或数个关节加以制动。②需要对身体某种畸形加以矫正。③代偿失去的功能，如双下肢瘫痪者通过使用膝踝足矫形器辅助站立。④改善异常步态。⑤减免肢体承重。⑥促进骨折愈合。

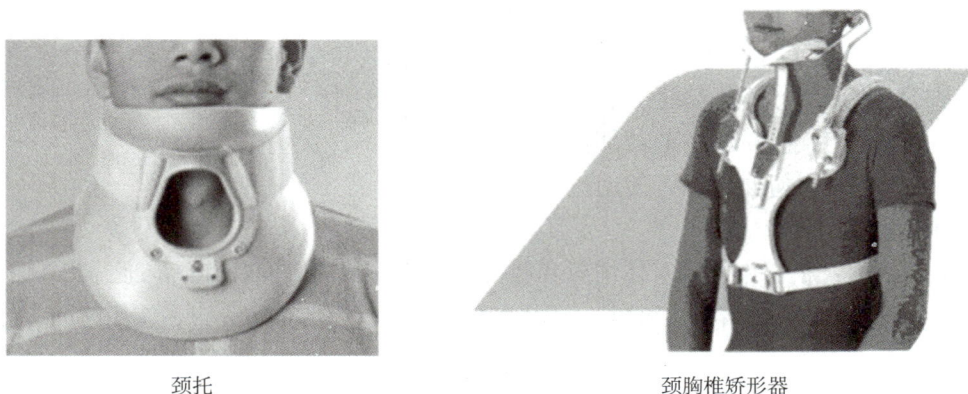
颈托　　　　颈胸椎矫形器

图 3-73　颈椎矫形器

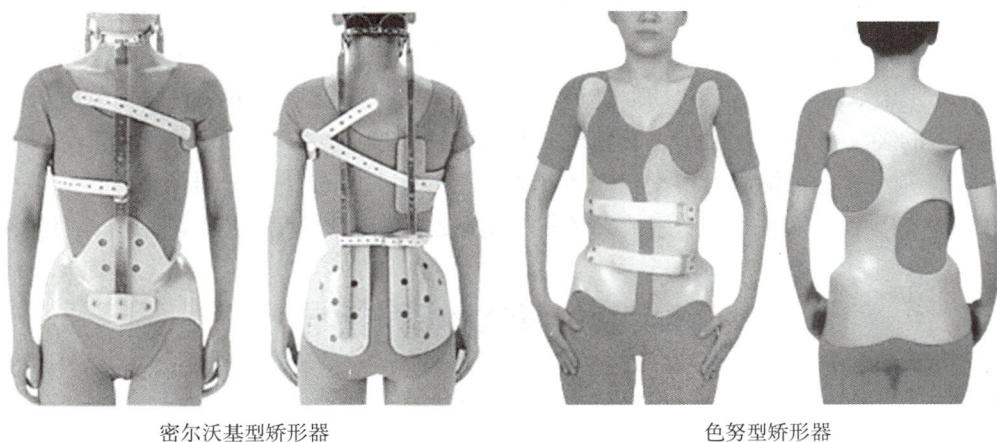
密尔沃基型矫形器　　　　色努型矫形器

图 3-74　脊柱侧弯矫形器

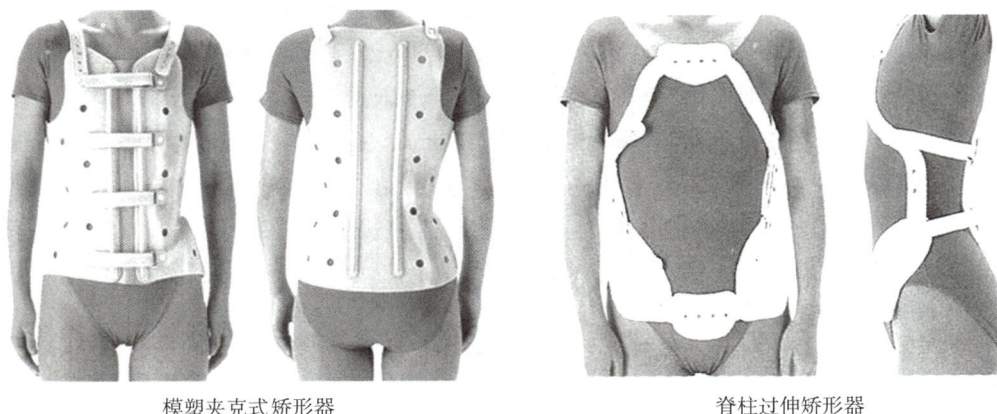
模塑夹克式矫形器　　　　脊柱过伸矫形器

图 3-75　胸腰骶椎矫形器

在使用矫形器时，应将矫形器的应用视为整体治疗的一部分，明确矫形器在不同治疗阶段所起的作用。若患者缺乏治疗信心，不能主动配合或身体特别虚弱时不宜使用矫形器。

（2）矫形器的使用程序　为了保证矫形器的正确使用，达到预期的治疗效果，矫形器在使用之前，要经过以下几个程序。

1）检查及诊断：包括患者的一般情况、病史、体格检查，拟穿戴矫形器部位的关节活动范围和肌力情况，是否使用过矫形器及其使用情况等。

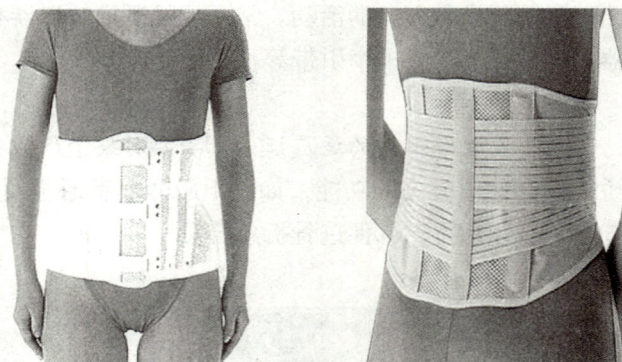
奈特型矫形器　　　软性腰围

图 3-76　腰骶椎矫形器

2）矫形器处方：根据患者的身体情况和各类矫形器的结构原理及其适应证开出矫形器处方。处方内容包括目的、要求、品种、材料、固定范围、体位、作用力的分布、使用时间等。

3）装配前治疗：根据患者的情况制订康复治疗方案，主要进行增强肌力、改善关节活动范围和协调能力的训练，为使用矫形器创造条件。

4）矫形器制作：包括设计、测量、绘图、取模、制造、装配等过程。

5）训练和使用：矫形器正式使用前，要进行试穿（初检），了解矫形器是否达到处方要求、舒适性及对线是否正确、动力装置是否可靠，如有问题，应进行相应的调整。调试好后，教会患者如何穿脱矫形器、穿上矫形器后如何进行活动。穿矫形器训练后，再由专业人员负责终检，包括检查矫形器的装配是否符合生物力学原理，是否达到预期的治疗目标，了解患者使用矫形器后的感觉和反应等。终检合格后方可交付患者正式使用。对长期使用矫形器的患者，应至少 3 ~ 6 个月随访 1 次，以了解矫形器的使用效果及病情变化，必要时进行修改和调整。

第八节　康复营养指导

导学

患者，男，49 岁，10 年前因车祸致胸 11、12 椎体骨折脱位，病情稳定后转至康复科治疗，目前仍有双下肢活动不利，二便不利，ADL 部分依赖。患者既往 2 型糖尿病病史 4 年，高血压病史 4 年，否认心脏病病史。查体：神清语利，BP 110/70mmHg，P 72 次/分；最低正常感觉平面位于腰 6，腰 6 以下感觉减退，腰 10 以下感觉消失；鞍区感觉消失，肛门自主收缩消失；双下肢肌张力增高，双下肢膝腱反射、跟腱反射活跃，髌阵挛、踝阵挛阴性，双侧 Babinski 征阳性。康复过程中，康复护理人员给予合理的营养指导，包括给予糖尿病饮食、高血压饮食等，注重保肝、护肝饮食，以低盐、低脂肪、低糖、富含维生素、膳食纤维、矿物质的食物为主，有效地促进了患者的功能康复。

学习重点

临床常见康复患者的营养指导。

学习难点

营养指导的内容及原则。

【概述】

（一）概念

康复营养指导是指在康复过程中，根据患者疾病或伤残情况结合康复治疗中的营养基本需求，指导患者合理补充营养（合理搭配、合理补充、合理安排膳食时间），指导与协助患者进食，恢复或维持患者良好的营养状态，达到提高抵抗力，增强体质，促进康复的目的。当机体受到损伤、极度疲劳或处于高度紧张状态时，人体对于营养的吸收和利用也会有一定的障碍，而给予合理的营养对于机体的恢复有极大的帮助。合理的营养既是临床治疗疾病必不可少的条件，也是康复治疗与护理过程中促进功能康复，预防继发残疾，增进机体健康的重要措施。

（二）营养指导的内容

1. 营养调查与营养评价 是进行营养指导的前提。营养调查是指运用各种手段了解患者的营养指标水平，判断其当前的营养状况，主要内容包括膳食调查、人体测量、临床体征检查及临床生化检测四部分。膳食调查主要包括称重法、查账法、询问法；人体测量包括体重身高测量、脂肪存储量测定、骨骼肌含量测定及肌酐 – 身高指数、标准体重测定。营养评价主要是通过对膳食调查、人体测量、临床体征检查及临床生化检查结果综合分析，对患者的营养状况做出判断，并提出营养指导意见。其主要包括测定身体组成的营养评价方法（body composition evaluation method, BCA 法）和主观的全面评价法（subjective global assessment, SGA 法）。

2. 能量摄取的指导 临床上一般根据患者的性别、年龄、体重、体力活动程度，计划好每日的总热量，同时合理分配能量。早餐占全天总热能 25%～30%，中餐约占全天总热能 40%，晚餐占全天总热能 30%～35%。但要根据实际康复过程中，机体的需求和消耗进行适当的调整。患者一天所需的总热量等于理想体重乘以热量级别；理想体重等于身高减去 105cm；热量级别量表见表 3–2。

表 3–2 不同体力劳动成人热量需求表

体型	卧床	轻体力	中体力	重体力
肥胖/超重	15	20～25	30	35
正常	15～20	25～30	35	40
消瘦	20～25	35	40	45～50

注：此量表单位为 kcal/（kg·d）。

3. 食物选择的指导 康复饮食的选择包括基本饮食和治疗性饮食两类。基本饮食包括普通饮食、软质饮食、半流质饮食和流质饮食 4 种。治疗性饮食包括高热量饮食、高蛋白饮食、低蛋白饮食、低脂肪饮食、低胆固醇饮食、低盐饮食、无盐低钠饮食、高纤维素饮食、少渣饮食等。一般情况下，合理膳食是指一日三餐所提供的营养必须满足人体的生长、发育和各种生理、体力活动的需要。因此，成年人每日的食谱应包括奶类、肉类、蔬菜、水果和谷物五大类。

4. 饮食分配的指导 饮食分配一般是按人体需要量来规定其蛋白质、脂肪、碳水化合物、维生素、膳食纤维的分配比例。临床上常将碳水化合物作为主要的能量供给，脂肪是重要能量供给，蛋白质作为必须能量供给。三大营养素的比例按照 60：25：15 原则进行配比。餐数及热量分配可根据患者的实际情况分为 1/3、1/3、1/3；1/5、2/5、2/5；1/7、2/7、2/7、2/7。

5. 进食方式的指导 临床营养的进餐方式主要分为普通进食、肠道内营养和肠道外营养。康复护理中，提倡只要患者具备部分进食能力，则建议其采用经口进食的方法，以促进患者的口腔摄食能力和吞咽能力，而不要过早地给予肠道内营养或肠道外营养。当患者完全丧失进食能力，但肠道内吸收状况良好时，可以采用肠道内营养，直接将化学性消化或不需消化的由中小分子营养素组成的营养物质注入胃肠道，以满足患者的营养需求。康复患者一般较少采用肠道外营养。

（三）营养指导的作用

营养指导的作用主要是满足机体康复所需要的营养支持。一般情况下，根据患者状态的不同调整能量的供给，如患者体温每超过正常体温1℃，则需多补充12%的热量；低蛋白血症患者，则需增补氨基酸和蛋白质；体温超过38℃以上者，体温每升高1℃时，成人补液要增加600mL左右，小儿要每千克体重增加20mL。成人的营养指导的作用主要表现在以下几个方面。

1. 促进伤残组织的修复 康复患者存在不同程度的组织损伤，在营养指导中帮助患者获得合理膳食，对维持机体的生理功能、增强免疫力、提高机体防御外来有害物质侵入的能力、构成和修复组织、恢复身体健康，有着极为重要的作用。

2. 维持机体代谢平衡 病、伤、残者在患病及康复过程中，由于打破了以往的能量代谢平衡，往往出现高摄入低代谢或高代谢低摄入等不同的营养问题，导致机体或者肥胖或者消瘦等不良现象的发生，部分患者BMI指数明显变化，对康复及今后的生活带来了巨大问题。因此，合理的饮食指导常可针对机体对营养素的额外消耗，有针对性地展开健康教育，有利于改善代谢变化和营养不良，促进疾病治愈和康复。合理的饮食和营养是治疗疾病和促进康复的重要措施。

3. 促进器官功能的康复 正常的进食方式，可有效提高机体的摄食能力、肠蠕动能力及排便能力；不同食物状态的选择（流质、半流质、固态）对于增强患者咀嚼能力是一个很好的补充；摄食中"一口量"的选择，对提高患者面部肌群及咽后壁肌群的收缩能力有较大的影响；摄食工具的选择可有效提高患者的手眼协调能力和平衡能力；与患者进行主动的膳食沟通可改善患者的听理解能力等。

（四）营养指导的注意事项

1. 因人而异 充分利用营养调查和营养评价制订合理的膳食计划。

2. 因时而异 根据患者病情变化，适时调整饮食计划。对不接受营养指导的患者，不可强迫其接受。注重患者家属或陪护的饮食健康教育。

3. 注重患者喜好及功能锻炼 利用患者味觉的喜好作为患者功能锻炼的辅助，将膳食指导与功能锻炼紧密结合起来。

【 营养指导的原则 】

1. 热量充足 每天摄取的热量应不低于12.6kJ，以14.7～16.8kJ最佳，其中每天蛋白质的含量应不少于150g。多吃富含维生素、矿物质和膳食纤维的食物。维生素具有维持骨骼、血管、肌肉的正常生理功能，促进人体新陈代谢，增强机体耐力与疾病抵抗力，维持正常循环功能，促进组织愈合的作用。矿物质如钙、铁、磷、钾、钠、锌等，具有维持机体组织正常生理功能和代谢，保证骨骼强度，协调肌肉收缩与舒张等作用，有利于康复治疗的完成。膳食纤维可减少病、伤、残者在康复过程中对有毒物质的吸收，促进排泄，防止肠道疾病，预防一些并发症如糖尿病、冠心病的发生，促进机体康复。正在接受康复训练的患者对热量需求相应较多，要按实际需要（根据体重和训练活动量计算消耗量）供给热量。

2. 膳食合理　建立合理的膳食制度，即合理安排一日的餐次、间隔时间及每餐的数量和质量。根据病、伤、残者的生理病理状况和年龄，分别提供不同的流质、半流质、软食、固体饮食等，同时食物应色、香、味俱全，以增进患者食欲。中青年的饮食中要适当限制动物脂肪及胆固醇含量高的食物，烹调应选用植物油，防止肥胖等疾患，保证蛋白质供应量，增加吸收率，满足机体代谢及组织康复的需要。老年人应以低热量、低脂肪、低动物蛋白、多蔬菜、多水果为主，矿物质的供应中，应注意补充钙、锌和铁，降低钠的摄入量，还应补充维生素 E 与硒而抗衰老。此外，经常补充维生素 C 和 B 族维生素，可增强机体耐受力和免疫功能。多食益智、健脑、养护血管的食物，可促进患者的思维和记忆力的恢复，增强毛细血管弹性，有利于降血压，防止血管硬化，减少机体退化性疾病。如长期卧床患者为预防泌尿系并发症，应大量摄入液体，但心功能不全者则不宜摄入过多，以免增加心脏负荷。

3. 营养均衡　饮食中要有丰富的谷类、蛋白质、蔬菜、水果等，用植物油烹调，做到粗细搭配、荤素结合、品种多样、营养全面。谷类是机体热能的重要来源，每日所进谷类最好是粗粮和细粮多样搭配，混合食用。蛋白质类包括各种畜禽肉类，鱼、虾、蟹等海产品，蛋类、乳类、大豆及豆制品等。动物蛋白质的量最好能达到机体需要蛋白质量的 1/3。如不足，可用植物蛋白来补充。蔬菜、水果是矿物质和维生素的重要来源，日常饮食中，蔬菜、水果必不可少，成人每天应摄入 400～500g 的蔬菜。烹调油在膳食中可供给一部分热能和必需脂肪酸，促进脂溶性维生素的吸收，还能增加菜的香味而增进食欲。但要防止过量食用饱和脂肪酸，少用动物脂肪，多用植物油，同时要防止脂肪总量摄入过多。

4. 特殊指导　对于神经恢复期的患者可采用口服维生素 B_1、维生素 B_6、维生素 C、ATP 或肌酸、牛磺酸等，有利于神经的恢复。对于肌肉恢复期的患者应用高蛋白饮食，同时服用多种氨基酸、维生素及肌酸，其中适量增加谷氨酰胺的服用量，有利于肌肉的康复。对于骨骼恢复期的患者在饮食中注意多饮用骨头汤、鱼汤，以增加饮食中钙、磷和胶原蛋白的摄入量，同时服用钙制剂，以氨基酸钙最容易吸收，而氨基酸又是人体所需要的营养素，如天门冬氨酸钙（每天 1～2g）、甘氨酸钙等。对于过度劳累及易疲劳人群适当应用中医药方法，以补气血、健脾胃，可加服肌酸、牛磺酸、**精氨酸**、B 族维生素等，均会取得满意的效果。对于化疗、放疗的肿瘤病人要根据其食欲、咀嚼、吞咽功能选择易消化、高蛋白的食物，并少量多餐，增加食欲。

【应用】

（一）脑卒中患者

脑卒中患者由于疾病原因，常导致肢体活动不利，卧床，甚至神志不清，进食障碍；由于生理及心理因素，致使患者食欲下降；患病后能量消耗增多，处于负氮平衡状态而致营养不良。所以，在脑卒中患者康复过程中，营养支持至关重要。

1. 饮食的一般原则　餐次以一日三餐为主，每餐之间间隔 5～6 个小时，消化能力差的患者可酌情加餐。进食量每日主食为 300～500g，也可以根据个人体质、活动强度、性别等因素来调整。饮食以易消化（汤类、粥类），富含膳食纤维、维生素及微量元素（蔬菜、水果），高蛋白（豆制品、瘦肉、海产品）饮食为主；少食刺激性食物，限制脂肪、糖类、盐的过量摄入，每日食盐量不超过 6g，戒烟戒酒。多食健脑食品，如坚果类包括核桃仁、松子、瓜子等，也可选用羊肉、鱼肉、牛肉等含膳食纤维多的健脑食品。

2. 营养指导 促进神经细胞的修复和神经功能的康复，保护脑功能。饮食上强调个性化，根据脑卒中的不同时期和患者的不同情况决定进食方法和膳食结构。

（1）急性期 经静脉与经口营养支持相结合，给予混合奶、蛋白质、脂肪。昏迷时间较长者，可给予高热量、高蛋白混合奶，具体为每日蛋白质 90～110g，脂肪 100g，糖类 300g，总热量 10.46kJ，总液体量 2500mL，每次 300～400mL，每天 6～7 次，不宜食用可引起肠胀气的食物。脑卒中老人由于长期卧床，胃肠蠕动减慢，大约有 80% 的患者可发生便秘，故进普通膳食时，应增加膳食纤维的摄入；对进软食的患者，亦要多供给水果。各餐的分配，以早、午餐量稍多，晚餐量少为宜，也可采取少食多餐的方法。

（2）恢复期 要注意纠正营养失调。体重正常者，提供常规热量，低盐、低脂肪、高维生素、高膳食纤维的饮食；身体肥胖者，应提供低热量、低盐、低脂肪、高膳食纤维饮食。适当进食补气养血、滋补肝肾的食物及滋养之品，如鸡蛋、蜂蜜、兔肉、甲鱼、羊肝、猪蹄、鹅肉、黑豆、松子、芝麻、梨及菠菜等，促进功能恢复和防止复发。禁用可兴奋神经中枢的食物，如咖啡、浓茶、酒及刺激性强的调味品。为保护心脑血管系统及神经系统，应少食鸡汤、肉汤，忌暴饮暴食。随着病情好转，患者胃口也随之好转，此时要特别注意控制热量，一般家属对这点往往容易忽视，任其食用，导致热量过剩、肥胖，从而对康复不利。应戒酒、烟。每日水的摄入量以1000～1500mL 为宜，有利于代谢及防止泌尿系统结石。

（二）脊髓损伤患者

脊髓损伤可导致患者部分肢体功能障碍及截瘫的发生，患者活动能力下降，生理、心理及生活环境变化，可致食欲不佳、营养不良。此时，瘫痪肢体的肌肉组织萎缩，将严重影响患者日常生活动作的完成，并增加压力性损伤和便秘的发生率。因此，脊髓损伤者饮食宜多样化，膳食平衡，防止肥胖和压力性损伤的发生及加强排便功能的调节。

日常生活饮食原则：以高纤维、低脂肪、低油、低胆固醇饮食为主。应避免高热量、高胆固醇的食物，摄取足量蛋白质和维生素，增加高膳食纤维类食物如蔬菜、谷类、水果和足够水分。患者应多摄取富含维生素类的食物（如蔬菜、水果），维生素具有调整身体功能状态的作用，尤其是维生素 A 和维生素 C 可以保护皮肤健康，对预防压力性损伤的发生是不可缺少的，同时可预防便秘。蔬菜类多选用胡萝卜、菠菜、萝卜、甘蓝、葱、黄瓜、莴苣等，每天最少摄取 300g。摄取食物要多样化，低盐、低脂肪，维持理想的体重。摄取淀粉、非精制的碳水化合物类食物，提供身体需要的能量，预防排便异常。多喝水，多排尿，预防结石的发生。适量摄入蛋白质，多选用鱼、肉、蛋、奶制品、豆制品等，最好是将动物性蛋白质（鱼、肉、蛋、奶制品等）和植物性蛋白质（豆制品等）搭配摄取，但要注意由于此类食物的热量也较高，勿过多食用。同时要注意有规律地一日三餐。适当改变脊髓损伤者进食时的体位，对纠正营养不良及便秘也有一定的作用。

（三）高龄患者

高龄患者的生理特点是基础代谢及合成代谢降低，分解代谢增高，身体水分、骨组织中的矿物质和骨基质减少，内脏功能下降，营养素吸收、转化、利用下降，食欲下降，故对各种营养素的需求不同。

高龄患者的每日蛋白质摄入量要比一般成年人略高，占每日总热量的比例可适当提高

16%～17%。脂肪的摄入量不宜过多，以占总热量的20%～30%为宜，以富含不饱和脂肪酸的植物油为主。碳水化合物应占总能量的50%～60%，宜选择复合碳水化合物的淀粉类为主食，且多选择粗杂粮。宜多食水果、蔬菜等富含膳食纤维的食物，增加肠蠕动，防止便秘。应给予充足的矿物质和维生素，钙每天1～2g，铁每天15mg；多食富含维生素C的水果、蔬菜，以利于铁的吸收；维生素D每天10μg；维生素E每天30mg；维生素C每天130mg。给予充足的水，每天每千克体重30mL。

（四）呼吸困难患者

以慢性阻塞性肺疾病（COPD）患者为例。COPD患者的营养代谢具有高代谢、高消耗、负氮平衡、体重进行性下降等特点，故COPD患者的营养支持要根据其病理生理特征进行补充。

由于碳水化合物的呼吸商最高，如果作为能量主要来源，会消耗大量的氧气并产生大量的二氧化碳，而增加通气负担。近年来的研究表明，降低膳食中碳水化合物比例，可减少机体内二氧化碳的产生。而脂肪具有较低的呼吸商，较少增加呼吸负担，对改善肺组织结构及免疫功能有益。因此，主张COPD患者选择高不饱和脂肪酸、低碳水化合物的饮食。同时，COPD患者常伴有蛋白质营养不良，适当增加蛋白质的摄入量可增强呼吸肌的收缩力，增加通气功能，从而降低体内二氧化碳的产生。此外，COPD患者呼吸肌负担加重，能量消耗大，磷和镁的消耗增加，呼吸肌易疲劳，容易发生低磷、低镁、低钙及低钾血症，影响呼吸肌的功能，故适时补充微量元素也是非常必要的。总之，对COPD患者的营养支持应在控制总摄入量的同时，少量多餐，增加鱼、肉、蛋、奶及水果、蔬菜的摄入，将有助于提高机体的抗病能力，改善通气功能，促进肺功能的康复，延缓病程的发展。

（五）长期卧床患者

长期卧床患者因其久卧，运动量减少，精神及食欲欠佳，机体抵抗力下降，影响机体的营养代谢，骨质流失，维生素摄入不足，易发生营养不良。因此，合理的营养供给对促进机体康复及增强抵抗力是至关重要的。同时，由于患者长期卧床，活动量小，肠蠕动减少，易造成便秘。所以，营养指导的总原则是高蛋白、低脂肪、高维生素、丰富的矿物质及微量元素、充足的水分、低盐饮食。在补充营养的同时，要注意粗纤维食物的补充，多吃一些蔬菜、瓜果和粗粮以增加膳食纤维的摄取，增进肠蠕动，防止便秘。由于长期卧床容易发生压力性损伤，适当补锌有助于防止压力性损伤的发生并可促进压力性损伤的愈合。每天饮水要充足，食物水加上饮水一般每天应在2500～3000mL，不要因为会增加患者的大小便而限制食量和水量。饮食烹调方法应采用少油、清淡、易消化，少用或不用油炸食品，脂肪过多易导致吸收不良，出现腹泻。吞咽困难的患者，尽可能采用半流质食物，少量多餐，可将食物做成精致的细碎食物，将一日三餐改为少量多餐。

第四章
临床常见功能障碍的康复护理

第一节　中枢神经损伤后运动功能障碍的康复护理

导学

患者，男，65岁，脑梗死致右侧肢体活动不利伴言语略笨拙1个月，现表情淡漠，不完全运动性失语，无饮水呛咳，右侧鼻唇沟略浅，伸舌略右偏。Brunnstrom偏瘫功能分级：右上肢、右手、下肢均为Ⅲ级，肌张力略高，右侧肢体腱反射亢进，右下肢Babinski征（+）、Chaddock征（+），左下肢Babinski征（－）、Chaddock征（－）；右侧肢体浅感觉略减退，深感觉正常。在康复评定的基础上，制订了康复治疗护理计划。经过3个月的康复治疗与护理，患者右侧肢体肌力明显提高，Brunnstrom偏瘫功能分级：右上肢、下肢均为Ⅴ级，右手为Ⅳ级，生活基本自理。

学习重点

中枢神经损伤后运动功能障碍的康复护理措施及康复教育。

学习难点

中枢神经损伤后运动功能障碍的康复护理评定。

【概述】

中枢神经系统（central nervous system, CNS）包括脑和脊髓。常见的中枢神经系统疾病有脑血管意外、颅脑损伤、小儿脑瘫、脊髓损伤等。各种原因如动脉硬化、感染、外伤、药物、遗传等均可导致中枢神经损伤。

不同的神经结构受损后，其临床症状各有特点，主要有运动功能障碍、失语、感觉功能障碍、吞咽功能障碍、认知障碍、精神情绪障碍、大小便功能障碍及性功能障碍等，尤其是运动功能障碍，患者可出现偏瘫、截瘫、单瘫、四肢瘫，严重影响日常生活，也增加了社会及家庭的负担。而早期积极的康复治疗和康复护理介入，可预防并发症，减轻残疾和提高生活质量，使患者能够重新回归家庭和社会。

【评定】

中枢神经损伤后运动功能障碍的评定，对于判定病情程度、制定康复护理目标、评价康复护理疗效、调整康复护理方案、判断预后具有重要的意义。应根据患者的病种及病情，选择对应的评估手段进行功能评定。目前常用的有 Brunnstrom 偏瘫功能评定法、简化 Fugl-Meyer 评定法、上田敏偏瘫功能评定法等。

（一）Brunnstrom 偏瘫功能评定法

Brunnstrom 将脑血管意外后肢体偏瘫恢复过程结合肌力、肌张力变化情况分为 6 级进行评定，反映偏瘫的发生、发展和恢复的过程（表 4-1）。

表 4-1　**Brunnstrom 偏瘫功能恢复过程六阶段及功能评定标准表**

级别	上肢	手	下肢
I	无随意运动	无随意运动	无随意运动
II	开始出现痉挛，肢体协同动作或一些成分开始作为联合反应而出现	能开始粗的抓握，有最小限度的屈指动作	出现痉挛，有最小限度的随意运动
III	痉挛加剧，可随意引起共同运动，并有一定的关节运动	能全指屈曲，钩状抓握，但不能伸展，有时候可由反射引起	①随意引起共同运动或其成分。②坐位和立位时，髋、膝、踝关节可屈曲
IV	痉挛开始减弱，出现一些脱离共同运动模式的动作：①手能置于腰后部旋转。②上肢前屈 90°（肘关节伸展位）。③屈肘 90°前臂能旋前、旋后	拇指能侧方抓握及带动松开，手指能部分随意的、小范围的伸展	开始脱离共同运动的动作：①坐位，足跟触地，踝关节能背屈。②坐位，足跟触地，屈膝大于 90°时可将足部向后滑动
V	痉挛减弱，基本脱离共同运动，出现分离运动的动作：①上肢外展 90°（肘关节伸展位，前臂旋前）。②上肢前平举及上举过头（肘关节伸展位）；伸直肩前屈 30°；90°前臂旋前和旋后。③肘关节伸展位，前臂能旋前、旋后	①用手掌抓握，能握圆柱状及球形物，但不熟练。②能随意全指伸开，但范围大小不等	从共同运动到分离运动的动作：①立位、髋关节伸展位能屈膝。②立位、膝关节伸直位，足稍向前踏出，踝关节能背屈
VI	痉挛基本消失，协调运动正常或接近正常	①能进行各种抓握。②全范围的伸指。③可进行单个指活动，但比健侧稍差	协调运动大致正常：①立位，伸膝情况下髋关节能外展超过骨盆上提的范围。②坐位，髋关节可交替地内、外旋，并伴有踝关节内、外翻

（二）简化 Fugl-Meyer 评定法

Fugl-Meyer 评定法是由 Fugl-Meyer 等在 Brunnstrom 偏瘫功能评定法的基础上制定的综合躯体功能的定量评定法，其内容包括上肢、下肢平衡、四肢感觉功能和关节活动度的评测，科学性较强，故在有关科研中多采用此法。而简化 Fugl-Meyer 评定法是一种只评定上、下肢运动功能的简化评定形式，具有省时简便的优点。简化 Fugl-Meyer 运动功能评定中各单项评分充分完成为 2 分，不能完成为 0 分，部分完成为 1 分。其中上肢 33 项，下肢 17 项，上、下肢满分为 100 分，可以根据最后的评分对脑血管意外患者的运动障碍严重程度进行评定。

（三）上田敏偏瘫功能评定法

日本的上田敏等认为，Brunnstrom 偏瘫功能评定法从完全偏瘫至完全恢复仅分为 6 级是不够的，故在该法基础上，将偏瘫功能评定分为 12 级，并进行了肢位、姿势、检查种类和检查动作的标准化判定。

（四）运动功能评定量表

运动功能评定量表（motor assessment scale, MAS）是由澳大利亚的 Carr 等于 1985 年提出的，由 8 个不同的运动功能项目和 1 个有关全身肌张力的项目组成，每一项评定记分为 0 ～ 6 分。检测内容有仰卧位翻至侧卧位、侧卧位至床边坐、坐位平衡、坐位至站位、行走、上肢功能、手的运动和手的精细活动等。

（五）Rivermead 运动指数

Rivermead 运动指数（Rivermead mobility index, RMI）是由英国 Rivermead 康复中心于 1991 年编制的，是康复治疗中对患者运动障碍程度和治疗进展情况进行简便的定量测定方法之一。该方法针对性强，简单、实用，易于掌握，包括 14 项活动方面的询问内容和 1 项直接观察内容，共 15 项评测内容和 2 个功能等级（0 ～ 1 分），能独立完成规定的运动为 1 分，不能完成则为 0 分。

（六）改良 Ashworth 肌张力分级评定法

该方法主要用于上运动神经元损伤肌张力增高的评定，通过被动活动关节来了解受累肌肉的张力情况（详见本章第七节）。

（七）运动指数评分法（motor index score, MIS）

美国脊髓损伤学会（American spinal injury association, ASIA）选出一些关键性的肌肉，即 10 个脊髓神经节段的运动神经轴突所支配的关键肌进行评定。评定时分左、右侧进行，用 MMT 法测定肌力，如测得肌力为 1 级则评为 1 分，为 5 级则评为 5 分，最高为左侧 50 分、右侧 50 分，共 100 分。评分越高表示肌肉功能越佳，据此可评定运动功能（表 4-2）。

表 4-2　运动指数评分

关键肌肉	平面	右侧的评分	左侧评分
肱二头肌	C_5	1 ～ 5	1 ～ 5
桡侧伸腕肌	C_6	1 ～ 5	1 ～ 5
肱三头肌	C_7	1 ～ 5	1 ～ 5
中指指深屈肌	C_8	1 ～ 5	1 ～ 5
小指外展肌	T_1	1 ～ 5	1 ～ 5
髂腰肌	L_2	1 ～ 5	1 ～ 5
股四头肌	L_3	1 ～ 5	1 ～ 5
胫前肌	L_4	1 ～ 5	1 ～ 5
拇长伸肌	L_5	1 ～ 5	1 ～ 5
腓肠肌	S_1	1 ～ 5	1 ～ 5

应注意的是，脊髓损伤患者的残存肌力是决定康复效果的重要因素之一。将肌力量化，随时掌握各肌肉力量的大小是制订增强肌力训练方案和决定是否使用矫形器、自助具及特殊辅助装置的根据。

（八）运动姿势发育、原始反射及自动反应评定

该方法主要用于小儿脑瘫的评定。

1. 运动发育落后的评定

（1）头部控制 正常的婴儿一般 4～6 个月时已经能很好地控制头部，在任何体位下都可以翻正头部，并始终将头部保持在正中位置。而迟缓型和不随意运动型脑瘫患儿头翻正能力降低，头部的控制能力差，表现为抬不起头和姿势异常。

（2）翻身 一般 6～8 个月的婴儿能独立翻身，动作流畅。迟缓型、痉挛性、不随意运动型脑瘫患儿由于肌张力异常、发育迟缓与异常反射的存在，妨碍肩部与骨盆间的相对旋转而不能完成翻身动作。

（3）跪、爬 正常婴儿 7～12 个月时可以四点跪，18 个月时可以直跪；7～8 个月时开始腹爬，9 个月可以四肢爬，10 个月以后可以爬高。应注意患儿以上动作的出现时间。

（4）站立 8 个月的婴儿开始能扶着栏杆站起来，至 10 个月已能独立站稳。

（5）行走 正常的小儿 12～18 个月就具备了行走的能力，而且逐渐平稳。脑瘫患儿由于颈、躯干的控制差及肌张力异常或没有足够的肌力等，最终导致患儿不能行走或行走姿势异常，如双腿交叉、腕肘屈曲、用脚尖行走等。

2. 姿势发育的评定 姿势发育又称粗大运动发育，主要指小儿整体性动作行为的发育。对于姿势发育的评定，可选择 Peabody 运动发育量表（Peabody developmental motor scale, PDEMS）、脑瘫儿童粗大运动功能评估（gross motor function measure, GMFM）。

3. 原始反射的评定

（1）拥抱反射（Moro reflex） 用手将小儿两肩拉起，使头背伸，但不离床，突然松手，患儿表现为双上肢外展，拇、示指末节屈曲，各指扇形展开，肩和上肢内收，屈曲；下肢亦伸展，足趾展开，小儿多有惊吓状，正常 0～3 个月消失。伸展相表现为两上肢突然向外伸展，迅速落在床上，正常 3～6 个月消失。不出现以上反应则为阴性。肌张力增高时该反射亢进；手臂屈肌痉挛时此反射减弱或消失；肌张力低下或早产儿呈阴性。如果此反射持续存在表示有大脑损伤，运动发育会有障碍，特别是平衡功能无法发展。

（2）紧张性迷路反射（tonic lumbar reflex, TLR） 使小儿俯卧位时头稍前屈，则四肢屈曲，两腿屈曲于腹下；使小儿仰卧位时头轻度背屈，出现四肢伸展，正常 4 个月左右消失，痉挛型脑瘫此反应增强延长。

（3）非对称性紧张性颈反射（asymmetrical tonic neck reflex, ATNR） 仰卧位使小儿头部转向一侧，可见颜面侧上下肢伸直，对侧上下肢屈曲，为阳性，否则为阴性（图 4-1）。正常此反射 2～3 个月消失，过早消失可能有肌张力不全；强反应或持续存在则见于锥体束或锥体外系的病变，是重症脑瘫的体征，可阻碍小儿翻身动作。

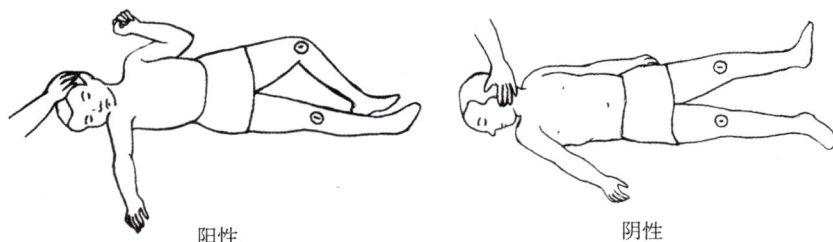

阳性　　　　　　　　　　阴性

图 4-1 非对称性紧张性颈反射

（4）握持反射 ①手握持反射（palmar grasp）：刺激小儿尺侧手掌，引起小儿屈曲握物，正常2～3个月消失，过强反射或持续存在可见于痉挛型瘫痪或核黄疸，不对称见于偏瘫或脑外伤。②足握持反射（plantar grasp）：仰卧位触碰婴儿足趾球部见足趾屈曲，正常12个月后消失，或行走之前必须消失。该反射缺如提示有脑损伤。

（5）交叉伸展反射（crossed extension reflex） 仰卧位使一侧下肢屈曲、内旋并向床面压迫，可见对侧下肢伸展；使屈曲侧的下肢伸展，可见对侧伸展的下肢屈曲，正常1～2个月消失。此反应延长表示有脑损伤。

（6）躯干侧弯反射（galant reflex） 小儿呈直立位或俯卧位，手划小儿侧腰部，可引起躯干向刺激侧弯曲，正常3～6个月消失，偏瘫时一侧减弱或消失，不随意运动型脑瘫往往亢进或持续存在。

4. 自动反应的评定

（1）翻正反应 ①颈翻正反应（neck righting reaction）：仰卧位将头向一侧回旋，见整个身体也一起回旋，为阳性反应，正常10个月出现，5岁消失。②躯干翻正反应（body righting reaction）：仰卧位使下肢和骨盆向一侧回旋，小儿主动将头抬起，翻至侧卧位后，由于皮肤的非对称性刺激，身体又主动回到仰卧位，正常2岁出现，5岁后消失。

（2）平衡反应 ①倾斜反应（tilting reaction）：将小儿仰卧或俯卧于平衡板上左右倾斜，小儿头直立，一侧上下肢屈曲，一侧上下肢伸直，正常6个月后开始出现。②坐位反应（sitting reaction）：包括前方、侧方、后方平衡反应。让小儿取坐位，向前方、侧方、后方推小儿身体，此时小儿上肢主动向前方、侧方、后方伸展支撑。正常时，前方平衡6个月出现，侧方平衡7个月出现，后方平衡10个月出现。③立位反应：使立位小儿主动前后，一侧下肢向另一侧伸出，支持身体保持不倒，正常时前方平衡12个月出现，侧方平衡18个月出现，后方平衡24个月出现。

（3）保护性伸展反应（parachute reaction） 又称降落伞反应，支撑小儿腋下，使头向下由高处接近床面，小儿出现两上肢对床呈支撑反应，为阳性，否则为阴性（图4-2）。此反应正常6个月出现，维持终生，6个月仍未出现为四肢瘫痪或痴呆。

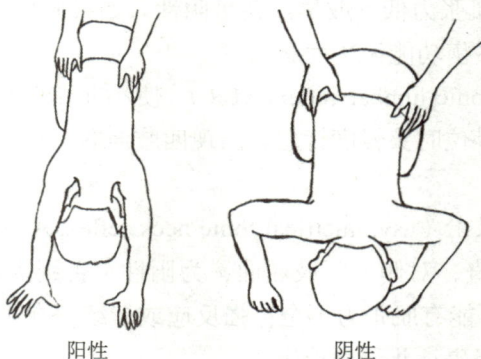

阳性　　　　阴性

图4-2　保护性伸展反应

【康复护理】

（一）护理评估

1. 一般情况及障碍评估　评估患者的一般情况、运动和感觉功能障碍的部位及其程度等。

2. 分期评估　根据患者的中枢神经损伤时间进行运动功能障碍的分期评估。

3. 并发症评估 评估患者有无关节挛缩畸形、废用综合征、误用综合征、异位骨化症等并发症。

（二）常见护理诊断/问题

1. 躯体移动障碍 与神经肌肉损伤有关。

2. 有关节挛缩的危险 与患者的痉挛模式和错误姿势有关。

3. 有压力性损伤的危险 与长期卧床及异常姿势导致的强迫体位有关。

4. 有感染的危险 与中枢神经损伤后运动功能障碍致长期卧床有关。

（三）康复护理措施

1. 良肢位摆放 脑血管意外患者急性期正确的体位摆放可以抗痉挛，预防关节脱位、挛缩，促进分离运动的出现。早期床上正确体位摆放，对防止痉挛姿势的出现和继发性损害（如上肢屈曲、足下垂、足内翻、肩关节半脱位等）有重要的意义（详见第三章第二节）。

2. 被动运动 如果患者昏迷时间过久或因其他原因（如全瘫、严重并发症），在数日后仍不能做主动运动的，应做患肢关节的被动活动。通过被动活动关节，既可以预防关节活动受限（挛缩）和变形，保持关节最大的活动范围，又能促进肢体血液循环和增加各种感觉输入。

被动活动应注意以下几点：①活动顺序应从近端关节至远端关节，各关节的诸运动方向都要进行，每次每个关节做 3～5 遍，每天做 2 次。②要充分固定活动关节的近端关节，以防止代偿运动，应多做与痉挛相反的活动。③两侧均要进行，先做健侧，后做患侧。④被动运动要在关节正常活动范围内进行，若患者出现疼痛，不可勉强。⑤对容易引起变形或已有变形的关节要重点运动。⑥动作要轻柔、缓慢，有节律性，循序渐进，避免因粗暴动作造成软组织损伤。

3. 床上活动 一旦患者神志清醒，生命体征稳定，当肢体肌力部分恢复时，可进行早期的助力运动；待肌力恢复至 3～4 级时，可让患者进行主动活动。

（1）双手交叉上举训练 患者仰卧，双手手指交叉，患手拇指置于健手拇指之上（Bobath 握手），用健侧上肢带动患侧上肢在胸前伸肘上举，然后屈肘，双手返回置于胸前，如此反复进行。上肢屈伸运动促使患侧上肢打破屈肌运动模式。上举过程中，要保证肩胛骨前伸，肘关节伸直，患者可将其上肢上举过头。

（2）双手交叉摆动训练 在完成双手交叉上举训练的基础上，进行上举后向左、右两侧摆动训练。摆动的速度不宜过快，但幅度应逐渐加大，并伴随躯干的转移，以增加躯干的控制及稳定性，为后期坐起及站立训练奠定基础。

（3）分离运动及控制能力训练 患者仰卧，康复护理人员支撑患侧上肢于前屈 90°，让患者上抬肩部使手伸向天花板并保持一定的时间，或患侧上肢随康复护理人员的手在一定范围内活动，并让患者用患手触摸自己的前额、另一侧肩部等部位，增加患者对上肢的运动控制和感觉输入，为后期作业治疗做准备。

（4）"桥式"运动 患者仰卧，上肢伸直放于体侧，双腿屈髋屈膝，足支撑在床上。嘱患者将臀部主动抬起，并保持骨盆成水平位，维持一段时间后慢慢放下，称为双桥式运动。训练开始时，康复护理人员可通过轻拍患侧臀部，刺激其活动，帮助伸髋。随着控制能力的改善，为了进一步提高患侧髋关节伸展控制能力，可逐步调整桥式运动的难度。如将健足从治疗床上抬起，或将健腿置于患腿上，以患侧单腿完成桥式运动（图 4-3）。

（5）屈曲分离训练 患者仰卧，上肢置于体侧。康复护理人员屈曲患者髋关节和膝关节，一手将患足保持在背屈位、足底支撑于床面；另一手扶持患侧膝关节，维持髋关节呈内收位，令患足不离开床面完成髋、膝关节屈曲，然后缓慢地伸直下肢，如此反复练习。

（6）伸展分离训练　患者仰卧，患膝屈曲。康复护理人员用手握住患足（不应接触足尖和足底），使其充分背屈和足外翻。随后缓慢地诱导患侧下肢伸展，让患者不要用力向下蹬，并避免髋关节出现内收、内旋。

（7）髋控制能力训练　摆髋是早期髋控制能力的重要训练方法。患者仰卧，双腿屈髋屈膝，足支撑在床上，双膝从一侧向另一侧摆动。同时，康复护理人员可在健膝内侧施加阻力，加强联合反应以促进患髋由外旋回到中立位。进一步可进行患腿分、合运动。

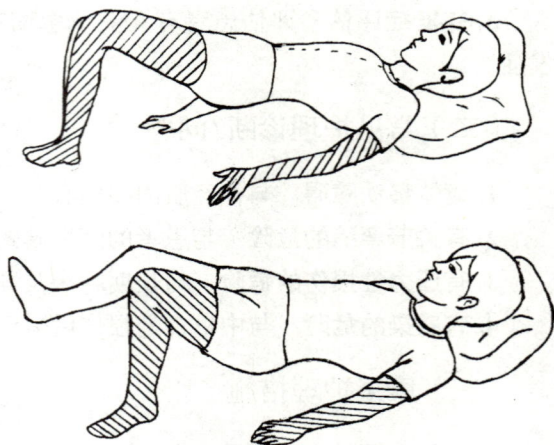

图 4-3　桥式运动
注：虚线表示患侧

（8）踝背屈训练　患者仰卧，双腿屈髋屈膝，双足踏在床上。康复护理人员一手拇指、示指分开，夹住患侧踝关节的前上方，用力向下按压，使足底保持在床面上，另一手使足背屈外翻。当被动踝背屈抵抗消失后，让患者主动保持该位置，随后指示患者主动背屈踝关节。

（9）翻身训练　偏瘫患者仰卧，双上肢 Bobath 握手伸肘，头转向要翻转的一侧，肩上举约90°，健侧上肢带动患肢伸肘向前送，用力转动躯干向翻身侧，同时摆膝，完成肩胛带、骨盆带的共同摆动而达到侧卧。截瘫患者向一侧翻身时，先将一侧下肢放置在另一侧下肢上，翻转上身呈半侧卧位，扭转身体呈俯卧位。如向侧方移动时，先移头肩向一侧，两手抱自己的腰移向同侧，再分别抱下肢移向同侧，或利用惯性反射完成移动；对于脑瘫患儿，在翻身时，康复护理人员需要握住患儿的髋部，轻轻推向一侧，练习向不同方向翻身，注意令患儿上肢上举。

（10）肌肉与关节牵伸训练　主要是针对脊髓损伤的患者，包括腘绳肌牵张、内收肌牵张和跟腱牵张。腘绳肌牵张是为了使患者直腿抬高大于90°，便于患者独立坐起。患者取坐位，康复护理人员面向患者侧坐，将患者一侧小腿放置于康复护理人员的肩上，用手固定膝关节，用躯干的力量向患者头部方向倾斜，使患者下肢保持直腿抬高90°以上，程度以患者能够耐受为度，持续5～10分钟，然后换另一侧下肢。内收肌牵张是为了避免患者因内收肌痉挛而造成阴部清洁困难。跟腱牵张是为了避免跟腱发生挛缩，以进行步行训练。牵伸训练可以帮助训练肌肉张力，从而对痉挛有一定的治疗作用（详见第四章第七节）。

4. 坐位训练　应尽早让患者坐起，可以防止肺部感染，改善心肺功能。通常先从半坐位开始，如果患者无明显的体位性低血压症状出现，可逐渐增大坐起角度、延长坐起时间、增加坐起次数。

（1）坐起训练　偏瘫患者首先从仰卧位变换为健侧卧位，让患者将健腿插入患侧小腿的下方，以健腿带动患腿向健侧翻身，并向床边挪动；健侧肘关节屈曲撑起躯干；再用健腿将患腿勾到床边，双足移到床沿下，用健手推床坐起。移开交叉的双腿，双脚着地。必要时康复护理人员可以一手放在患者的健侧肩部，另一手放在患者的臀部帮助其坐起。注意在帮助患者时千万不能拉患侧肩部。

（2）坐位平衡训练　偏瘫患者坐起后，有向患侧倾倒的趋势，需要进行坐位平衡训练。平衡训练分为静态平衡训练和动态平衡训练。静态平衡训练要求患者无支撑下在床边或椅子上静坐位，髋、膝和踝关节均屈曲90°，足踏地或支撑台，双足分开约一脚宽，双手置于膝上。康复护理人员协助患者调整躯干和头至中立位，当感到双手已不再用力时松开双手，此时患者可保持该姿势数秒，然后慢慢地倒向一侧。随后康复护理人员要求患者自己调整身体至原位，必要时给予帮助。静态平衡完成后，让患者自己双手手指交叉，伸向前、后、左、右、上和下方并有重心相应的移动，此为自动态坐位平衡训练。患者一旦在受到突然的推、拉外力仍保持平衡时（被动态平衡）就可以认为已完成坐位平衡训练。截瘫患者需保持长坐位，即髋关节屈曲90°，膝关节完全伸展的坐位。一手支撑，另一手抬起保持平衡，然后双手抬起保持平衡，康复护理人员在后方保护。稳定性增加后，患者在垫上保持长坐位，康复护理人员与患者做接、投球练习，提高患者长时间坐位下的动态平衡。

（3）坐位时身体重心向患侧转移训练　偏瘫患者坐位时常出现脊柱向健侧侧弯，身体重心向健侧偏移。康复护理人员坐在患者患侧，一手置于患侧腋下，协助患侧上肢肩胛带上提，肩关节外展、外旋，肘关节伸展，腕关节背伸，患手支撑于床面上；另一手置于健侧躯干或患侧肘部，调整患者姿势，使患侧躯干伸展，完成身体重心向患侧转移，达到患侧负重的目的。

5. 站立位训练

（1）站起训练　详见第三章第三节椅坐位与站立位转移法。

（2）站位平衡训练　静态站位平衡训练是在患者站起后，让患者松开双手，上肢垂于体侧，康复护理人员逐渐除去支撑，让患者保持站位。注意站位时不能有膝过伸。患者能独立保持静态站位后，让患者重心逐渐向患侧转移，训练患腿的负重能力。同时让患者双手交叉的上肢（或仅用健侧上肢）伸向各个方向，并伴有躯干（重心）相应的摆动，训练自动态站位平衡。如在受到突发外力的推拉时仍能保持平衡，说明患者已达到被动态站位平衡。

（3）患侧下肢负重训练　当患侧下肢负重能力逐渐提高后，就可以开始患侧单腿站立训练。患者站立位，身体重心移向患侧，健手可抓握一固定扶手起保护作用，为避免患侧膝关节过度伸展，康复护理人员可用手辅助膝关节保持屈曲15°左右。然后患者将其健足抬起，置于患侧膝关节内侧，躯干、骨盆及患侧下肢位置不动，将健侧下肢内收、内旋。

6. 步行训练　一般在患者达到自动态站位平衡以后且患腿持重达体重的一半以上，或双下肢的伸肌（主要是股四头肌和臀大肌）肌力达3级以上，并可向前迈步时才开始步行训练。但由于老年人易出现废用综合征，有的患者依靠静态站立持重改善缓慢，故某些患者步行训练可适当提早进行，必要时使用下肢支具。步行训练的运动量早期宜小，以不使患者过度费力而出现足内翻和足下垂畸形并加重全身痉挛为度。此外，不宜过早使用手杖，以免影响患侧训练。

在步行训练前，先练习双腿交替前后迈步和重心的转移。多数患者不必经过平行杠内步行训练期，可直接进行监视下或少许扶持下步行训练（如摆膝、夹腿运动等）。步行训练早期常有膝过伸和膝打软（膝突然屈曲）现象，应进行针对性的膝控制训练。如出现患侧骨盆上提的划圈步态，说明膝屈曲和踝背屈差。在可独立步行后，进一步练习如高抬腿步、弓箭步、绕圈走、转换方向、跨越障碍走、步行耐力、稳定性、协调能力等复杂步行训练（详见第三章第三节）。

7. 上下楼梯训练　详见第三章第三节。

8. 常用康复治疗方法及护理　作为康复护理人员，应积极配合医师及治疗师做好各项治疗前、后的护理。

（1）物理因子治疗　临床中可根据需要选择合适的物理因子治疗手段，以改善肌力，缓解痉挛，促进功能重建，防治并发症。如功能性电刺激、调制中频电疗法、超短波治疗、冷疗、压力疗法、水疗等。其中利用力学因子的疗法又称运动疗法，包括Rood技术、Bobath技术、PNF技术等。

（2）作业治疗　通过有目的地从日常生活活动、游戏、文娱活动、集体活动等形式中选择相应的作业训练进行治疗，以改善其运动功能障碍，充分调动患者的兴趣和主观能动性，以达到生活自理。

（3）康复工程　康复护理人员应根据患者的运动功能障碍情况，指导患者选择必要的辅助器具如手杖、助行器、支具等，并指导患者正确使用。

（4）中医康复疗法　临床根据患者的病情合理选用针灸、推拿、中药等中医治疗方法，以促进运动功能的恢复。

1）针灸疗法：①头针：治疗脑血管意外、颅脑损伤、小儿脑瘫均具有较好的疗效。头针的取穴方法较多，常用的有国际通用的头皮针标准线取穴法，头穴分区取穴法、头穴丛刺取穴法、头穴透刺取穴法，可根据临床症状选择相应的治疗区进行治疗。②体针：脑血管意外软瘫期治疗应尽快提高肌张力，促进肌力恢复。临床根据"治痿独取阳明"的原则，多以手足阳明经穴为主。上肢取肩髃、曲池、手三里、外关、合谷；下肢取环跳、风市、阳陵泉、足三里、悬钟、三阴交、解溪、昆仑。痉挛期以张力增高为特征，属中医学"痉证"范畴，应治以补益肝肾、养血柔筋，另据偏瘫"上肢屈曲、下肢伸展优势""避免刺激优势肌"的原则，上肢取伸肌群的患侧阳经腧穴（肩髃、曲池、手三里、外关、合谷）；下肢取屈肌群的患侧阴经腧穴（三阴交、阴陵泉）；电针不宜强刺激。后遗症期以传统针刺阳明经为主，还可通过"补健侧、泻患侧"原则针刺健侧穴位，促进肢体功能的恢复。脊髓损伤患者常采用夹脊电针治疗，主穴取损伤平面上下各1～2个棘突旁的夹脊穴2～4对，将导线上下连接，正极在上，负极在下。痉挛性瘫用密波，弛缓性瘫用疏波，电流量以患者能耐受为度。③灸法：具有温通经络、祛寒逐湿、行气活血等作用，对脊髓损伤阳虚寒凝所致的痉挛、尿失禁或尿潴留有一定疗效。

2）推拿疗法：可疏通经脉，缓解肢体痉挛，防止肌萎缩，改善局部血液循环，预防压力性损伤，促进患肢功能恢复，多采用柔和的手法，如揉、摩、擦等，治疗时间宜长，以松弛痉挛肌群。手法要平稳，由轻而重，以不引起肌肉痉挛为宜。随着病情的逐渐恢复，可让病人自我按摩。根据患者瘫痪的情况，推拿时可选择不同的体位，如卧位、坐位等。推拿可结合运动疗法同时进行。

3）中药疗法：临床需辨证施治。如气虚血瘀者，宜益气活血，方用补阳还五汤加减；肝肾阴亏者，宜滋补肝肾，方用杞菊地黄丸加减；痰湿阻滞者，宜化痰祛湿，方用半夏白术天麻汤加减等。若瘫痪日久，恢复较慢，也可用中药熏洗法，方用透骨草、荆芥、防风、桂枝、当归等，水煎后熏洗患肢。每个肢体熏蒸烫洗30分钟左右。康复护理人员需正确指导药物的使用方法，并观察治疗后的反应。

4）中医食疗：脑卒中患者宜多食蔬菜、瓜果和粗杂粮类，尽量做到饮食清淡，少吃肥甘厚味的食物，忌烟酒，既有利于康复，又能防止病情进一步发展；可以食用小米粥、莲子粥等配以藕粉、豆浆，并辅以鱼肉等调补。若阴虚或阳虚偏向不明者，应选用平补食物，如牛奶、牛肉、芝麻、大枣等甘平之品。

【康复教育】

1. 日常生活指导　指导患者起居有常，合理饮食，及时补充训练时机体消耗的能量；多吃蔬菜、水果，预防便秘；多饮水；少食用高脂肪食物；戒烟，节制饮酒。

2. 情志护理　指导患者修身养性，保持情绪稳定，尽量避免不良情绪。

3. 康复训练指导　教育患者主动参与康复训练，持之以恒，劳逸结合。

4. 并发症预防　指导患者和家属掌握自我护理知识和技巧，预防压力性损伤、感染、废用综合征等并发症。

5. 回归社会引导　配合社会康复和职业康复部门，协助患者做好回归社会的准备；指导患者家属和工作单位对环境设施进行改造，有利于患者适应生活和工作。

6. 随访　定期随访，注意全身状况，预防复发。

第二节　吞咽障碍的康复护理

导学

　　患者，男，69 岁，脑梗死病史 8 年余，又突然出现吞咽困难，言语不清，右侧肢体活动不利加重，经头颅 CT 检查，诊断为左侧基底节区及顶部脑梗死，给予药物治疗后，言语、肢体症状好转，但进食时常呛咳。

学习重点

　　吞咽障碍的康复护理和康复教育。

学习难点

　　吞咽障碍的病因和康复护理评定。

【概述】

（一）概念

　　吞咽（swallowing）是指将食物经咀嚼形成的食团由口腔经咽和食管进入胃的过程。吞咽过程可分为先行期、准备期、口腔期、咽期和食管期。正常吞咽过程通过以上各期运动和感觉功能的精密协调使液态和固态食物得以顺利从口腔经咽及食管入胃。吞咽障碍（swallowing disorders，dysphagia）是指各种原因所致食物由口腔到胃的过程受到阻碍的一种病理状态。

（二）临床表现

　　吞咽障碍主要表现为一口食物要分几次才能咽下，或吞咽时引起咳嗽，或是咽喉部有异物感等进食困难、呛咳和发音不清晰。若得不到及时有效的处理，容易发生营养不良、脱水、误咽。误咽食物量较少时，可引起刺激性咳嗽（呛咳）或从鼻腔溢出，导致吸入性肺炎；误咽食物量较多时，则可阻塞气道，引起窒息甚至死亡。此外，患者可因吞咽障碍摄入不足，造成水和电解质紊乱及营养不良，甚至出现低蛋白血症。因此，应尽早对其进行康复治疗和护理，以改善吞咽功能，补充足够的营养和水分，增加机体抵抗力，避免或减少并发症的发生，降低死亡率。

（三）病因及分类

　　根据病因，吞咽障碍可分为结构性吞咽障碍、神经源性吞咽障碍和精神性吞咽障碍。

　　1. 结构性吞咽障碍　是指吞咽通道的解剖结构出现病理性改变，使食团由口腔送至胃受到阻碍，如肿瘤、水肿、裂孔疝等，以及口腔、咽、喉部的恶性肿瘤手术后。

　　2. 神经源性吞咽障碍　由中枢神经系统及周围神经系统障碍、肌病等引起，解剖结构正常，为运动异常引起的障碍。引发摄食－吞咽障碍的疾病多种多样，各阶段的病情、并发性障碍、治疗后情形及处理，均因基本疾病而异。

3. 精神性吞咽障碍 由于精神性疾病所引起的吞咽障碍，吞咽机制一般正常。患者因害怕吞咽，对吞咽表现出一种癔病性反应，或拒绝吃东西等。

此外，还可根据发生吞咽障碍的阶段分为口腔期吞咽障碍、咽期吞咽障碍和食管期吞咽障碍。

【评定】

对于吞咽障碍患者应首先进行评定，以筛查吞咽障碍是否存在；分析吞咽障碍的病因和解剖生理变化；确定吞咽障碍程度及患者有无存在误吸的危险因素等，为诊断、治疗及康复护理训练计划的制订提供依据。

（一）吞咽障碍评定方法

1. 一般评定

（1）掌握导致吞咽障碍的原发疾病，如脑卒中、脑损伤、重症肌无力等发生发展过程。

（2）了解全身情况，注意有无发热、脱水、营养不良、呼吸异常情况，病情是否稳定等方面的问题。

（3）用 Glasgow 昏迷评价表等来评定意识水平，确认患者的意识水平是否可进行进食训练，是否发生动态变化。

（4）可采用不同量表评定患者言语、认知、行为等高级脑功能情况。

2. 摄食－吞咽功能评价

（1）口腔功能的评定 评估口腔期与吞咽有关的活动情况，仔细观察口部开合，口唇闭合，舌部运动，有无流涎，软腭上抬，吞咽反射，呕吐反射，牙齿状态，口腔内卫生，构音，发声（开鼻声提示软腭麻痹、湿性嘶哑提示声带上部有唾液等残留），口腔内知觉，味觉，随意性咳嗽等。

（2）吞咽功能的评定 常用的评定方法有两种：一种是反复唾液吞咽测试，是一种评定由吞咽反射诱发吞咽功能的方法。让患者采取坐位，检查者将手指放在患者的喉结及舌骨处，观察30秒患者进行吞咽运动的次数和喉结上下移动情况。若为高龄患者做3次即可。对于因有一定意识障碍而不能遵嘱完成的患者，可借助口咽部冷刺激的方法来观察其吞咽情况。另一种是饮水试验，方法是让患者取坐位，嘱患者将 30mL 温水一口咽下，观察并记录饮水情况（表4-3）。

表4-3 饮水吞咽功能评定

得分	患者的情况
1分	可一口喝完，不超过 5 秒的时间，无呛咳、停顿
2分	可一口喝完，但超过 5 秒的时间；或是分两次喝完，无呛咳、停顿
3分	能一次喝完，但有呛咳
4分	分两次以上喝完，且有呛咳
5分	常发生呛咳，难以全部喝完

说明：1分为正常；2分为可疑有吞咽障碍；3分及 3 分以上则确定有吞咽障碍。

3. 摄食－吞咽过程评价

（1）先行期 意识状态，有无因高级脑功能障碍影响食速、食欲等。

（2）准备期 开口、闭唇、摄食、食物从口中洒落、舌部运动（前后、上下、左右）、下颌运动（上下、旋转）、咀嚼运动、进食方式变化。

（3）口腔期 吞送（量、方式、所需时间）、口腔内残留。

（4）咽期 喉部运动、噎食、咽部不适感、咽部残留感、声音变化、痰量有无增加。

（5）食管期 胸口憋闷、吞入食物逆流。

此外，有必要注意观察食物内容、吞咽困难的食物性状、所需时间、一次摄食量、体位、环境、帮助方法、残留物去除法的有效性、疲劳、帮助者的问题等。

4. 辅助检查 为正确评价吞咽功能，了解是否存在误咽可能及误咽发生的时期，必须借助影像学、内窥镜、超声波等检查手段。

（1）录像吞咽造影法（VFSS/VF） 是目前最可信的误咽评价检查方法。其借助 X 线及录像设备，利用含钡食物记录患者咽和食管在吞咽活动时的情况。将钡剂调成流质或半流质，在坐位及 30°～ 60°半坐位对患者进行吞咽检查。检查对观察吞咽反射，软腭、舌骨、舌根的活动，喉头的上举和闭锁，咽壁的蠕动，梨状隐窝及会厌上凹的残留物非常有用，对确定有无误咽更是不可或缺。一般常把呛咳看作发生误咽的表现，但有些老年人、危重患者，其喉头、气管的感觉功能低下，即使发生误咽亦不会出现呛咳。有 30%～ 40% 的患者无呛咳，故仅仅依靠临床观察是难以做出正确评价的。通过该检查，还可鉴别吞咽障碍是结构性还是神经精神性，确切掌握吞咽障碍与患者体位、食物形态的相应关系；可显示咽部的快速活动及食管的蠕动、收缩的程度和速度，以及钡剂流动的量、方向，梨状隐窝及会厌的残留物等细节，对功能和动力性病变的诊断有重要价值。

（2）纤维内镜吞咽功能检查（FEES） 是通过纤维内镜直接观察吞咽时咽部的活动，了解下咽和喉部吞咽时解剖结构的变化，确定咽部吞咽及吞咽中的感觉功能是否正常，有无明显的误吸等。

（3）吞咽压检测 是将装有压力传感器的测压管经鼻腔插入口咽部，以测定吞咽时口咽内压力或（和）口咽活动的快慢。但由于食管上括约肌结构不对称、咽部的快速运动，此法可能更适用于监控吞咽障碍的康复。

（4）肌电图（EMG） 对吞咽障碍患者进行口咽部肌电图检查时，可以将表面电极置于颏下肌群，包括下颌舌骨肌、颏舌骨肌和舌骨下肌等，记录患者在吞咽水和唾液时的肌肉活动，评估吞咽时肌力的强弱及肌肉活动持续时间。此外，表面电极 EMG 还可用于吞咽障碍的生物反馈治疗。

（5）超声波检查 进行超声波检查时，将探头放在喉咽部肌肉周围，观察与吞咽有关的骨及软骨的轮廓和声影。由于导致吞咽障碍和误吸的主要因素为喉部上提及内收活动障碍，而超声波检查能显示喉部运动功能减弱细节，故也可用于吞咽障碍的评估。

（二）摄食-吞咽障碍的程度评分（表 4-4）

表 4-4 摄食-吞咽障碍的程度评分

时期	表现	分值
1. 口腔期	不能把口腔内的食物送入咽喉，从口唇流出，或者只是依靠重力作用送入咽喉	0 分
	不能把食物形成食块送入咽喉，只能零零散散把食物送入咽喉	1 分
	不能一次就把食物完全送入咽喉，一次吞咽动作后，有部分食物残留在口腔内	2 分
	一次吞咽就可完成把食物送入咽喉	3 分

续表

时期	表现	分值
2. 咽期	不能引起咽喉上举、会厌的闭锁及软腭弓闭合，吞咽反射不充分	0分
	在咽喉凹及梨状隐窝存有多量的残食	1分
	少量贮留残食，且反复几次吞咽可把残食全部吞咽入咽喉下	2分
	一次吞咽就可完成把食物送入食管	3分
3. 误咽程度	大部分误咽，但有呛咳	0分
	大部分误咽，但无呛咳	1分
	少部分误咽，有呛咳	2分
	少量误咽，无呛咳	3分
	无误咽	4分

（三）吞咽障碍分级评价

1. 藤岛一郎吞咽障碍分级（表4-5）

表4-5 藤岛一郎吞咽障碍评价标准

分级	患者的情况
1级	吞咽困难或不能，适于训练
2级	大量的误咽，咽下困难或不能
3级	改变条件后误咽减少
4级	可少量进食
5级	单餐进食，部分营养可经口摄取
6级	三餐都可经口进食摄取营养
7级	可咽下食物，三餐都可摄取
8级	除了特别难以吞咽的食物外，三餐都可经口摄取
9级	可以咽下普通食物，需要临床观察和指导
10级	正常摄食吞咽能力

此外，还可以进行4级划分：①重度：1～3级，不能经口进食。②中度：4～6级，经口进食和辅助营养。③轻度：7～9级，只能经口进食。④正常：10级，摄食吞咽能力正常。该标准既可作为初期评价，也可作为目标评价。

2. 才藤吞咽障碍七级评价法

7级：正常范围。摄食咽下没有困难。这种程度不需治疗。

6级：轻度问题。摄食咽下有轻度问题，摄食时有必要改变食物的形态，如因咀嚼不充分需要吃软食，但是口腔残留很少，无误咽。这种程度不一定要进行咽下训练。

5级：口腔问题。主要是吞咽口腔期的中度或重度障碍，需要改善咀嚼的形态，吃饭的时间延长，口腔内残留食物增多。摄食吞咽时，需要他人的提示或者监视，无误咽。这种程度是吞咽训练的适应证。

4 级：机会误咽。用一般的方法摄食 – 吞咽有误咽，经过调整姿势或一口量的调整和咽下代偿后，可以充分防止误咽。咽下造影亦无误咽，仅有多量咽头残留，水和营养主要经口腔摄取，有时吃饭需要选择调整食物，有时需要和间歇性静脉补充营养。这种程度需要积极进行咽下训练。

3 级：水的误咽。有水的误咽，使用误咽防止法也不能控制，改变食物形态有一定的效果，吃饭只能咽下食物，但摄取的能量不充分。多数情况下需要静脉补充营养，全身长期的营养管理需要考虑胃造瘘，如果能采取适当的摄食咽下方法，同样可以保证水分和营养的供给。这种程度还有可能进行直接咽下训练。

2 级：食物误咽。有误咽，改变食物的形态没有效果，水和营养基本上由静脉供给，长期管理应积极进行胃造瘘。单纯的静脉营养可以保证患者的生命稳定性。这种程度者任何时候均可进行间接训练，但直接训练需要在专门机构进行。

1 级：唾液误咽。连唾液都产生误咽，有必要进行持续的静脉营养，由于误咽难以保证患者的生命稳定性，并发症的发生率很高，不能试行直接训练。

这种评价方法尽管有不完善的地方，但由于不需要复杂的检查手段，使评价的方法更加简单；而且该评价把吞咽障碍的症状和相对应的治疗措施结合起来，对临床指导的价值更大。

（四）注意事项

1. 选择合适的时机　对急性期患者进行吞咽功能的评定，应在患者病情稳定，主管医师允许后方可进行。最好在去除鼻饲管后进行。

2. 做好急救准备　做录像吞咽造影法检查时，旁边应备吸痰器。同时应在具备临床急救技术的医护人员监护下进行。

3. 取得患者的配合　进行评定之前，应向患者或家属说明评定的目的及主要内容，以获得全面的理解和配合。

【康复护理】

（一）护理评估

1. 评估有无吞咽障碍及其程度　了解患者的一般情况、吞咽运动、吞咽障碍等。

2. 评估吞咽障碍的病因　通过局部及神经肌肉方面的检查，结合病史，判断病变的神经、部位和性质。

3. 评估吞咽障碍对机体的影响　评估患者有无悲观、焦虑、抑郁等不良心理反应，有无脱水、营养不良和发热、肺部感染等并发症。

（二）常见护理诊断/问题

1. 吞咽障碍　与神经肌肉损伤有关。

2. 有窒息的危险　与吞咽障碍易呛咳有关。

3. 有感染的危险　与吞咽障碍误吸有关。

4. 营养失调：低于机体需要量　因长期进食困难，营养摄入不足所致。

（三）康复护理措施

对吞咽功能障碍伴有意识障碍者，可先采用鼻饲、输液等方法补充营养，同时防止与摄食－吞咽有关的肌肉挛缩。待患者意识清楚，病情稳定，无重度心肺合并症，无发热，呼吸和血压稳定，无恶心、呕吐、腹泻等，且能配合康复训练时，尽早进行康复训练，越早介入效果越好。

1. 心理护理　恐惧心理是干扰训练正常进行的重要原因。康复护理人员应帮助患者克服恐惧心理，劝导患者配合康复治疗、训练及护理，尤其是对儿童、智力低下的患者，以及伴有焦虑、抑郁、烦躁的患者，通过友善的言语、耐心的指引等方式稳定患者情绪，诱导患者迅速进入训练状态。

2. 训练前准备　对患者进行康复训练教育，有言语障碍者可利用文字或交流图板及其他有效方式，饭前 30 分钟开始训练。放松准备操包括端坐椅子或床上，双手放在腹前，吸气、呼气各 3 次；左右摇头，各 3 次；左右侧转头，各 3 次；耸肩、放松各 3 次；上半身向左右倾斜各 3 次。动作应轻柔。

3. 基础训练　是针对与摄食－吞咽活动有关的各个器官进行功能训练，也称为口、颜面训练或间接训练，可明显增加协调功能，多用于中重度摄食－吞咽障碍患者进行摄食训练前的准备训练。

（1）发音器官训练　发音与咽下有关，故应先从单音单字开始进行康复训练，再到词、句等逐渐加大难度，鼓励大声喊或发"啊"音，促进口唇肌肉运动和声门的关闭功能。一般在晨晚间护理后，在康复护理人员指导下让患者对着镜子或家属进行，每日 4～5 次，每次 5～10 分钟，要求其发声、发音准确，渐进式训练言语肌群运动与力量协调功能。

（2）舌肌与咀嚼肌训练　在患者尚未出现吞咽反射时，先进行舌肌和咀嚼肌的按摩，再嘱患者张口，尽量向外伸舌舔下唇、左右口角、上唇，然后将舌缩回，闭口，进行上下齿的咀嚼训练 10 次。若患者不能自行进行舌运动，康复护理人员可用纱布轻轻包住舌头，进行上下、左右运动，将舌还回原处，轻托下颌闭口，用上下磨牙进行咀嚼训练 10 次，每日 3 次，分别于早、中、晚饭前进行，每次 5 分钟。

（3）颊肌与喉部训练　嘱患者闭紧口唇鼓腮，然后轻轻呼气，反复 5 次，每日 2 次。喉部训练时，康复护理人员可将拇指和示指轻置于患者喉部适当位置或是让患者将自己的手指置于甲状软骨上，让患者照镜子，反复做吞咽动作练习，每日 2 次。

（4）头、颈、肩部放松训练　头、颈、肩部的放松可以防止误咽。具体方法是前、后、左、右活动颈项部，或做颈部的左右旋转及提肩、沉肩运动。需要注意的是，由于颈部前屈位容易引起咽反射，故强化颈部屈肌肌力，防止颈部伸展位挛缩是非常重要的。

（5）感官刺激　①触觉刺激：用手指、棉签、压舌板等刺激面颊部内外、唇周、整个舌部等，以增加这些器官的敏感度。②咽部寒冷刺激和空吞咽：康复护理人员用冰冻的棉棒轻轻刺激腭、舌根和咽后壁，然后嘱患者做空吞咽的动作，或将 1～2g 的冰块放在患者的舌上，嘱患者吞下。冰有助于提高感觉的敏感性，如有误咽也不会造成严重的损害。③味觉刺激：用棉棒蘸酸、甜、苦、辣等不同味道的果汁或菜汁，刺激舌部味觉，增加味觉敏感性及食欲。

（6）吸吮动作和喉头上抬训练　让患者模仿吸吮动作和喉头上抬动作，指导患者在吸吮后立即喉头上抬。这两个动作的协调一致就可产生吞咽动作。对于喉部上抬不够、食管入口处扩张困难的患者，还可选用门德尔松手法强化喉上抬。

（7）吞咽模式训练　从鼻腔深吸一口气，然后完全屏住呼吸，这样可以利用停止呼吸时声门闭锁的原理进行吞咽训练，然后慢慢吞咽唾液，再呼气，最后咳嗽。通过咳嗽清除喉头周围残留的食物。按照该模式训练吞咽可明显减少误咽，康复护理人员应尽量训练患者达到吞咽模式的自动化。

4. 摄食训练　是直接训练患者的摄食 – 吞咽功能，又称直接训练。经过基础训练后，可逐步对患者进行摄食训练。每次进食前后，康复护理人员须认真做好口腔护理，同时在进食过程中应注意防止误吸，必要时床边备电动吸引器。

（1）环境　选择整洁的就餐环境，帮助患者做好就餐前准备工作，减少一切分散患者注意力的环境因素，尽量让患者在安静舒适的环境下专心进行吞咽训练，降低吞咽训练中发生危险的可能。

（2）体位　进食前的体位是气道保护最重要的因素之一。一般取半坐卧位或坐位。对于不能坐起的患者，一般取床头抬高 30° 的半坐卧位，头部前屈，偏瘫侧肩部垫枕，康复护理人员站在患者健侧，使食物不易从口中漏出，有利于食物向舌根部运送，还可以减少咽部食物的残留和误咽的发生。对于能坐起的患者，应鼓励其尽早采取坐位。取坐位时头稍前屈位，躯干倾向健侧 30°，使食物借助重力作用经健侧咽部进入食道，以防止误咽。总之，应根据患者的情况选择体位，使之既有利于代偿功能的发挥又能增加摄食的安全性，减少向鼻腔逆流及误咽的危险。

（3）食物的性状　应根据患者吞咽障碍的程度选择。食物应选择最大限度刺激感觉器和黏度高易形成食团的食物，一般选择密度均匀、胶冻样、易于通过咽及食道且不易发生误咽的食物进行训练，如香蕉、蛋羹等。此外，应注意食物的色、香、味及温度等，利于消化吸收。需要注意的是，干燥、易掉渣的食物应避免食用。在训练过程中，随着患者的吞咽障碍的改善，可逐渐依次过渡为糊状食物、软食、普食和水。

（4）摄食一口量　即最适于吞咽的每次入口量，量过少不利于诱发吞咽反射，过多则易引起食物残留或误吸。因此，一般先以 3 ~ 4mL 开始试进食，然后酌情增加，最终摸索出最适合的量。每次进食后，嘱患者反复吞咽数次，防止食物残留和误吸。

（5）选用餐具　选用适宜的餐具有助于摄食的顺利进行。应选择匙面小、难以沾上食物的汤匙。对自己可以进食的患者可进行一些餐具的改造。

（6）培养良好的进食习惯　养成定时、定量的饮食习惯，根据患者摄食 – 吞咽功能进行及时调整。根据患者的个体需要量，每日恰当分配餐量，以早餐吃好、中餐吃饱、晚餐吃少为原则。

（7）定速　进食速度不宜过快，以免引起误咽。

（8）进食方法　①让患者注视、闻食物，想着"吞咽"，想着食物放入口中后发生的一系列动作。②把勺子置于舌的中后部，要患者用力将勺子推出。③把勺子抬起，将食物倒在舌上，向下推，稍向后，抵抗舌的伸出。④然后迅速撤出勺子，立即闭合患者的唇和下颌，使患者头部轻屈。⑤给患者充分的时间激发吞咽反射。

（9）咽部残留食块清除法　吞咽无力时，食块常不能一次吞下，残留在口腔和咽部。吞咽后能听到"咕噜咕噜"的声音，出声有湿性嘶哑时，应怀疑有食块、唾液、痰残留在咽部。这种情况下，最好选择清除残留物方法：①空吞咽：每次进食吞咽后，应反复做几次空吞咽，使食块全部咽下，然后再进食。②交互吞咽：每次进食吞咽后饮极少量的水（1 ~ 2mL），这样既有利于刺激诱发吞咽反射，又能达到除去咽部残留食物的目的，称为交互吞咽。③侧方吞咽：咽部两侧的梨状隐窝是最容易残留食物的地方。让患者分别左、右转，做侧方吞咽，可除去梨状隐窝部的残留食物。④点头式吞咽：会厌是另一处容易残留食物的部位。当颈部后屈时，会厌变窄，可挤出残留食物，然后颈部尽量前屈，形似点头，同时做空吞咽动作，便可去除残留食物。

（10）饮水训练　进食训练的顺序一般是胶冻样食物、半固体、固体，最后才是液体。液体比固体更容易误吸入气管，危险性更大。饮水训练时，将茶杯边缘靠近患者的下唇，避免将水倒入口中，鼓励患者饮一小口水，如果饮小口水不可能，可将少量水沿着下齿前部倒入口腔。特别注意的是，开始阶段应饮少量水。

（11）呛咳的处理　呛咳是吞咽困难最基本的特征，出现呛咳时，患者应当腰、颈弯曲，身体前倾，下颌抵向前胸。当咳嗽清洁气道时，这种体位可以防止残渣再次侵入气道。如果食物残渣卡在喉部，危及呼吸，患者应再次弯腰低头，康复护理人员在肩胛骨之间快速连续拍击使残渣排出。

5. 辅助训练技术

（1）门德尔松手法（mendelsohn maneuver）　此法主要用于提升咽喉部，以利于吞咽。具体方法是在患者进行吞咽的同时，康复护理人员（或患者本人对着镜子）用示指及拇指托起环状软骨和甲状软骨，使之上提，直至食物咽下为止。此法强调动作应轻柔，与吞咽动作同步。

（2）声门上吞咽　此法主要利用吸气后停止呼吸时声门闭锁的原理，用于防止食物的误吸。具体方法是患者在进食前，先吸一口气后屏住，然后进食咀嚼后吞咽，吞咽后立即咳嗽 2 次，接着空吞咽 1 次，恢复正常呼吸。

（3）呼吸训练　此法主要用以提高摄食 – 吞咽时对呼吸的控制，有利于排出气道异物，强化声门闭锁，缓解颈部肌肉的过度紧张，改善胸廓活动。具体方法是训练腹式呼吸和缩唇式呼吸，前者是患者在卧位时，将一定重量的物体置于腹部，使之体会吸气时腹部鼓起，呼气时腹部回缩的感觉；后者是在患者呼气时缩紧口唇呈吹口哨状，缓慢呼气。这种方法可调节呼吸节奏，延长呼气时间，使呼吸平稳。

（4）吞咽与空吞咽交替　此法主要用来防止咽部食物残留。具体方法是在每次摄食 – 吞咽后进行几次空吞咽，使残留食物完全咽下，然后再摄食，如此反复。这样既有利于刺激诱发吞咽反射，又可去除残留食物。

（5）屏气 – 发声运动　此法主要用于强化声门闭锁，当上肢着力，胸廓固定时，两侧声带会有力接触。具体方法是患者坐在椅子上，双手支撑椅面边做推压运动边大声发"啊"音，这时随意闭合声带可有效防止误吸。

6. 中医康复护理　推拿、按摩、针灸、中药熏蒸等对治疗吞咽障碍有显著的疗效。临床研究表明，针刺治疗中风后吞咽障碍有显著疗效，主要采用针刺风府、人迎、廉泉、颈百劳 4 穴，均以平补平泻手法，得气后即出针。4 穴合用，共奏调理髓海、活血通窍之功，从而治疗吞咽障碍。

【康复教育】

1. 告知有关疾病知识　介绍疾病相关的基本知识，让患者及其家属了解疾病的发展和预后。

2. 保持良好的心理状态　心理状态可直接影响康复成效。嘱患者及家属应保持良好的心理状态，增强康复的信心。

3. 注意吞咽技巧　指导患者掌握摄食的要领，注意摄食一口量，饮水用汤匙不用吸管。每次进食后轻咳数声，进食时多做几次吞咽动作等。

4. 预防并发症和后遗症的发生　指导患者及家属掌握各种常见并发症的预防，如为防止食道反流造成误咽，患者在餐后应保持原体位半小时以上。同时也应教会患者家属学习和掌握必要的抢救方法。

5. 坚持自我训练　嘱患者将训练时学到的吞咽动作充分运用到日常生活活动中，以巩固训练效果。吞咽障碍的康复是不断强化正确反应的过程，患者必须自觉坚持自我训练和家庭训练。

第三节　言语－语言障碍的康复护理

导学

患者，男，69 岁，高血压病史 8 年余，突然出现右侧肢体活动不利，吞咽困难，言语不清，但神志清楚。经头颅 CT 检查，诊断为左侧基底节及额顶部脑梗死。给予药物治疗后，肢体运动功能及吞咽困难好转，仍有言语不利。通过言语康复训练，言语功能明显改善。

学习重点

言语－语言障碍的康复护理和康复教育。

学习难点

言语－语言障碍的病因和康复护理评定。

【概述】

（一）言语－语言障碍

1. 概念　语言（language）是指人类社会中约定俗成的符号系统。人们通过应用这些符号达到交流的目的。言语（speech）是音声语言（口语）形成的机械过程。言语－语言障碍是指构成言语的各个环节（听、说、读、写）受到损伤或发生功能障碍。

2. 言语－语言障碍的类型　常见的言语－语言障碍包括失语症（dysphasia）、构音障碍（dysarthria）、言语失用症（apraxia of speech）。

（1）**失语症**　是由于大脑功能受损伤所引起的语言功能丧失或低下，包括对语言符号的感知、理解、组织应用或表达（即听、说、读、写）等一个方面或几个方面的功能障碍，表现为言语的表达和理解能力障碍；患者意识清醒，无精神障碍，能听见声音但是不能辨别和理解；无感觉缺失和发声肌肉瘫痪，但不能清楚地说话或者说出的话语不能表达意思，使人难以理解。失语症患者不仅对口语的理解和表达困难，对文字的理解和表达及阅读和书写也困难，同时还表现出其他高级信号活动如计算等障碍。脑血管意外是失语症的最常见病因，其他包括颅脑损伤、脑部肿瘤、脑组织炎症及阿尔茨海默病等。

失语症包括以下几类：①外侧裂周围失语综合征（包括运动性失语、感觉性失语、传导性失语）。②分水岭区失语综合征（包括经皮质运动性失语、经皮质感觉性失语、经皮质混合性失语）。③完全性失语。④命名性失语。⑤皮质下失语综合征（包括基底节性失语、丘脑性失语）。

（2）**构音障碍**　是指由于发音器官神经肌肉的病变而引起发音器官的肌肉无力、肌张力异常及运动不协调等，产生发音、共鸣、韵律等言语运动控制障碍。患者通常听理解正常并能正确地选择词汇及按语法排列词句，但不能很好地控制重音、音量和音调。凡能影响发音器官正常发挥功能的疾病均能引起构音障碍，最常见病因是脑血管疾病，其他病因如脑肿瘤、脑膜炎、脑瘫等引起舌咽神经、迷走神经、舌下神经损害，以及运动神经元性疾病、肌肉疾病等。

构音障碍通常分为运动性构音障碍、器质性构音障碍、功能性构音障碍。

（3）**言语失用症**　是一种言语运动性疾患，构音器官本身没有肌肉麻痹、肌张力异常、失调、不随意运动等症状，但患者在言语表达时，随意说话的能力由于言语运动器官的位置摆放及按顺序进行发音的运动出现障碍而受到影响。其特点是虽然患者没有构音器官运动和感觉方面的缺陷，但不能完成有目的的言语动作。言语失用症包括语音的省略、替代、变音、增加或重复。患者常表现为说话费力、不灵活，语音拖长、脱落、置换或不清晰等，这些构音错误通常不稳定，随声音的复杂性和词语的长短而改变。患者有意识说话时出现错误，而无意识说话反而正确，为了防止出现错误，患者常出现说话速率缓慢，无抑扬顿挫。

（二）言语治疗

1. 概念　言语治疗（speech therapy, ST）又称言语训练或言语再学习，是指通过各种手段，包括言语训练或借助交流替代设备，如交流板、交流手册、手势语等对有言语−语言障碍的患者进行针对性治疗。其主要目的是通过言语治疗改善患者的言语功能，提高语言交流能力。对于严重失语或构音障碍的患者，还应加强非语言交流方式的训练或借助替代言语交流的方法来达到治疗的目的。言语康复的全过程都需要康复护理人员密切配合，尤其是做好患者的心理护理。

从理论上讲，凡是有言语障碍的患者都可以接受言语治疗，但由于言语−语言训练需要训练者（言语治疗师）与被训练者之间的双向交流，故对伴有意识障碍、情感障碍、行为障碍、智力障碍或有精神疾病的患者，以及无训练动机或拒绝接受治疗的患者，言语训练难以进行或难以达到预期效果。

2. 治疗原则

（1）早期开始　言语治疗开始愈早，效果愈好。在患者意识清楚、病情稳定、能够耐受集中训练 30 分钟时就可开始言语治疗。

（2）及时评估　言语治疗前应对患者进行全面的言语功能评估，了解言语−语言障碍的类型及其程度，使制订的治疗方案具有针对性。治疗过程中要定期评估，了解治疗效果，根据评估结果随时调整治疗方案。

（3）循序渐进　训练难易度由简单到复杂。如听、说、读、写等功能均有障碍，治疗应从提供听理解力开始，重点应放在口语的训练上。治疗内容及时间的安排要适当，要根据患者的反应适时调整训练的内容、量和难易度，避免患者疲劳及出现过多的错误。

（4）及时给予反馈　根据患者对治疗的反应，及时给予反馈，强化正确的反应，纠正错误的反应。

（5）患者主动参与　言语治疗的本身是一种交流过程，需要患者的主动参与，治疗师和患者之间、患者和家属之间的双向交流是治疗的重要内容。行为、情绪和动机同时有障碍的患者，首先要进行情绪和治疗动机问题的治疗，使患者能够主动配合治疗。为激发患者言语交流的欲望和积极性，要注意设置适宜的环境。

3. 言语治疗的形式

（1）"一对一"训练　即一名言语治疗师对一名患者的训练方式。其优点是患者容易集中注意力，保持情绪稳定，刺激条件容易控制，训练方案针对性强，并可及时调整。

（2）自主训练　患者经过一对一训练之后，充分理解了言语训练的方法和要求，可将部分需要反复练习的内容让患者进行自主训练。教材、内容由言语治疗师设计决定，言语治疗师和康复护理人员定期进行检查评估。自主训练可选择图片或字卡进行呼名练习或书写练习，也可用录音机进行复述、听理解和听写练习，还可通过电脑言语训练系统进行自主训练。自主训练适合于训练动机较强，有较好的自我判断、自我纠正及自我控制的患者。

（3）小组训练　又称集体训练，训练的目的是使患者逐步接近日常交流的真实情景，通过相互接触，减少孤独感，学会将个人训练成果在实际中有效应用。康复护理人员可根据患者的不同情况，编成若干小组，开展多项活动。

（4）家庭训练 康复护理人员应将评价及制订的治疗计划介绍和示范给家属，并可通过观摩、阅读指导手册等方法教会家属运用训练技术，逐步过渡到回家进行训练。但治疗师仍应定期检查、评估和调整训练方案，并告知注意事项。

4. 言语康复的影响因素

（1）病因、病变部位和严重程度 如外伤性言语–语言障碍患者可能比血管性疾病患者或肿瘤患者预后要好；患者的病变范围越大，失语越严重，预后也就越差。

（2）年龄和性别 患者越年轻，恢复的可能性越大。女性因两侧大脑半球的言语功能较男性相对均衡，女性言语–语言障碍恢复较男性快。

（3）智力及文化程度 患者的智力和文化程度高者，智力资源较丰富，有利于重建新的功能系统，故能获得较好的康复效果。

（4）利手 左利手和混合利手的患者有较多能力是属于双侧大脑半球的功能，可调动更多的潜能，故左利手和混合利手患者较右利手患者恢复快而完全。

（5）康复治疗时间 言语治疗介入越早效果越好，在发病两个月内开始治疗效果最好。

（6）其他 如环境条件及自我参与意识、自知力、心理适应状况等也是影响言语功能恢复的因素。

5. 言语治疗的注意事项

（1）制订个性化的康复目标和训练措施 在制订患者的训练计划时应考虑患者的病情、性别、年龄、文化及社会背景，因人制宜，利用手势、笔谈、交流板等交流工具建立非言语交流方式，确保现存状态下可能的交流。选用言语治疗技术时不可千篇一律，要根据患者的实际言语交流能力及不同病因而选择不同的康复措施，制订"一对一"的富有个性的康复训练治疗项目和计划。

（2）坚持"听、视、说、写"四者并重 听和看可以刺激大脑出现信号反应，甚至可激发其原有的记忆和说话能力；多说可以提高言语交流能力；多写可以提高记忆力和联想力，但切忌操之过急，过多、过繁的训练任务加重患者的负担，不能取得患者的协作。

（3）充分训练 仅靠30分钟的治疗室言语训练难以达到预期效果，要想取得良好的训练效果，应进行充分的训练，如自我训练、家庭训练等。

（4）注意观察患者的异常反应 治疗前要了解患者的原发病和并发症及可能出现的意外情况。注意患者的身体状况和心理变化，出现异常状况及时终止治疗，处理异常情况。

【评定】

主要通过使用标准化的量表（必要时还可通过仪器对发音器官进行检查）评定患者有无言语功能障碍，判断其性质、类型、程度及可能原因，预测言语–语言障碍恢复的可能性，确定是否需要给予言语治疗，并在治疗前后评定以了解治疗效果。对失语症和言语失用症的患者主要是通过与患者交谈，让患者阅读、书写及采用标准化量表来评定。对有构音障碍的患者，除了观察患者发音器官的功能是否正常之外，还可通过仪器对构音器官进行检查。

1. 失语症的评定

（1）谈话 言语–语言功能的评定一般从谈话开始，在谈话中应注意患者说话语量多少，是否费力，语调和发音是否正常，有无语法错误和是否能表达意思。

（2）复述　要求患者重复检查者所说的数、词和句子。如不能完全准确地重复检查者所说的内容，有漏词、变音、变意则说明有复述困难。有些患者尽管自发谈话和口语理解有障碍，但复述功能正常。有些患者会重复检查者说的话，此现象被称为强迫模仿。有些患者不但可以复述而且还要不停地说下去，如检查者数"1、2、3"，患者会说"1、2、3、4、5……"此现象被称为语言补完。

（3）口语理解　给患者一个指令观察是否理解并且执行。理解障碍的患者仅能理解常用词和实义词，不能理解不常用的词和语法结构词如介词、副词等。如检查者说"举高手"，患者可能只懂"手"这个词，只是张开手，而不能完成"举手"的动作。口语理解障碍一般有4种表现：①接受异常：听见声音但不了解其意义。②感知异常：对声音、文字和图像均不能理解。③词义理解异常：难以理解口语和文字，但能感受和感知听信号，故可以准确复述，但是不理解其复述的内容。④多个连续问题理解异常：对单一命令可以执行，但对2个以上连续动作的命令不能执行。如患者能完成单一的"闭眼"或"伸舌"命令，但不能连续完成"闭眼、伸舌"命令。

（4）命名不能　有3种情况：①表达性命名不能：患者知道物品名称但不能正确说出，在接受提示后才能正确说出。②选字性命名不能：患者知道物品的用途但不能说出正确的词，语音提示无帮助，可以从检查者提供的名称中选出正确名称。③词义性命名不能：患者既不能命名物品，又不能接受语音提示，也不能从检查者列举的名称中选出正确名称，失去词的符号意义。

（5）阅读　因大脑病变导致阅读能力受损称为失读症，表现为不能正确朗读和理解文字，或者能够朗读但不理解朗读的内容。

（6）书写　由于脑损伤而使书写能力受损，称为失写症。书写比其他言语功能更复杂，不仅涉及言语本身，而且还有视觉、听觉、运动觉、视空间功能和运动的参与，任何一方面有障碍均可影响书写能力。视空间性书写障碍表现为笔画正确但笔画的位置不对。镜像书写表现为笔画正确但是方向相反，如镜中映射的字。构字障碍表现为笔画错误，看起来像汉字，但认不出是何字。

目前失语症的评定国际上无统一标准。英语国家普遍应用的是波士顿诊断性失语症检查法和西方失语症成套检查法（为波士顿诊断性失语症检查法的缩简版），国内常用的是汉语标准失语症检查，包括听理解、复述、说、出声读、阅读理解、抄写、描写、听写和计算。

2. 构音障碍的评定　包括评定发音器官神经反射、运动功能、言语功能等方面：①发音器官神经反射：通过观察患者的咳嗽反射、吞咽动作和流涎情况来判断。②发音器官运动功能：观察患者在静坐时的呼吸情况，能否用嘴呼吸，说话时有无气短；口唇在静止状态时的位置，鼓腮、发音和说话时口唇动作有无异常；颌、软腭、喉和舌在静止状态的位置和发音，以及说话时的动作有无异常。③言语功能：通过读字、读句、会话评定发音、语速和口腔动作有无异常。

常用的评定方法包括构音器官功能检查和实验室检查。

（1）构音器官功能检查　①听患者说话时的声音特征。②观察患者的面部如唇、舌、颌、腭、咽、喉部在安静、说话时的运动情况及呼吸状态。③让患者做各种言语肌肉的随意运动以确定有无异常。常用的检查方法是英国布里斯托尔市弗朗蔡医院Pamela博士编写的评定方法，国内有河北省人民医院根据汉语特点改良的Frenchay构音障碍评定方法。

（2）实验室检查　包括嗓音频谱分析、肌电图检查、光纤腭咽喉内镜检查、电视荧光放射照相术等。其中频谱分析是对言语的音频进行研究的方法，提供了大量有关音频信号的特征，是较客观的检查方法。

3. 言语失用症的评定　包括3个方面：言语可懂度、说话速率和说话的自然程度。

【康复护理】

（一）护理评估

1. 评估言语－语言障碍的程度及其种类　了解患者的一般情况，言语障碍的种类、严重程度。

2. 评估言语－语言障碍的病因　通过与患者交流和观察，结合病史，判断言语障碍的原因。

3. 心理评估　评估患者有无悲观、焦虑、抑郁等不良心理反应。

（二）常见的护理诊断/问题

1. 言语－语言障碍　与脑血管意外、颅脑损伤、发音器官病损等有关。

2. 沟通障碍　与患者言语－语言障碍有关。

3. 焦虑或抑郁　与言语－语言障碍导致的交流困难有关。

4. 情景性自我贬低　与情绪抑郁、无价值感有关。

（三）护理措施

1. 一般护理

（1）首先应正确掌握言语－语言障碍的分类和症状以便正确地给予指导。

（2）环境要求：创造安静、舒适的环境，避免过多的视觉刺激，以免分散患者的注意力，加重自我紧张；安排舒适稳定的座椅及高度适当的桌子；同时，室内通风，光线和温湿度适宜。

（3）训练用具的准备：训练前应有充分的时间安排训练计划和整理训练用具，包括录音机、镜子、秒表、纸、笔、字卡、图卡、短语和短文卡、动作画卡和情景画卡、与文字配套的实物等。尽量减少患者视野范围内不必要的物品，以免分散注意力。

（4）时间安排：言语训练时间宜安排在上午，每次30分钟以内，以免引起患者疲劳。超过30分钟可安排为上午、下午各1次。短时间、高频率的训练比长时间、低频率的训练效果更好。训练要持续数月、1年或更久。当患者训练出现持续现象时（即反复、机械地重复前一答案时），是危险信号，训练项目宜暂时回到容易的题目上来，待患者有成功感后及时终止训练。

（5）康复治疗过程中的护理：①尽可能去理解患者说的每一件事，并缓慢、清晰、简单、亲切地与其说话，必要时重复说。②把护理重点放在患者现存的能力上，指导患者借助手势、交流手册等代偿方式与人进行日常生活交流，激发交流欲望。③要有耐心，给患者足够的时间去思考和回答医护人员所提出的问题；用他们熟悉的名称和术语交谈。④进行训练时，不要让患者精疲力竭，也不要以高人一等的口吻对患者说话，要像对待正常人一样对待患者。⑤鼓励患者主动训练，对患者出现的急躁情绪要理解，对其所取得的微小进步给予鼓励。⑥正确判断和处理患者的要求。当听不懂患者所说的内容时，要耐心启发，不能表现出不耐烦或者取笑患者。

（6）心理护理：主要是通过各种方式和途径（包括主动运用心理学的理论和技巧），积极影响患者的心理状态，以达到较理想的康复护理目的。大多数患者不仅存在言语－语言障碍的问题，同时还有心理方面的问题，而后者往往是影响康复治疗效果的主要因素，故心理护理必须贯穿康复治疗的全过程。患者多表现为依赖性增加，行为幼稚，要求别人关心自己；主观感觉异常，主观上认为自己还有其他脏器的病变，常有不适感；焦虑、恐惧、抑郁、害怕孤独；猜疑心加重，对医护人员或家人察言观色，怀疑自己的病情被隐瞒；自卑感加重等。因此，在临床护理过程中，要针对患者的具体情况采取相应的心理护理。具体措施：①建立良好的护患关系，增强患者的安全感、信任感、亲切感等，从而有效调动患者积极性，提高疗效。②与言语治疗师共同设法消除患者不切实际的想法，面对现实，正视存在的障碍，使其认识到障碍在一定程度上有可恢复性，树立信心，积极主动配合治疗。③注意患者的心理调适。因为随着病情的康复，有些遗留症状的预后不理想时，患者将要带着残疾回归家庭、社会，心理适应将是一个突出问题。如心理不平衡，无法接受现状，将会使患者大为愤怒或者抑郁，甚至痛不欲生。康复护理人员应设法使患者勇于接受现实，正视未来生活，主动去做适合患者现状的工作或者运动，提高生存质量。

（7）注意事项：①考虑患者是否存在智力低下，使用患者易于理解的言语，缓慢而清晰地说给患者听。②教会患者如何回答，使他们有相互说话的愿望。③进行多方面交谈，设法使患者对谈话抱有信心。④如不能理解患者的言语，不可轻易点头示意或表示同意，以免伤害患者自尊。⑤掌握患者康复训练的全过程，遵循言语康复的总原则。⑥如患者因不能满足自己的愿望而引起情绪反应，应设法了解具体情况，给予恰当的心理疏导。⑦训练目标要适当。每次训练开始时从对患者容易的项目入手，每天训练结束前让患者完成若干估计能正确反应的内容，令其获得成功感，激励其进一步坚持训练。一般来说，训练中选择的项目应设计在成功率为70%～90%的水平。对于情绪不稳定，处于抑郁状态的患者应调整到较容易的项目上。对过分自信的患者可提供稍难的项目进行尝试，以加深其对障碍的认识。

2. 失语症的康复护理　失语症的康复治疗必须遵循"早期康复、因势利导、全方位治疗"的原则，康复的重点和目标放在口语的训练上。

（1）康复治疗目标　基本目标是提高患者言语的理解和表达能力、独立应用言语交流技巧的能力，恢复患者与他人的直接言语交流能力，并巩固所获得的疗效。不同程度的失语症治疗目标：①轻度失语：改善或消除言语功能障碍，争取回归社会，恢复职业。②中度失语：利用残存能力，改善功能障碍，争取日常生活自理，回归家庭。③重度失语：训练和利用残存功能，并使用代偿手段，争取能进行简单的日常交流。

（2）康复治疗时机　言语训练的开始时间应是患者意识清楚2周左右，病情稳定而且能够接受集中训练30分钟左右。训练前应先进行言语评估。发病3～6个月是失语症恢复的高峰期。对发病2～3年的患者经过训练也会有不同程度的改善，但其恢复的速度明显较早期慢。

（3）康复训练方法

1）言语肌的功能训练：先进行言语肌的放松练习3分钟，降低言语肌的紧张性；然后做呼吸功能训练，用鼻吸气，逐渐延长呼气时间，在呼气时发摩擦音、元音，同时又可控制咽喉部的肌张力；然后做发声的动作练习，如鼓腮、舌的上举和下压、左右伸舌、卷舌、腭和声带的发音练习等。在言语肌的功能训练中要注意利用视觉和听觉反馈来代偿所丧失的动觉反馈，促使患者重建功能，重新掌握对言语肌的运动控制。另外，对于一些言语运动麻痹的患者，可以设计一些方法，教他们做发音转化练习，如患者能吹火柴，可训练把"吹"这个动作转化为发"P"音的言语动作等。

2）听理解训练：①名词的听理解训练：每次出示3张常用名词的图片，说出其中一个物品的名称后，让患者进行指认。逐渐增加图片数量，增加训练难度。②动词的听理解训练：每次出示3张常用动作的图片，说出其中一个动作后，让患者进行指认。逐渐增加图片数量，增加训练难度。③记忆跨度的听理解训练：让患者同时听2个单词，让其指出相应的卡片，逐渐增加单词数量。④句子的听理解训练：每次出示3个常用物品图片，说出其中一个物品的功能或所属范畴，而不是直接说出物品的名称，让患者听后指出对应物品。⑤文章、故事的听理解训练：用情景画进行。让患者听对画中内容的叙述，然后让患者指出图中的对应事物。或听一段小故事，根据故事内容提问，让患者用"是"或"不是"回答。⑥执行口头命令的训练：根据患者的运动功能，提出口头命令，让患者做相应的动作。训练应适合患者的理解能力，从短句开始。

3）口语表达训练：①复述训练：让患者复述词语或语句，一般按照单音单词→双音单词→短句→长句的顺序进行训练，复述训练要求准确并注意纠正语音的清晰度。②命名训练：让患者说出所示图中物品的名称，如果患者说不出，可以给予视觉和听觉上的各种提示，包括词头音、口型及文字的刺激等。③实用化练习：将练习的单词、句子应用于实际生活，如提问"杯子里装着什么东西""你口渴时怎么办"，让患者回答。④自发口语训练：让患者对情景画、影视、身边的事物、兴趣爱好等进行自由叙述。⑤对话训练：自我介绍和互相问候训练；根据患者的实际交流水平，模拟购物、问路、看病等场景进行对话练习。

4）阅读训练：包括阅读理解训练和朗读训练。阅读理解训练包括以下方面：①单词的辨认与理解：每次出示3张常用名词或动词的图片，并将相应的文字卡片交给患者，让患者进行图文配对练习。逐渐增加卡片数量进行练习。②句子、短文的理解：用句子或短文的卡片，让患者指出相应的情景画或事物。③执行文字命令的训练：出示简单的文字命令卡片，让患者读后做相应的动作。朗读训练一般按照单词→短句→长句→短文→篇章的顺序反复进行练习，逐渐增加难度。

5）书写训练：①抄写训练：对书写水平低的患者，可从抄写训练开始。②听写训练：包括单词、句子、短文的听写，逐渐增加难度。③描写训练：将图片放在患者的面前让患者用文字书写出来，书写时可给予偏旁部首的提示，随着患者书写水平的改善，逐渐减少提示，达到自我训练。④自发书写训练：如写日记、写信等。

6）代偿方式的利用和训练：重度失语症患者言语功能严重受损，严重影响交流活动，不得不将非言语交流方式作为最主要的代偿方式。非言语交流方式包括以下几种：①示意动作的训练：包括头和四肢的动作，如用点头、摇头表示是或不是，常用的手势动作，如吃饭、喝水、梳头等。训练时，治疗师示范后让患者模仿，再进行实际的情景练习，使患者知道他们用什么动作会产生什么效果，以巩固强化示意动作的运用。②绘画训练：对于重度言语–语言障碍而保留有一定绘画能力的患者，用画图来表达意思。③交流板或交流手册的训练：是将日常生活中的用品和活动通过常用的字、图片或照片表示出来，适用于口语及书写交流都很困难、但有一定的认识文字和图画能力的患者。关键是要训练患者根据交流板的内容指出何时、去何地、做什么，应根据患者的需要和不同的环境设计不同的交流板或交流手册。患者通过交流板或交流手册表明的意图，以达到与人交流的目的。④电脑交流设置：包括发音器、电脑说话器、环境控制系统等。

7）中医康复护理：中医针刺采用舌针、头针配合体针治疗失语症，可疏通经络、调整阴阳、行气化痰、醒脑开窍，疗效显著。临床研究表明，舌针直接针刺舌体、舌底穴位（金津、玉液），间接针刺舌体穴位（廉泉等）可促进构音、吞咽和舌肌运动功能的恢复，从而改善言语功能；头针治疗可促进脑局部血液循环，改善脑电活动，激活脑言语功能。

8）其他训练：计算练习、查字典、唱歌、游戏等，均按照患者失语的程度进行。

3. 构音障碍的康复护理

（1）康复治疗目标　①轻度构音障碍患者的治疗目标是在保持言语可懂度的同时训练最佳的交流效果和自然度。②中度构音障碍患者常能用言语作为交流方法，但不能被人完全理解。治疗目标是建立最佳的言语可懂度。③重度构音障碍患者的言语可懂度降低到在通常情况下不能用言语进行交流。治疗目标是建立交流的有效方式或采用代偿手段进行交流。

（2）康复治疗方法　言语的发生与神经和肌肉控制、身体姿势、肌张力、肌力和运动协调有密切的关系。这些方面的异常都会影响言语的质量。康复应从改变这些状态开始，以促进言语的改善。一般情况下，按呼吸、喉、腭和腭咽区、舌体、舌尖、唇、下颌运动逐个进行训练。首先要分析以上结构与言语产生的关系，然后决定康复先由哪一部分开始及顺序，根据构音器官和构音评定的结果决定康复顺序和方法。构音器官评定所发现的异常部位即是构音训练的重点部位。遵循由易到难的原则进行训练。

1）松弛训练：痉挛型构音障碍的患者，往往存在咽喉肌群紧张，同时肢体肌张力增高的情况，通过缓解肢体的肌紧张使咽喉部肌群相应放松。松弛训练包括特别挑选的用于肩部、颈部、声带和构音器官的一系列放松运动。

2）呼吸训练：重度构音障碍者往往呼吸较差，特别是呼气短而弱，难以在声门下和口腔形成一定压力。建立规则的可控的呼吸，能为发声、发音动作和节奏训练打下基础。呼吸训练体位有仰卧位平静呼吸、过渡状态平静呼吸、坐位平静呼吸、站立位平静呼吸，还可以通过以下方法进行呼吸训练：①手法介入：康复护理人员站于患者身后，在患者平稳呼气末时，用手在患者的上腹部随着患者的呼气动作平稳地施加压力，通过横膈的上升运动延长呼气时间，增加呼气力量。②吹气训练：让患者通过吸管向标有刻度的透明玻璃杯中（装上 1/3 的水）吹气，训练气泡到达的刻度及吹泡持续的时间，用以增加患者的气流量。③生物反馈技术：可使患者通过视觉看到呼吸期间胸廓的周期性运动，从而调节呼吸运动，建立恰当的声门下气压。

3）构音器官运动训练：构音器官的运动对产生准确、清晰的发音十分重要。训练时患者要面对镜子，以利于进行模仿和纠正动作。对于重症患者可用压舌板和手法协助完成。另外，可用冰块摩擦面部、唇、舌、软腭等部位以促进运动：①下颌关节运动训练包括下颌的开闭、前伸及向左右两边的移动训练，注意需要保持下颌关节的最大运动范围。②唇运动训练包括缩唇、咂唇、唇的外展、鼓腮等训练，注意唇运动的范围和唇的力量。③舌运动训练包括伸舌、缩舌、卷舌，舌的抬高、左右摆动、环形运动训练，注意舌的灵活性。④软腭的抬高训练。软腭运动无力和运动不协调会导致共鸣异常和鼻音过重。提高软腭运动能力的具体方法有轻叹气，重复发“a”音，重复发爆破音，用细毛刷或冰块直接刺激软腭等。⑤交替运动训练。交替进行张口和闭口、噘嘴和龇牙、伸舌和缩舌、舌的左右摆动等，要求尽快地重复进行。

4）语音语调训练：大部分构音障碍的患者表现为发音不清和音调异常。对伴有口颜面失用和言语失用的患者，在语音训练时可采用以下方法：①由构音器官的自发运动引发自主运动：画出口形图，告诉患者舌、唇、齿的位置及气流的方向和大小，以增加患者语音清晰度，纠正口颜面失用。②嘱患者模仿发音，原则上先训练发元音如“a”“u”，再发辅音。辅音先从双唇音开始，如“b”“p”，待能发辅音后，将已掌握的辅音和元音相结合，如“ba”“pa”，熟练掌握后，再采取元音 + 辅音 + 元音的形式，最后过渡到单词和句子的训练。音调问题则可通过四声的训练及配合乐器的音阶变化来训练。此外，唱歌训练对语调改善也很有效。

5）克服鼻音化的训练：鼻音化是由于软腭运动不充分，腭咽不能适当闭合，将鼻音以外的音发成鼻音。首要的治疗是加强软腭肌肉的强度，方法如下：①“推撑”疗法：患者两手掌放在桌面上向下推，或两手掌放在桌面下向上推，或两手掌相对推，同时发“啊”音，可以促进腭肌收缩和上抬。②引导气流法：引导气流通过口腔，减少鼻漏气，如吹吸管、吹喇叭、吹哨子等。

6）克服费力音的训练：费力音是由于声带过分内收所致，听起来喉部充满力量，声音好似从里面挤出来。其主要治疗目的是让患者获得容易的发音方式，打哈欠是很有效的方法。让患者打哈欠并随之呼气，继而在打哈欠的同时教患者发出词和短句。

7）克服气息音的训练：气息音的产生是由于声门闭合不充分引起的，主要治疗途径是在发声时关闭声门。前面所述"推撑"疗法可以促进声门闭合，另一种方法是利用元音和双元音的方法来产生词、词组和句子。

8）语速及韵律训练：构音障碍患者由于痉挛或运动不协调致发音歪曲或韵律失常。利用节拍器（或轻拍桌子）控制语速，患者随着节律进行训练，减慢说话速度，由慢而快，可明显改善言语的清晰度。

9）音节折指法训练：患者每发一个音，健侧一个手指掌屈，音速与屈指速度一致，使患者通过自身的本体感觉及视觉建立较好的反馈通路，改善说话方式，实现自主控制说话，提高说话的清晰度。本法适用于痉挛性、运动失调性、迟缓性构音障碍。

10）替代方法：重度构音障碍的患者由于言语功能严重受损，即使经过言语治疗也难以进行言语交流，为了使这部分患者能进行社会交流，可根据患者的具体情况选择替代言语交流的方法，并予以训练。具体方法参考失语症代偿方式的利用和训练。

（3）注意事项　①构音障碍患者一般是由于言语肌肉无力或不协调所引起，多表现为发音不准，吐字不清，语调、速度和节奏等异常，常常发出单调缓慢的语音。康复护理人员应耐心琢磨其表达的意思，直到理解为止。②为促使患者早日康复，康复护理人员要利用与患者接触的一切机会给予训练性的指令，训练过程中不可使患者过度疲劳，以免影响其继续训练的信心。③为改进患者的发音技巧，在交谈时，有意识地进行谈话清晰度的训练，如缓慢地复述容易听懂的言语，或是借助手势、表情等非言语交流方式，鼓励患者说话。

4. 言语失用症的康复护理　对言语失用症的康复治疗，Rosenbek 等建议采用一种分为八阶段的康复治疗方法，主要是帮助患者重新学习运动模式，刺激的方式为视觉与听觉同时进行，让患者一边听康复护理人员说话，一边看康复护理人员的说话口型，随后让患者跟着复述。当达到上述目标后，改为文字刺激视觉、提问刺激听觉，直到扮演角色的情况下诱发患者的反应。此外，进行口腔发音器官的基本运动训练，练习日常问候语，和康复护理人员一起唱通俗歌曲，在患者读句、复述时用节拍器打拍子以促进言语的刺激。

言语失用症的康复护理主要是对患者说话的速率、韵律方面予以指导，同时失语症、构音障碍的护理措施对此类患者亦适用。

【康复教育】

1. 家庭康复指导　先向患者及家属说明言语治疗的目的、内容和方法，康复过程的持久性及训练过程中的注意事项。在治疗时间内，既要对患者个别训练及自我训练进行指导，又要对家属进行家庭训练指导。

2. 训练指导　为提高患者训练的积极性，应减少干扰，使患者注意力集中，训练过程中禁止外人参与，并按照康复训练的要求执行。了解患者康复进展情况，鼓励患者尽力配合。

3. 心理指导　了解患者的思想动态，说明训练的重要性和必要性，对患者的每一点进步都应给予肯定和鼓励。

4. 家庭支持　减少家庭或社会的压力，经常与家属或有关人员沟通，说明训练的积极意义及对患者生存质量的影响，争取他们的支持与配合。

第四节 心肺功能的康复护理

导学

患者，男性，60 岁，反复咳嗽、咳痰 10 余年。患者 10 年前因感冒引起咳嗽、咳痰，经治疗后缓解，以后冬天常因感冒反复发作，经治疗后缓解。5 年前咳嗽加重伴喘息发作，以冬春季节为甚，且逐年加重。近 1 周出现发热、气短明显加重，伴双下肢水肿，不能平卧；颈静脉怒张，肝颈静脉回流征阳性；桶状胸，双肺叩诊过清音；双肺呼吸音减低，可闻及干、湿啰音；心尖搏动在左腋前线第 5 肋间，心界向两侧扩大，三尖瓣区可闻及 3/6 级收缩期吹风样杂音，肺动脉瓣区第二心音亢进。诊断为慢性阻塞性肺疾病急性加重期、肺源性心脏病。

学习重点

呼吸运动训练的方法，心肺功能不全的康复护理。

学习难点

呼吸运动训练的方法。

心肺功能是人体心脏泵血及肺部吸入氧气的能力，其功能直接影响全身器官及肌肉的活动。通过心肺功能评定，为心肺功能不全患者的康复治疗、护理和健康指导提供客观依据；通过心肺功能训练，达到康复目的。

【概述】

心肺功能是人体进行新陈代谢、吐故纳新的基础，也是人体运动耐力的基础。心血管系统和呼吸系统虽然分属于两个不同的系统，但功能上密切相关，其功能障碍的临床表现接近，康复治疗、康复护理亦相互关联。

【评定】

心肺功能评定的第一步是全面和详细地询问病史，进行体检、实验室检查（心肌酶、血脂、血气分析等）、特殊检查（胸部影像检查、心电图检查、心脏超声检查、心脏导管检查、肺功能检查等），了解临床治疗等情况。

（一）心功能评定

1. 心电运动试验（exercise testing） 是指通过逐步增加运动负荷，以观察运动应激状态下心电图变化，并通过试验前、中、后心电图的表现和体征的反应来判断心功能的试验。心脏功能具有较大的潜力，安静时的心率与运动状态下差别很大，在一定范围内，随着运动强度的增加，心脏负荷相应增加，心脏耗氧量增加。当心脏有病变时，由于心脏具有较强的代偿潜力，安静心电图可以表现正常，但在运动状态下增加心脏的负荷到一定程度，心脏就会出现一些异常改变，通过分析这些改变，可以作为诊断心脏疾病，判断冠状动脉病变程度及预后，判断患者参加运动或活动危险性的依据，同时可定量评估心脏生理功能的储备能力和体力活动能力大小，为制订运动处方，评定康复治疗效果提供定量依据。

（1）运动方式

1）活动平板（treadmill）：又称跑台测功计，是装有电动传送带的运动装置。患者在其上步行或跑步，根据所选择的运动方案，仪器自动分级依次递增平板速度及坡度，调节运动负荷量，直到患者达到次级量水平，通过分析运动前、中、后的心电图变化判断结果。所得到的各种坡度、速度时的心血管反应可直接用于指导患者的步行锻炼。同时，在运动中连续监测心电改变，可提高其安全性。

2）踏车运动（bicycle ergometry）：患者在装有功率计的踏车上进行运动，以蹬踏的速度和阻力调节运动负荷大小。与活动平板相比，其优点是无噪音，运动中心电图记录较好，不易受运动动作的干扰，血压测量较易，患者心理负担较轻。缺点是对某些体力较好者往往不能达到最大心脏负荷。此外，运动时患者易受意志影响而中止运动，一些老年人或不会骑车者比较难以完成。

3）简易运动试验：即6分钟步行试验。要求患者在走廊里尽可能行走，测定6分钟内步行距离。

（2）试验方案　心电运动试验方案有多种，不同方案的区别在于做功量递增方式、递增量、每一级做功量的持续时间和做功总量等方面。因此，选择试验方案时应注意以下几点：①应根据试验目的选择合适的方案。②运动的起始负荷必须低于患者的最大承受能力。③每级运动负荷最好持续2～3分钟，以达到心血管的稳定状态。④试验运动时间最好在6～12分钟。

1）活动平板试验：运动强度用METs值表示，METs值的大小取决于活动平板运动速度和坡度两者的组合，可采用极量运动试验修订的Bruce方案（表4-6）。

表4-6　修订的Bruce方案

阶段	速度（km/h）	坡度（%）	时间（min）	心功能容量（METs）
1	2.7	0	3	2
2	2.7	5	3	3
3	2.7	10	3	5
4	4	12	3	7
5	5.5	14	3	10
6	6.8	16	3	13
7	8	18	3	16
8	8.9	20	3	19
9	9.7	22	3	22

2）踏车试验：运动负荷要求，男性300kg/min起始，每3分钟增加300kg/min；女性200kg/min起始，每3分钟增加200kg/min。

3）简易运动试验：用于体力无法进行活动平板或踏车的患者：①采用定时运动，患者尽力行走6分钟，计算所走的距离。②采用固定距离法，如固定距离30m，计算完成该距离的时间。

（3）注意事项

1）试验前用最通俗易懂、简明扼要的方式向患者介绍心电运动试验方法，取得合作。

2）感冒或其他病毒、细菌性感染后1周内不宜参加试验。

3）室内温度最好为 22℃左右，湿度小于 60%；试验前 1 天内不参加重体力活动；不可饱餐或空腹，一般于饭后 2 小时左右进行试验；试验前 2 小时禁止吸烟、饮酒。

（4）运动试验结果判断　目前国内外较公认的判断心电运动试验的阳性标准：①运动诱发典型心绞痛。②运动中及运动后（2 分钟内）心电图出现 ST 段下斜型或水平型下移，持续时间至少大于 1 分钟，常见 ST-T 改变类型。③运动中收缩期血压下降（低于安静水平）。符合以上条件之一，为阳性。以上标准不能简单地套用，可以作为临床诊断的参考。

（5）运动终点　运动时出现心电图异常、血压异常、运动诱发严重心律失常。此外，出现仪器故障也应作为试验的终止指标。出现以下指征应停止运动。

1）绝对指征：①运动负荷增加，而收缩期血压降低（低于安静水平）。②运动负荷增加时，心率不增加，甚至下降。③出现明显心绞痛（中等程度以上）。④心脏起搏器出现故障。⑤出现中枢神经系统症状，如共济失调、头晕、恶心等。⑥出现末梢循环灌注不良，如面色苍白、发绀、冷汗等现象。⑦出现运动诱发的严重心律失常，如阵发性室性心动过速，频繁出现多源性或成对的早搏等。⑧心电图在技术上难以辨认运动装置故障或心电仪器故障。⑨收缩期血压超过 250mmHg，或舒张期血压超过 120mmHg。⑩患者要求停止运动。

2）相对指征：① ST 段下移或上抬（弓背向上）≥ 2～4mm 或电轴明显偏移。②胸痛加剧。③疲劳，呼吸急促或困难，下肢无力。④持续的一般性心律失常，如室上性心动过速。⑤束支传导阻滞加重，与室性心动过速难以鉴别。⑥运动负荷增加而收缩期血压降低 10～20mmHg。

（6）临床应用

1）适应证：患者病情稳定，无感染及活动性疾病；神志清楚，主观配合，无四肢功能障碍影响步行和踏车者。

2）禁忌证：①未控制的心力衰竭，严重的左心功能障碍，恶性心律失常，包括室性或室上性心动过速、多源性室早、快速型房颤、三度房室传导阻滞等。②不稳定型心绞痛、近期梗死后非稳定期，急性心包炎、心肌炎和心内膜炎，高血压危象，急性肺栓塞或梗死，肺水肿，传染病和下肢功能障碍等。③确诊或怀疑主动脉瘤，严重主动脉瓣狭窄，血栓性脉管炎或心脏血栓形成，精神疾病发作期或严重神经官能症。

3）安全性：心电运动试验的死亡率平均为 1/10000，运动诱发心肌梗死为 4/10000，住院治疗者（包括心肌梗死）为 5/10000，一般心血管异常者为 1/1000。心血管意外与病例选择不当有关，故必须严格掌握运动试验的适应证和禁忌证。

2.纽约心脏病协会心功能分级　美国纽约心脏病协会（New York Heart Association，NYHA）将心功能分为 4 级，对心脏功能进行初步评定，简便易行，被广泛接受，但是该方法主要依据患者有无心悸、呼吸困难、乏力等主观症状，因而评定结果可能存在一定差异。其具体分级标准如下。

Ⅰ级：体力活动不受限。日常活动不引起过度的乏力、心悸、气促和心绞痛。

Ⅱ级：轻度体力活动受限。一般的体力活动即可引起心悸、气促等症状。

Ⅲ级：体力活动明显受限。休息时无症状，低于日常的活动量也可引起心悸、气促。

Ⅳ级：体力活动完全丧失。休息时仍有心悸、气促。

（二）肺功能评定

1.肺功能测定　主要包括肺容量、肺通气功能测定。

（1）肺容量测定

1）潮气量（tidal volume, TV）：平静呼吸时，每次呼出或吸入的气量。潮气量与呼吸频率决定了每分钟通气量。成人正常值 400～500mL。

2）补吸气量（inspiratory reserve volume, IRV）：平静吸气后进一步吸气的最大气量，主要反映吸气肌的力量和储备功能。成人正常值：男性约 2.16L，女性约 1.5L。

3）补呼气量（expiratory reserve volume, ERV）：平静呼气后进一步呼出的最大气量，主要反映呼气肌和腹肌的力量。成人正常值：男性约 0.9L，女性约 0.56L。

4）残气量（residual volume, RV）：完成最大呼气后肺内残存的气量。临床上常以残气量占肺总量的百分比作为判断指标，残气量占肺总量百分比 >35% 表示阻塞性肺气肿，45%～55% 为重度肺气肿，65% 以上为严重肺气肿。成人正常值：男性 1.38±0.63L，女性 1.301±0.47L。

5）功能残气量（functional residual capacity, FRC）：平静呼气后遗留在肺内的气量。成人正常值：男性 2.77±0.81L，女性 1.86±0.55L。

6）最大吸气量（inspiratory capacity, IC）：平静时吸入的气量加补吸气量。它与吸气肌肌力大小、胸肺顺应性有关，足够的最大吸气量才能保证肺活量和最大通气量的正常。

7）肺活量（vital capacity, VC）：是深吸气后，做一次最大呼气的气体量。肺活量 = 最大吸气量 + 补呼气量，反映肺和胸廓的发育状况和功能水平，与性别、年龄、体表面积相关。成人正常值：男性约 3.5L，女性约 2.4L。

（2）肺通气功能测定

1）时间肺活量（Time lung capacity）：深吸气后尽快用力将气体呼入肺量计内描记呼气曲线。第 1、2、3 秒时间肺活量正常值分别为 83%、96%、99%。最常用的是第 1 秒的呼气量（FEV_1）及其与呼气总量的百分比。FEV_1 低于 70%（老年人 60%）说明气道阻塞，常见于肺气肿、支气管哮喘。

2）最大呼气中期流速（maximal mid-expiratory flow curve, MMEF）：测定方法与 FEV_1 相同，将用力肺活量分为四等份，取中间两等份容量与时间之比。MMEF 能更敏感地反映气道阻塞情况，并能反映小气道功能。正常值：男性约 3.37L/s，女性约 2.87L/s。

3）最大自主通气量（maximal voluntary ventilation, MVV）：是指在单位时间内以最深最快的呼吸所得到的最大通气量。方法：让受检者取立位，先平静呼吸数次，取得平稳的潮气基线，然后让其做最深、最快的呼吸，连续 15 秒，将 15 秒内呼出或吸入的气量乘以 4，即为每分钟最大通气量。正常人最大通气量应大于预计值的 80% 以上，60%～79% 为轻度降低，40%～59% 为中度降低，小于 40% 为重度降低。

2. 呼吸功能评定 通过对患者进行一些简单动作或短距离行走测试，可初步评定肺功能（表 4-7）。

表 4-7 呼吸功能障碍程度评定

分级	评定内容
5级	安静时就有气短，不能平卧
4级	讲话、穿衣等轻微动作便感到气短
3级	慢走即感气短
2级	登楼、上坡时出现气短
1级	一般劳动时较正常人容易出现气短
0级	日常生活能力和正常人一样

3. 呼吸肌功能测定 包括呼吸肌力量、耐力及疲劳测定。

4. 其他 肺功能的其他测定方法和指标还有血气分析、右心导管测定肺动脉压及呼吸气分析等。

（三）有氧运动能力测定

有氧运动能力是指机体进行以有氧代谢为主要能量来源的运动能力。国际上普遍采用最大吸氧量（maximal oxygen uptake, VO_2max）和代谢当量（metabolic equivalent, METs）作为判定的指标，主要采用呼吸气分析的方法测定。

1. 最大吸氧量（VO_2max） 是指机体在运动时所能摄取的最大氧量，是综合反映心肺功能状态和体力活动能力的最好生理指标。其数值的大小取决于心输出量、动静脉氧分压差、氧弥散能力和肺通气量。VO_2max 随年龄的增长以每年 0.7% ～ 1% 的速度减低，与肌肉组织代谢及心肺功能衰退有关。VO_2max 可直接测定和间接测定。直接测定多采用平板运动，不同的运动方式所测得的最大吸氧量有所差异。间接测定方式有以下几种。

心输出量和动静脉氧分压差测定：VO_2max= 心输出量 × 动静脉氧分压差。心输出量 = 每搏量 × 心率。

呼吸气分析测定：VO_2max= 吸气量 × 呼吸气氧分压差。肺通气量与 VO_2max 呈线性相关。呼吸气氧分压差安静时为 4% ～ 5%，即吸入 100mL 空气时有 4 ～ 5mL 氧被人体吸收，运动中最大可增加 2 倍左右。

2. 代谢当量（METs） 是评估心肺功能的重要指标。1MET 相当于耗氧量［3.5mL/（kg·min）］。在制订运动处方时，运动强度是以 METs 作为临床参考依据。代谢当量主要用于以下方面：①判断体力活动能力和预后。关键的 METs 值反映体力活动能力（表4-8）。②用以判断心功能及相应的活动水平。最高 METs 的水平与心功能直接相关（表4-9）。③用于表示运动强度和制订运动处方。METs 的大小可以反映运动的强度。在计算上可以先确定每周的能耗总量（运动总量）及运动训练次数或天数，将每周总量分解为每天总量，然后确定运动强度，查表选择合适当量的运动方法，将全天 METs 分解到各项活动中，形成运动处方。④区分残疾程度：一般将最大 METs < 5 作为残疾标准。⑤指导日常生活活动与职业活动：职业活动的平均能量消耗水平不应超过患者峰值 METs 的 40%，峰值强度不可超过峰值 METs 的 70% ～ 80%。

表 4-8 关键的 METs 值反映体力活动能力

关键 METs 值	反映体力活动能力
< 5METs	65 岁以下的患者预后不良
5METs	日常生活受限，相当于急性心肌梗死恢复期的功能储备
10METs	正常健康水平，药物治疗预后与其他手术或介入治疗效果相当
13METs	即使运动试验异常，预后仍然良好
18METs	有氧运动员水平
22METs	高水平运动员

表 4-9　各种心功能状态时的 METs 及可以进行的活动

心功能	METs	可进行的活动
Ⅰ级	≥ 7	携带 10.9kg 重物连续上 8 级台阶
		携带 36.32kg 重物进行铲雪、滑雪、打篮球、手球、回力球或踢足球
		慢跑或走（速度为 8.045km/h）
Ⅱ级	≥ 5，< 7	携带 10.9kg 以下的重物上 8 级台阶
		性生活
		养花种草类型的工作
		步行（速度为 6.436km/h）
Ⅲ级	≥ 2，< 5	徒手走下 8 级台阶
		可以自己淋浴、换床单、拖地、擦窗
		步行（速度为 4.023km/h）
		打保龄球、连续穿衣
Ⅳ级	< 2	不能进行上述活动

【康复护理】

（一）护理评估

1. 活动水平评估　评估患者活动情况、功能水平、活动受限对机体的影响。

2. 心肺功能评估　评估目前的心肺功能状况、既往生活方式及可能影响心肺功能康复计划实施的有关因素。

3. 心理评估　评估患者心理状况。

（二）常见护理诊断/问题

1. 活动无耐力　与缺氧、心功能减退、疲乏有关。

2. 气体交换受损　与低氧血症、二氧化碳潴留、肺血管阻力增高有关。

3. 焦虑和恐惧　与对医院环境不熟悉、对所患疾病缺乏认识、病程长、担心疾病的预后有关。

4. 有便秘危险　与进食少、活动少、不习惯床上排便有关。

5. 知识缺乏　与缺乏控制诱因和预防药物应用知识有关。

（三）康复护理措施

为心肺功能不全患者制订康复计划时应根据患者心功能等各方面的评估资料综合考虑；在实施康复护理时，应遵循安全可调、因人而异、循序渐进、持之以恒，对患者实施全面康复的原则。

1. 心理康复指导　心理护理在心肺功能不全患者康复中占有重要地位。根据患者的心肺功能情况给予个性化的心理康复指导，调动患者自身的积极性和治愈疾病的信心，舒缓不良情绪。如心肺功能较差者可指导患者采用听音乐、读报等方法缓解情绪，注意强度和刺激性，避免患者情绪激动；心肺功能较好者，多鼓励并及时给予肯定，指导维持终身锻炼，帮助其早日回归正常工作和生活。对于性格急躁者应注意锻炼的安全性，不能随意增加运动量。与患者交流时，言语亲切、态度和蔼，保持近距离接触，目光专注，耐心倾听，必要时应用肢体言语安慰，取得信赖，使患者有被尊重、被关怀的感觉，充分体现人文关怀。

2. 休息与运动指导　休息是减轻心脏负担的最好方法，可使心肌耗氧量明显减少。除午睡外，下午适当增加卧床休息时间。急性期和严重心功能不全者应卧床休息，待心功能好转后可指导患者下床做一些适量运动，如散步、练气功、打太极拳等。如果活动后出现脉搏大于 100 次/分，或比休息时增加 20 次/分，有心慌、气急、心绞痛发作或有心律失常时应停止活动并注意休息。心功能不全患者常出现睡眠障碍，可指导其采取不同的方法分散注意力，如阅读、听舒缓的轻音乐等，必要时服用镇静抗抑郁药物。气短发作者可采用深呼吸锻炼，更换体位或选择不同高度的枕头以帮助睡眠。

注意事项：①遵循个体化、循序渐进、持之以恒、兴趣性和全面性等原则。②注意周围环境因素对运动的影响，定期检查和修正运动处方。③运动时如出现胸部不适、无力、气短、骨关节疼痛等应停止运动，及时检查处理。④每次训练都必须包括准备活动、训练活动和结束活动。

3. 呼吸运动训练指导　呼吸运动是改善呼吸功能、促进血液循环、减轻心脏负担的一种运动，是肺疾病患者整体肺功能康复方案的一个重要组成部分。呼吸技术训练要点是建立膈肌呼吸，减少呼吸频率，协调呼吸，调节吸气与呼气的时间比例。其目标为改善换气，增加咳嗽机制的效率；改善呼吸肌的肌力、耐力及协调性；保持或改善胸廓的活动度；建立有效呼吸方式；促进放松；指导患者处理呼吸急促；增强患者整体功能。

（1）呼吸肌练习方法　改善呼吸肌的肌力和耐力过程称为呼吸肌训练（ventilatory muscle training, VMT），临床用于治疗各种急性或慢性肺疾病，主要针对吸气肌无力、萎缩进行训练，主要有 3 种形式。

1）横膈肌阻力训练（strengthen the diaphragm）：患者取仰卧位、头稍抬高的姿势，先让患者掌握横膈吸气，在患者的上腹部放置 1～2kg 重的沙袋，让患者深吸气同时保持上胸廓平静，沙袋重量必须以不妨碍膈肌活动及上腹部鼓起为宜，逐渐延长患者阻力呼吸时间，当患者可以保持横膈肌呼吸模式且吸气不会使用到辅助肌约 15 分钟时，则可增加沙袋重量。

2）吸气阻力训练（inspiratory resistance training）：使用为吸气阻力训练特别设计的呼吸阻力仪器以改善吸气肌的肌力及耐力，并减少吸气肌的疲劳。方法：患者经手握式阻力训练器吸气，吸气阻力训练器有各种不同直径的管子提供吸气时气流的阻力，气道管径愈窄则阻力愈大，每天进行阻力吸气数次，每次训练时间逐渐增加到 20 分钟至 30 分钟，以增加吸气肌耐力，当患者的吸气肌肌力或耐力有改善时，逐渐将训练器的管径减小。训练中避免任何形式的吸气肌长时间的阻力训练。如果出现颈部肌肉（吸气辅助肌）参与吸气，则表明膈肌疲劳。

3）诱发呼吸训练（incentive respiratory training）：是一种低阻力的训练方式，强调最大吸气量的维持。方法：患者仰卧或半仰卧位，放松舒适姿势，做 4 次缓慢、轻松的呼吸，在第 4 次呼吸时做最大呼气，然后将呼吸器放入患者口中，经由呼吸器做最大吸气且持续吸气数秒钟，每天重复数次，每次练习 5～10 次。

（2）膈肌呼吸法（腹式呼吸）　膈肌呼吸不是通过提高每分钟呼吸量，而是通过增大横膈的活动范围以提高肺的伸缩性来增加通气。横膈活动增加 1cm，可增加肺通气量 250～300mL，深而慢的呼吸可以减少呼吸频率和每分通气量，增加潮气量和肺泡通气量，提高动脉血氧饱和度。另外，膈肌较薄，活动时耗氧不多，又减少了辅助呼吸肌不必要的使用，使呼吸效率提高，呼吸困难缓解。方法：指导患者处于舒适放松姿势，斜躺坐姿位，康复护理人员将手放置于患者前肋骨下方的腹直肌上，指导患者用鼻缓慢地深吸气，患者的肩部及胸廓保持平静，只有腹部鼓起，然后有控制地缓慢呼气，将空气排出体外，重复上述动作 3 ～ 4 次后休息。指导患者将手放置于腹直肌上，体会腹部的运动，吸气时手上升，呼气时手下降（图 4-4）。患者学会膈肌呼吸后，指导患者用鼻吸气，以口呼气，指导患者在各种体位（坐、站）及活动下（行走、上楼梯）练习膈肌呼吸。

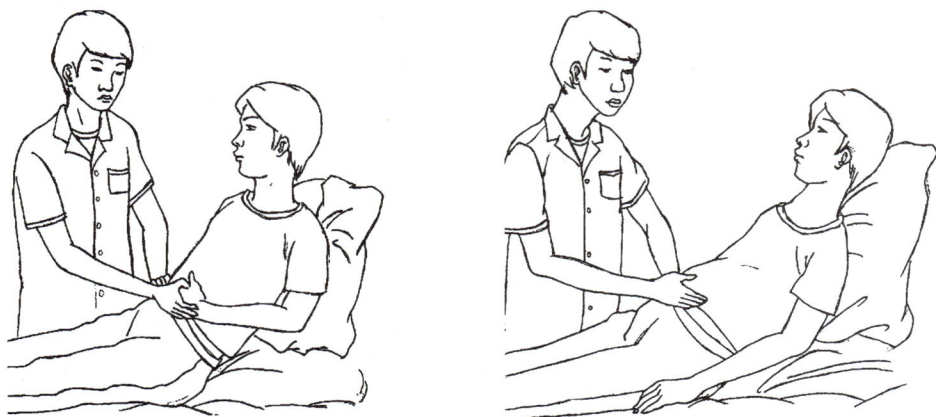

图 4-4　膈肌呼吸

（3）局部呼吸法（segmental breathing）　适用于因手术后疼痛、防卫性肺扩张不全或肺炎等原因导致肺部特定区域的换气不足。

1）单侧或双侧肋骨扩张法（lateral costal expansion）：患者取坐位或仰卧位，康复护理人员双手置于患者下肋骨侧方（图 4-5、图 4-6），指导患者呼气，可感到肋骨向下、向内移动，置于肋骨上的手掌向下施压，恰好在吸气前，快速地向下、向内牵张胸廓，以诱发肋间外肌的收缩；指导患者吸气时抵抗康复护理人员手掌的阻力，以扩张下肋，患者吸气，胸廓扩张且肋骨外张时，可给予下肋区轻微阻力以增强患者抗阻意识。当患者再次呼气时，康复护理人员用手轻柔地向下、向内挤压胸腔来协助。教会患者独立使用这种方法。患者可将双手置于肋骨上或利用布带提供阻力（图 4-7、图 4-8）。

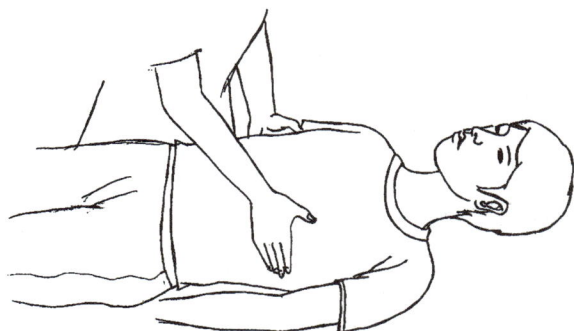

图 4-5　仰卧位局部呼吸

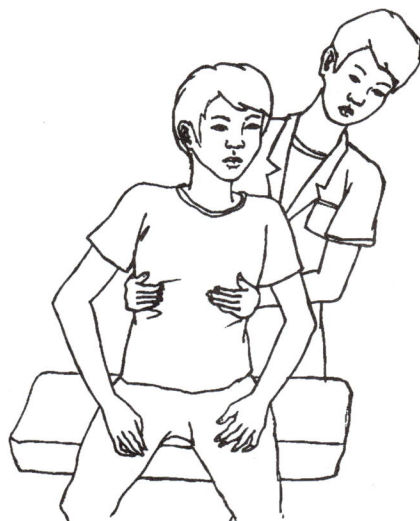

图 4-6　坐位局部呼吸

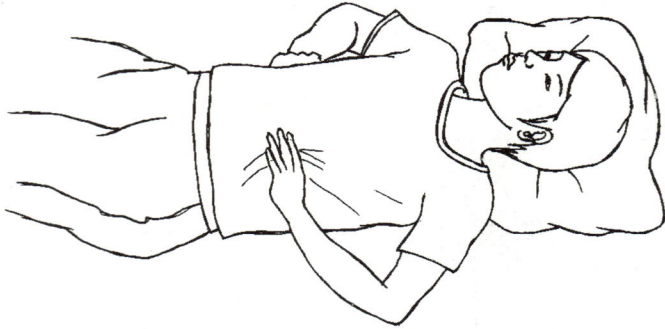

图 4-7　双手施压做侧肋扩张

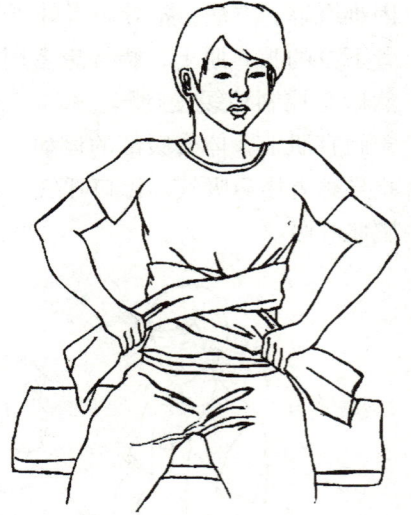

图 4-8　用布带做肋骨呼吸训练

2）后侧底部扩张法（posterior basal expansion）：患者坐位，身体前倾，髋关节屈曲，双手置于肋后侧，按照上述的"单侧肋骨扩张"方法进行。这种方法临床上适用于手术后需长期在床上保持半卧位的患者，因为其分泌物很容易堆积在肺下叶的后侧部分。

（4）吹笛式呼吸法（pursed-lip breathing）　患者取舒适放松姿位，呼气时必须被动放松，并且避免腹肌收缩（将双手置于患者腹肌上，以判断腹肌是否收缩），指导患者缓慢地深吸气，然后让患者轻松地做吹笛姿势呼气。训练时患者应避免用力呼气。这种方法可降低呼吸频率，增加潮气量，增强运动耐力。

4. 预防及解除呼吸急促指导　适用于患者正常的呼吸模式被干扰而产生的呼吸短促，如慢性阻塞性肺疾病（肺气肿、气喘）的周期性呼吸困难发作；患者用力过度或接触过敏原时。方法：患者取坐姿，身体放松、前倾，前臂置大腿上，或趴在枕头上（图 4-9）。该体位可刺激膈肌，缓解呼吸急促。按医嘱使用支气管扩张剂，让患者吹笛式呼气，同时减少呼气速率，呼气时不要用力。每次吹笛式呼气后，以腹式吸气，不要使用辅助肌，让患者保持此姿势并尽可能地放松吸气。

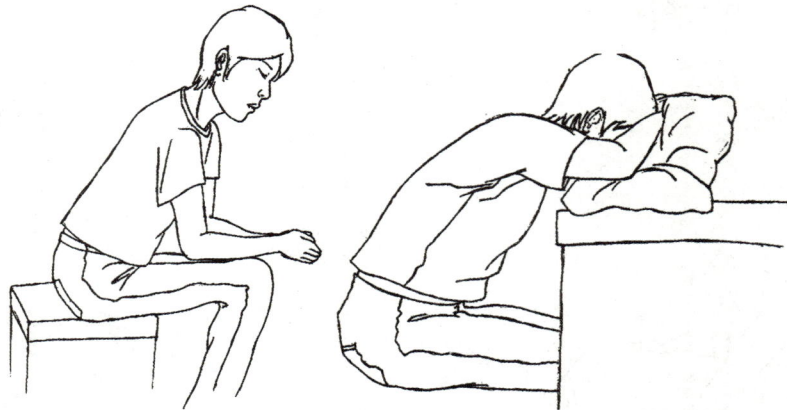

图 4-9　缓解呼吸急促体位

5. 保持和改善呼吸道通畅的指导

（1）指导患者有效咳嗽　有效咳嗽是指将气管内的痰液有效咳出，以保持呼吸通畅。方法：指导患者深吸气、暂停，放松呼气。重复以上程序，深吸气，腹肌收缩，两次连续咳嗽，结束。

可以重复进行多次，直至将痰排出。

（2）指导体位排痰训练 体位排痰是将患者置于特定体位，依靠重力作用，使各肺叶或肺段气道分泌物通过引流排出的一种技术。方法：根据肺叶的不同位置，选定不同体位，摆放10～20分钟，使淤积于该处的痰沿着支气管排出体外（图4-10～图4-12）。体位的摆放以支气管解剖为基础，病变肺部处于高位，引流支气管开口向下，痰液可顺体位引流排出，适用于神志清楚、体力较好，因各种原因支气管分泌物较多的老年人。体位排痰期间配合饮温水、支气管湿化、雾化吸入、应用化痰和解除支气管痉挛药物、胸部扩张练习、控制呼吸、有效咳嗽及局部叩击和震颤，均可以增加疗效。

注意事项：①在饭后2小时或饭前1小时进行，每日2～3次。②体位排痰过程中注意生命体征变化。③下列情况禁忌：严重咯血，高血压，脑外伤，脑水肿，脑动脉瘤，严重心血管疾患，主动脉瘤，心律失常，肺水肿，气胸，急性胸膜病变，贫血，食管、胃等原因引起的胃液反流。

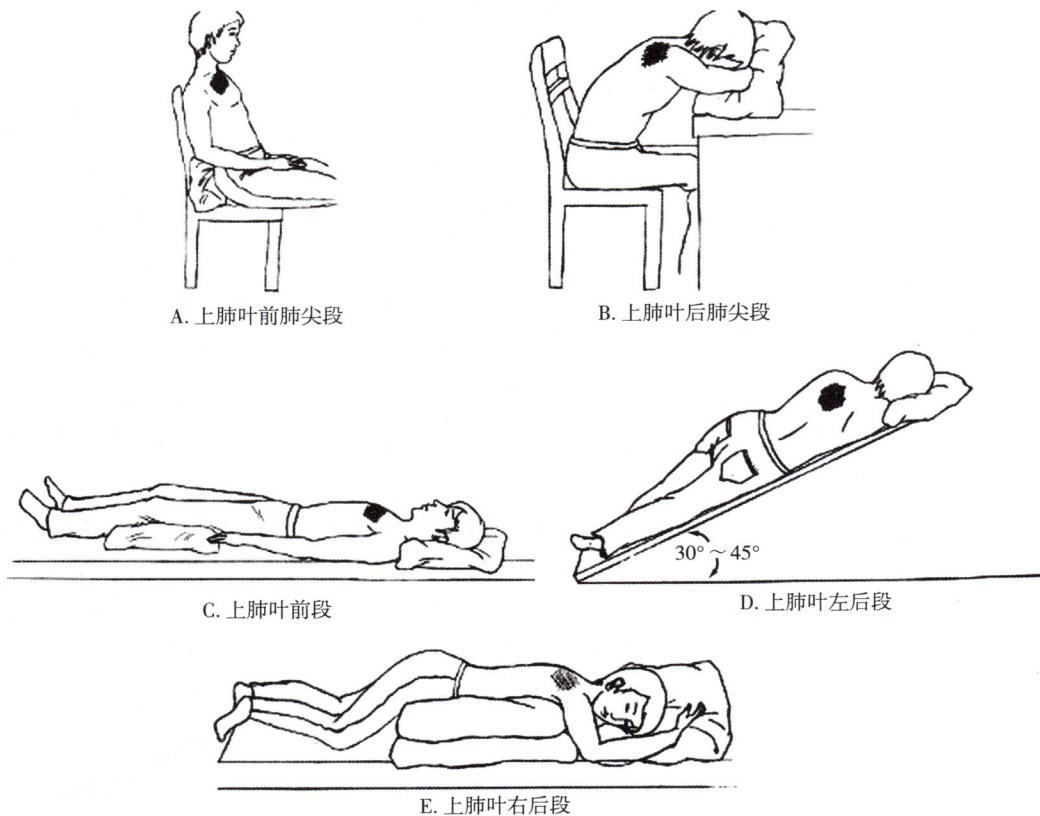

A. 上肺叶前肺尖段

B. 上肺叶后肺尖段

C. 上肺叶前段

D. 上肺叶左后段 30°～45°

E. 上肺叶右后段

图 4-10 肺上叶排痰训练体位

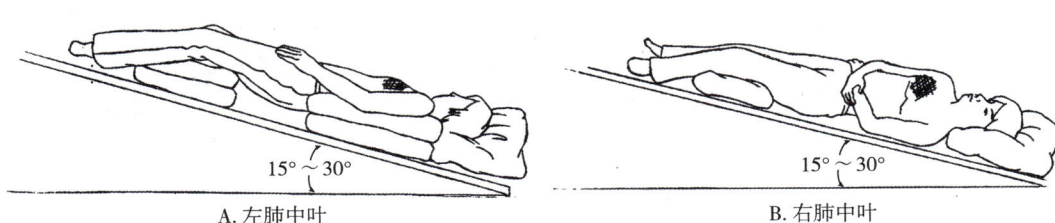

A. 左肺中叶 15°～30°

B. 右肺中叶 15°～30°

图 4-11 肺中叶排痰训练体位

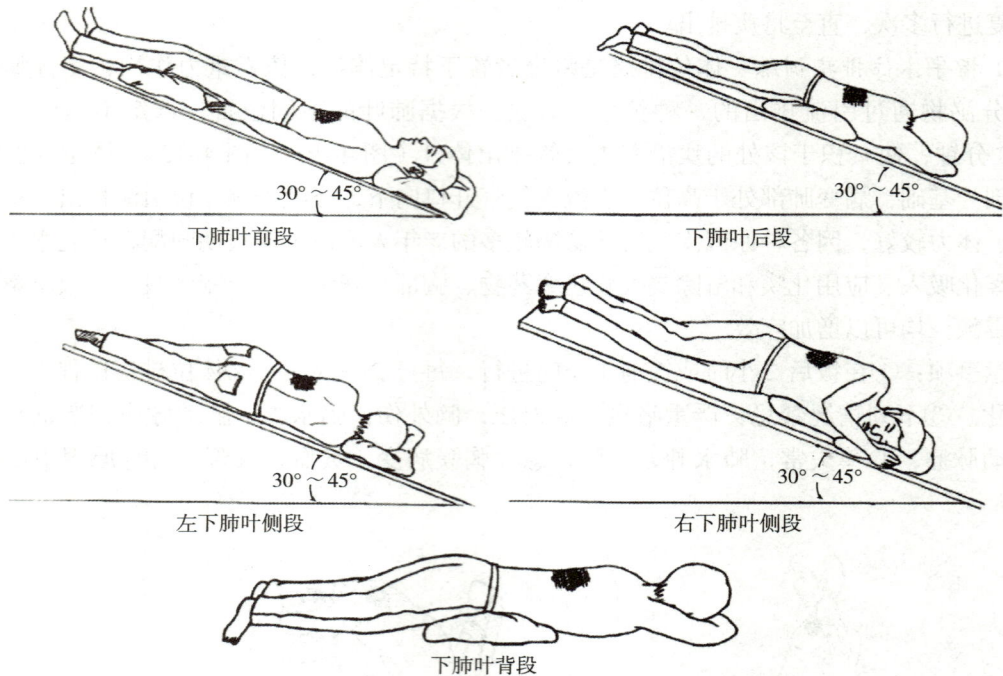

下肺叶前段　　　　　　　　　　下肺叶后段

左下肺叶侧段　　　　　　　　　　右下肺叶侧段

下肺叶背段

图 4-12　肺下叶排痰训练体位

6. 中医康复训练方法指导　中医康复的方法强调身心调整训练，基本锻炼方法和要领具有共同之处：①调身：即自觉控制身体的姿势和动作。其姿势可分为坐式、卧式和站式，可采取自然呼吸，意守丹田，必须与调心和调息配合进行。"形不正则气不顺，气不顺则意不宁，意不宁则气散乱"。②调息：即自觉控制呼吸，其基本要求是"细、静、匀、长"，即锻炼深而慢的腹式呼吸，使气达丹田。③调心：即意念，排除一切杂念，使思想、情绪、意识暂停其他活动。

7. 自我监测指导　呼吸运动中在注意因人而异、循序渐进、持之以恒等原则的同时，还应特别注意运动的安全，做好自我监测。

（1）呼吸频率的监测　在运动过程中，呼吸次数以不超过 24 次/分为宜，如在运动中出现频繁咳嗽、喘息、胸闷和呼吸困难等，则应减少运动量或停止继续运动。

（2）脉率的监测　对于 60 岁以内者，在运动过程中，脉搏以不超过 120 次/分为宜，如达到 130～140 次/分，说明其运动超量，应减少运动量，以免心脏负荷过重。对于 60 岁以上的老年人，运动时脉搏应不超过 110 次/分，如出现脉搏次数减少或脉律不整齐，应立即停止锻炼。

（3）疲乏程度的监测　一般来说，在运动后，特别是开始锻炼后，会有轻重不等的疲乏感，而随着锻炼的经常化，适应性增强，疲乏感会随之渐渐消失。如果在健身锻炼一段时间后，不仅不觉得轻松愉快、精力充沛，反而感到困乏越来越重，甚至产生厌倦感，说明运动量过大，需适当调整。

8. 患者自我护理指导　患者运动后要进行观察，如感到睡眠很好，情绪改善，证明身体锻炼适度。告知患者不能进行剧烈运动，如抛重物、提重物、突然跳跃、跑步等。

（1）定期复查　定期进行心功能测定、心电图等检查；定期进行肾功能、电解质等相关测定，一般每 3 个月进行 1 次复查。

（2）皮肤护理　患者一般行右侧卧位，故要预防发生压力性损伤，给予患者翻身、按摩等，注意患者的皮肤护理。

（3）指导用药　提高患者用药依从性，按照医嘱服药，不可自行停药，如出现不适要立即到医院诊治。

（4）合理膳食　适量脂肪、矿物质、碳水化合物，足量维生素，清淡易消化、低热量、低钠，禁烟，限酒。

9. 排便指导　定时排便，保持大便通畅，避免用力排便，重度心功能不全者应养成床上大便的习惯，如出现便秘可使用通便剂。提倡坐位大便，禁忌蹲位大便或在大便时过分用力。

【康复教育】

1. 疾病及康复训练指导　采用适宜的教育方式介绍疾病相关知识，尤其是患者活动量的掌握，避免出现超负荷运动，注意患者安全；注意周围环境因素对运动反应的影响，如寒冷和炎热气候要相对降低运动量和运动强度，避免竞技性运动。

2. 日常生活指导　向患者及家属介绍影响心脏疾病的危险因素，指导患者养成良好的生活习惯、健康的生活方式，改善膳食结构，合理营养。肥胖者应控制体重，减轻心脏负担。冠心病者应低盐、低脂饮食，戒烟，戒酒，注意营养搭配，少食多餐。

3. 情志护理指导　指导患者修身养性，保持情绪稳定，避免不良情绪和精神刺激。

4. 自我护理指导　教会患者自我观察病情的技能，了解心衰的表现、治疗方法、所用药物的不良反应；学会自我监测脉率的方法。

5. 随访　定期复诊，监测各项心、肺功能指标。建立患者健康档案，定期随访，给予各种指导。

第五节　二便功能障碍的康复护理

导学

患者，男，42岁，因作业中不慎从高空坠落，头部及地，当即昏迷，诊断为颅脑外伤，经急诊外科行开颅手术治疗，术后3天苏醒，患者意识恢复，但腰部以下神经支配功能受损，感觉丧失，二便失禁，下肢无运动功能。康复治疗3个月后，患者腰部以下仍有肢体功能障碍，双下肢截瘫，小便不能自行控制，留置尿管，解大便时有便意，可部分控制。针对患者二便功能进行康复治疗与护理，重建膀胱和直肠排便功能，收到一定疗效，患者大便逐渐自控，拔除尿管可自行控制排尿。

学习重点

二便功能障碍患者的康复护理和康复教育。

学习难点

二便功能障碍的临床常见类型、康复评估、康复护理。

【概述】

排泄是机体将新陈代谢所产生的终产物排出体外的生理活动过程，是人体基本的生理需要和维持生命的必要条件。人体排泄终产物的途径有皮肤、呼吸道、泌尿道及消化道，而泌尿道与消化道是主要的排泄途径。各种原因引起排尿和排便功能障碍，将直接影响机体排泄功能，严重影响患者的生活质量，是临床康复护理的重点和难点。

（一）排尿障碍

膀胱的主要生理功能为贮存和排泄尿液。正常人膀胱内尿量达 150 ～ 250mL 时开始有尿意，尿量达 250 ～ 450mL 时可引起反射性的排尿动作，使膀胱内尿液通过尿道排出体外。排尿功能受大脑皮质的控制，即受意识控制。控制膀胱的中枢神经或周围神经损伤可引起膀胱尿道功能障碍，又称神经源性膀胱。神经源性膀胱所引起的排尿障碍是临床常见并发症之一，可以由药物、多种神经系统疾病、外伤等原因引起，临床表现为尿潴留或尿失禁。

1. 排尿的神经支配

（1）大脑支配中枢　大脑皮质、基底神经节、脑干网状结构等对排尿均有控制和调节作用。

（2）脊髓支配中枢　包括交感神经、副交感神经和躯体运动神经。

（3）周围神经支配　由盆神经、腹下神经和阴部神经支配。

2. 神经源性排尿障碍的特点

（1）上运动神经元损伤的主要症状　①膀胱感觉缺失。②逼尿肌过度活跃。③可能有膀胱顺应性下降。④括约肌在充水时功能正常，在排尿时可能过度活跃。⑤排尿表现为反射性。

（2）下运动神经元损伤的主要症状　①膀胱感觉缺失。②逼尿肌不能收缩。③膀胱顺应性下降。④括约肌功能低下。⑤排尿需要辅助用力。

3. 排尿障碍的分类　近年来国际上根据膀胱充盈时逼尿肌有无抑制性收缩，将排尿障碍分为两类，即 Krane 法。

（1）逼尿肌反射亢进　逼尿肌对刺激的反应表现为反射亢进，测量膀胱内压时出现无抑制性收缩，可伴有或不伴尿道括约肌功能障碍。

（2）逼尿肌无反射　逼尿肌对刺激无反应或反射减退，测量膀胱内压时不出现无抑制性收缩，可伴有或不伴尿道括约肌功能障碍。

4. 排尿障碍的常见临床类型

（1）尿潴留　是指大量尿液存留在膀胱内而不能自主排出。尿潴留时膀胱内容积可达 3000 ～ 4000mL，膀胱高度膨胀，甚至到达脐部水平，患者有下腹部胀痛、焦虑不安、出汗、排尿困难等症状。尿潴留分为完全性尿潴留和不完全性尿潴留。完全性尿潴留患者尽最大努力也不能排尿，而不完全性尿潴留患者在每次排尿时不能排空膀胱，即有残余尿。尿潴留常见于脊髓损伤后，膀胱失去脊髓排尿中枢的控制，逼尿肌反射消失，括约肌功能不良，腹部检查可见耻骨上膨隆，触及囊样包块，有压痛，叩诊呈实音。引起尿潴留的常见原因有以下几方面。

1）机械性梗阻：是由于膀胱颈部或尿道发生梗阻性病变造成排尿受阻，如前列腺肥大或肿瘤压迫尿道造成排尿受阻。

2）动力性梗阻：是由于排尿功能障碍引起，但膀胱、尿道无器质性梗阻病变，如疾病、外伤或使用麻醉剂所致的脊髓初级排尿中枢功能障碍或抑制，不能形成排尿反射所致尿潴留。

3）其他原因：各种原因引起的不能用力排尿或不习惯于卧床排尿，如会阴部手术后伤口疼痛、卧床制动的患者，以及情绪过于紧张、肌肉紧张等使排尿不完全，尿液存留于膀胱，膀胱过度充盈导致其收缩无力，发生尿潴留。

（2）尿失禁　是指排尿失去意识控制或不受意识控制，尿液不自主地流出。尿失禁可分为以下几种。

1）真性尿失禁（完全性尿失禁）：是指膀胱完全不能贮存尿液，有尿液进入膀胱即流出，膀胱处于空虚状态，主要是由于脊髓初级排尿中枢与大脑皮质之间的联系受损，如昏迷、截瘫后，因排尿反射活动失去大脑皮质的控制，膀胱逼尿肌出现无抑制性收缩引起；也可因手术、分娩等所致膀胱括约肌损伤或支配括约肌的神经受到损伤，以及疾病所致的膀胱括约肌功能不全等，可发生尿失禁。

2）假性尿失禁（充溢性尿失禁）：是指膀胱内的尿液充盈达到一定压力时不自主地溢出少量尿液，而膀胱内压力降低时，溢尿即可停止，但膀胱呈胀满状态且尿液不能排出，多见于脊髓病变，主要是由于脊髓初级排尿中枢活动受到抑制，当膀胱充满尿液、内压增高时，迫使少量尿液流出。

3）压力性尿失禁：是指当咳嗽、打喷嚏、大笑或运动时腹肌收缩，腹内压升高而致不自主地排出少量尿液，多见于排尿机能低下的中老年女性及前列腺切除术后男性，主要是由于膀胱括约肌张力减低、骨盆底部肌肉及韧带松弛所致。

4）紧迫性尿失禁：是指当有强烈的尿意时不能由意志控制而尿液经尿道流出。其特点是先有强烈的尿意，后有尿失禁，或在出现强烈的尿意时发生尿失禁，表现为尿急、尿频和遗尿三联征，伴有逼尿肌无意识地收缩或反射亢进，多见于神经系统损伤的患者，如脑卒中、脊髓损伤或多发性硬化等。

（二）排便障碍

大肠是人体参与排便运动的主要器官，生理功能为吸收水分、电解质和维生素，利用肠道内细菌制造维生素，形成粪便并排出体外。正常人的直肠腔内除排便前和排便时，通常无粪便，当肠蠕动将粪便推入直肠使直肠壁扩张，刺激直肠壁内的感受器，其兴奋冲动经盆神经和腹下神经传至脊髓骶段的初级排便中枢，同时上传至大脑皮质，可引起便意和排便反射。排便活动受大脑皮质的控制，意识可促进或抑制排便，如果个体经常有意识地遏制便意，则会使直肠逐渐失去对粪便压力刺激的敏感性，加之粪便在大肠内停留过久，水分被吸收过多而导致便秘发生。肠道疾病或其他系统疾病均可影响正常排便，出现排便功能障碍，临床表现为便秘、粪便嵌塞、腹泻，甚至大便失禁等，给患者的生活带来诸多困难。

1. 排便的神经支配

（1）副交感神经　副交感神经中枢位于骶2～骶4侧角，其冲动经盆神经传出，兴奋时产生排便。

（2）交感神经　交感神经起源于腰11～腰12侧角，神经纤维经腹下神经丛支配肠道，其功能为保持对粪便的控制。

（3）躯体神经　神经核位于骶2～骶4的前角，神经纤维支配肛门外括约肌和耻骨直肠肌，无排便时维持括约肌持续收缩，保持对粪便的控制功能。

2. 排便障碍的分类

（1）根据肠道发生病变的部位分类　肠道传输功能障碍、肛管与直肠功能异常、结肠慢传输和出口梗阻。

（2）根据神经损伤部位分类

1）反射性大肠：骶2～骶4以上病变时，高级排便中枢被破坏，排便不受大脑控制，但因脊髓腰骶段的初级排便中枢和排便反射弧正常，排便反射仍存在，患者可通过反射自动排便，故称为反射性大肠。

2）弛缓性大肠：骶2以下脊髓或周围神经损伤时，因初级排便中枢和排便反射弧被破坏，排便反射消失，控制排便的肌肉张力低下，故称为弛缓性大肠。

3. 排便障碍的常见临床类型

（1）便秘　是指排便次数减少，一周内排便2～3次，大便形态改变，排出过干、过硬的粪便，且排便不畅、困难。引起便秘的原因很多，如排便习惯不良，排便时间或活动受到限制，饮食结构不合理，饮水量不足，某些器质性病变，中枢神经系统功能障碍，强烈的情绪反应，各种直肠肛门手术后，不合理使用某些药物，滥用缓泻剂、栓剂和灌肠，长期卧床或活动减少等。这些原因均可抑制肠道功能而发生便秘，临床表现为头痛、疲乏无力、腹胀、腹痛、食欲不振、消化不良、舌苔变厚、粪便干硬、腹部可触及包块等。

（2）粪便嵌塞　是指粪便滞留在直肠内过久，水分不断被大肠吸收，粪便变得坚硬不能排出，常发生于慢性便秘的患者。引起粪便嵌塞的原因为便秘未及时解除，粪便滞留于直肠内，水分被持续吸收，而乙状结肠排下的粪便不断加入，使粪便变得坚硬如石，不能排出而发生嵌塞。临床表现为腹部胀痛，直肠肛门疼痛，肛门处有少量液化的粪便渗出，但不能正常排出粪便。

（3）腹泻　是指正常排便形态和性状改变，肠蠕动增快，排便次数增加，粪质稀薄不成形，甚至呈水样便。引起腹泻的常见原因为饮食不当或使用导泻剂不当，胃肠道疾患，消化系统发育不成熟，情绪紧张焦虑，某些内分泌疾病（如甲亢）等，均可导致肠蠕动增加而发生腹泻。临床表现为腹痛、肠鸣、恶心、呕吐，有急于排便的需要和难以控制的感觉，粪便不成形或呈液体样。

（4）排便失禁　是指肛门括约肌不受意识控制而不自主地排便。引起排便失禁的原因常见于神经肌肉系统的病变或损伤，如瘫痪、胃肠道疾患、精神障碍、情绪失调等。临床表现为患者不自主地排出粪便。

（5）肠胀气　是指胃肠道内有过量的气体积聚不能排出。引起肠胀气的原因有食入过多产气性食物，吞入大量空气，肠蠕动减少，肠道梗阻及肠道手术后等。临床表现为腹胀、痉挛性疼痛、呃逆、肛门排气过多。

【评定】

（一）排尿障碍的评定

1. 神经源性排尿障碍评定

（1）病史采集

1）现病史：有无尿急、尿频、尿失禁和排尿困难症状，24小时出入量，日常生活活动能力评分情况，有无焦虑或抑郁等。

2）既往史：既往有无认知障碍相关疾病，内分泌系统疾病，有无泌尿系感染及外科手术史。

3）服药情况：有无服用镇静剂、催眠剂、抗胆碱能药物、抗精神病药、抗组胺药、解痉药、阿片制剂、肾上腺素抑制剂和钙通道阻滞剂等药物情况。

（2）评定方法

1）排尿动力学：主要针对尿失禁和排尿症状进行。

2）尿流动力学检查：尿流率测定、膀胱测压、尿道功能测试、复合尿动力学检查、尿道外括约肌肌电图检查、压力–EMG同步检查。

3）实验室及其他检查：包括尿液分析、放射学检查、静脉尿路造影、排尿期膀胱尿道造影、内窥镜检查、超声检查。

2. 常见神经源性排尿障碍疾病评定

（1）大脑损害

1）痴呆：多为紧迫性尿失禁，尿动力学显示逼尿肌无抑制性收缩，膀胱容量缩小。

2）脑血管病：初期逼尿肌无反射，多出现尿潴留；恢复期逼尿肌无抑制性收缩，可出现尿频、尿急及紧迫性尿失禁。

3）帕金森病：主要表现为尿频、尿急及紧迫性尿失禁。

（2）骶髓以上脊髓损伤

1）休克期：逼尿肌无反射，出现尿潴留。

2）休克期后：脊髓排尿中枢失去上级中枢控制，逼尿肌阵发性无抑制性收缩，膀胱容量缩小，顺应性降低致尿道压力增大，临床多见尿潴留。

（3）骶髓损害　控制膀胱的副交感神经反射消失，逼尿肌无反射；控制尿道外括约肌的阴部神经反射也消失，而控制膀胱颈及近端尿道交感神经功能正常，膀胱颈及近端尿道收缩产生大量残余尿，出现排尿困难。

（4）周围神经损伤

1）糖尿病：因膀胱内壁神经元变性，主要表现为排尿无力，时间延长甚至出现间断性排尿或滴尿。

2）外伤或术后：由于盆神经受损，常见症状为排尿困难、尿意丧失、大量残余尿、尿潴留、充溢性尿失禁。

（二）排便障碍的评定

1. 病史采集

（1）现病史　包括排便次数、排便量、粪便性状、每次排便时间、括约肌功能。

（2）既往史　有无肛门、直肠及胃肠道手术史，神经系统疾病、糖尿病病史，生育史及有无产伤史等。

（3）服药情况　有无服用导致便秘或失禁的药物。

（4）饮食情况　有无进食困难，每日摄入饮食量及成分，液体摄入情况。

2. 评定方法

（1）腹部检查　腹部触诊是否触及降结肠、乙状结肠部位坚硬的粪块，肠鸣音情况。

（2）肛门直肠指诊

1）观察肛门及臀部外观，有无变形及肛周卫生状况。

2）肛门张力：指诊感觉肛门内压力、肛门外括约肌、耻骨直肠肌张力和控制力、球海绵体反射、肛门皮肤情况等。根据刺激肛门局部有无大便排出，辨别反射性和弛缓性大肠。反射性大肠因反射弧正常可排出大便；弛缓性大肠因大肠排便反射消失，控制排便肌肉张力低下，不能排出大便。

3）肛门反射：划动肛周皮肤可出现肛门收缩，是检查上运动神经元病变最好的方法。

（3）实验室检查　包括大便常规、大便培养及药物敏感检查。

（4）结肠运输实验　可客观反映结肠内容物推进速度，判断是否存在结肠运输减慢而引起的便秘。

（5）肛肠测压　通过测定肛肠压力异常变化了解局部肌肉的功能状况，有利于疾病诊断。

（6）盆底肌电图检查　了解肛门内外括约肌、耻骨直肠肌功能，区分肌肉功能异常原因是神经源性损害、肌源性损害还是混合性损害。

（7）内镜检查　如结肠镜、肛门镜检查，排除大肠器质性疾病。

（8）肛门自控功能试验　评估大便失禁严重程度。

（9）自我观察日记　可提供客观数据，便于临床用药治疗。

（10）影像学检查　包括腹部X线平片、CT及MRI，可清晰显示盆腔器官和盆底组织解剖结构。

【康复护理】

（一）护理评估

1. 排尿功能障碍的评估　评估排尿功能障碍的类型、临床表现，导致尿潴留、尿失禁的原因。

2. 排便功能障碍的评估　评估排便功能障碍的类型、临床表现，导致便秘、腹泻及大便失禁等的原因。

（二）常见护理诊断/问题

1. 排尿功能障碍　与膀胱功能受损，不能贮存和排泄尿液有关。

2. 排便功能障碍　与大肠功能受损，不能正常排泄粪便有关。

3. 焦虑　与排尿、排便功能障碍，不能自行控制排尿、排便有关。

（三）康复护理措施

1. 尿失禁患者的康复护理措施

（1）心理护理　尿失禁给患者带来很大的心理压力，如感到羞涩、自卑、焦虑等，希望得到理解与帮助，同时尿失禁给患者的生活带来诸多不便。康复护理人员应热情对待患者，给予安慰、开导和提供必要的帮助，消除其不良心理因素，使患者树立恢复健康的信心，积极配合治疗与护理。

（2）皮肤护理　尿失禁会对患者皮肤造成刺激和损伤，必须加强皮肤护理，保持皮肤的清洁干燥。应在床上铺橡胶单和中单，使用尿垫或一次性纸尿裤防护，经常用温水清洗会阴部皮肤，勤换衣裤、尿垫和床单；根据皮肤情况，定时按摩受压部位，防止压力性损伤的发生。

（3）外部引流　女性患者可用女式尿壶紧贴外阴接取尿液；男性患者可置尿壶于外阴部位接取尿液，或利用阴茎套外接尿管，但不宜长时间使用，每天须更换1次，清洗会阴部和阴茎，评估局部有无发红、水肿或破损，并使局部适当暴露干燥。

（4）重建正常的排尿功能　①病情允许的情况下，鼓励患者每日白天摄入2000～3000mL液体，增加对膀胱的刺激，促进排尿反射的恢复，并可预防泌尿系统感染与结石。但入睡前应限制饮水，减少夜间尿量，以免影响患者休息。②向患者及家属告知进行膀胱训练的目的，并说明训练的方法和所需的时间，取得患者及家属的配合，安排和制订排尿时间，定时使用便器，观察排尿反应，帮助患者建立规律的排尿习惯。开始每1～2小时使用便器1次，以后逐渐增加间隔时间，以促进排尿功能的恢复。使用便器时，可用手轻轻按压膀胱协助排尿，注意用力要适度。③指导患者进行骨盆底部肌肉的锻炼，以增强控制排尿的能力。锻炼方法：患者取站立、坐位或卧位，做排尿动作，先缓慢收紧盆底肌肉，再缓慢放松，每次10秒左右，连续10次，每天练习数次，以不感觉疲劳为宜。④对长期尿失禁的患者，可行留置导尿术，避免尿液浸渍皮肤，引起皮肤破溃。应注意定时夹闭和排放尿液，锻炼膀胱壁肌肉张力，重建膀胱储存尿液的功能。

2. 尿潴留患者的康复护理措施

（1）心理护理　安慰患者，消除其焦虑和紧张等不良情绪。

（2）提供适宜的排尿环境　关闭门窗，以屏风遮挡，请无关人员回避。适当调整治疗和护理时间，使患者安心排尿。

（3）调整体位与姿势　根据病情协助卧床患者取适当体位，尽量使患者以习惯姿势排尿，如协助卧床患者略抬高上身或坐起等。对需要绝对卧床休息或某些手术患者，可提前有计划地训练其在床上排尿，以免患者不适应排尿姿势的改变而发生尿潴留。

（4）排尿反射训练　让患者听流水声或用温水冲洗会阴诱导排尿；或采用针刺足三里、中极、三阴交、阴陵泉等穴位刺激排尿。

（5）热敷和按摩　如患者病情允许，可用手适度按摩膀胱协助排尿，切忌强力按压，以防膀胱破裂。

（6）耻骨上区轻叩法　用手指轻叩耻骨上区，引起逼尿肌收缩而不伴尿道括约肌同时收缩，即可产生排尿。

（7）遵医嘱给药　必要时遵医嘱给予肌内注射卡巴胆碱；或应用中药单方验方，如倒换散（生大黄 12g，荆芥穗 12g，研末，分 2 次服），间隔 4 小时用温开水调服，每天 2 次。

（8）导尿　若上述处理后仍不能解除尿潴留，可采用导尿术。

1）留置导尿管：指导并教会患者定期开放尿管，一般每 3～4 小时开放 1 次，嘱患者做排尿动作，主动增加腹压或用手按压下腹部使尿液排出。应保证每天水摄入量在 2500～3000mL，预防泌尿系感染。

2）间歇导尿：膀胱排空不充分者应做间歇导尿，使膀胱定期充盈和排空，维持膀胱近似生理状态，促进膀胱功能的恢复；可预防感染，避免膀胱内压过高，保护肾脏。导尿间隔时间根据残余尿量确定，残余尿量为 100mL 以下，则不需间歇导尿，残余尿量 100mL 以上，间歇导尿每天 1 次；残余尿量 200mL，间歇导尿每天 2 次，以此类推，但每日不超过 6 次。随着膀胱残余尿量减少，可减少导尿次数，饮水量控制在 1800～2000mL。导尿应定时进行，每次导尿前进行各种膀胱刺激法，促使自行排尿。间歇导尿期间，定期进行尿常规测定。

3. 便秘患者的康复护理措施

（1）心理护理　针对患者焦虑和紧张的情绪给予安慰、解释和指导，使患者认识到建立稳定的排便习惯需要耐心和努力，并要树立信心。

（2）饮食调护　向患者讲解饮食种类、数量与排便的关系，指导患者饮食应注意以下几点：①宜多进食含膳食纤维丰富的食物，如各种新鲜蔬菜、水果、粗粮、薯类、笋类等，以促进排便。②多饮水，病情允许时每日液体摄入量不少于 2000mL，有助于大便的软化。③适当食用有润肠通便作用的食物，如蜂蜜、芝麻、核桃、牛奶等。④忌饮烈酒、浓茶、咖啡，忌进食韭菜、蒜、辣椒等有刺激性的食物，少吃荤腥厚味之品。

（3）提供适宜的排便环境　为患者提供单独隐蔽的环境并保证有充裕的时间排便。排便时应关闭门窗，拉上窗帘或用屏风遮挡，避开查房、治疗、护理和进餐时间。排便时间一般不少于20 分钟，患者有足够的排便时间并充分放松，无精神负担，才能使大便得以排空。

（4）采取舒适的姿势和体位　病情允许可协助患者取坐姿或蹲姿排便，利用重力作用增加腹内压，促进排便。如患者不能取上述体位排便，以左侧卧位较好。对于手术患者，应在术前有计划地训练其在床上使用便器。

（5）遵医嘱给药　遵医嘱口服缓泻药物或使用简易通便剂，如服用果导片或用番泻叶泡水饮用，或使用开塞露通便等。

（6）重建正常的排便习惯　根据患者个人需要及每日治疗、活动安排，选择适宜的排便时间。一般在早餐或清晨起床后进行，尤以早餐后为宜，因这时肠蠕动较强，利于排便。无论有无便意，都应用力做排便动作，反复多次，持续时间较平时排便时间延长 5 分钟左右。在模拟排便的过程中，可将双手按压腹部，做咳嗽动作增强腹压，促进排便。还应集中注意力，不能同时看报、吸烟或做其他事情。如果未完成排便，则在午餐后或晚餐后再次进行，并适当延长时间直至排便。注意尽量保持在每天同一时间排便，以便通过训练逐步建立排便反射。

（7）腹部按摩　从右下腹开始顺结肠方向，向上、向左、再向下推动，反复多次，一般可进行 200 次左右，时间 5 ～ 10 分钟，可促进肠蠕动，使粪便排出。

4. 腹泻患者的康复护理措施

（1）卧床休息　可减少患者体力消耗，减少肠蠕动。注意腹部保暖。对不能自理的患者应及时给予便器。

（2）心理护理　加强心理护理，给予精神上的安慰和理解，消除焦虑不安情绪。

（3）饮食调护　鼓励患者多饮水以补充水分，酌情给予清淡的流质或半流质饮食，避免进食油腻、辛辣、高纤维食物。腹泻严重时可暂禁食。

（4）防止水、电解质紊乱　遵医嘱给予止泻剂，口服补盐液或静脉输液。

（5）皮肤护理　严重的腹泻可导致肛周皮肤红肿、糜烂，也是发生压力性损伤的危险因素，尤其是婴幼儿、老年人、身体衰弱者，除采取必要的措施，如保持床单与皮肤整洁、减轻受压等以外，还可采用减少大便污染范围和皮肤刺激的护理用具，如使用外科手术薄膜保护肛周皮肤，具体方法：患者便后用温水洗净肛周，揩干后扑以滑石粉或涂油脂类保护皮肤，然后将外科手术薄膜贴于肛周皮肤，能有效保护皮肤，避免粪便对皮肤的刺激及减少对皮肤的反复擦洗。

（6）观察病情　观察并记录排便的性质、次数等，必要时留取标本送检。病情严重者应注意观察生命体征、神志、尿量的变化。如疑似传染病应按隔离原则进行护理。

5. 肠胀气患者的康复护理措施

（1）去除引起肠胀气的原因　如避免进食产气的食物与饮料，积极治疗肠道疾患等。

（2）鼓励患者适当活动　可协助卧床患者做床上活动、变换体位或鼓励患者下床活动以促进肠蠕动，有利于排气和减轻肠胀气。

（3）其他措施　轻微肠胀气时，可行腹部热敷、按摩或采取针刺疗法，有助于排气；严重胀气时，可遵医嘱给予药物治疗或行肛管排气。

6. 大便失禁患者的康复护理措施

（1）心理护理　排便失禁患者心理压力极大，心情焦虑、窘迫，常感到自卑和忧郁，期望得到理解和帮助。康复护理人员应尊重和理解患者，给予精神安慰与支持，帮助患者树立信心和勇气，积极配合治疗与护理。

（2）饮食调护　合理饮食是排便失禁患者最好的控制方法，在无肠道感染情况下，可减少调味品及粗糙食物，鼓励喝茶等，最好不用药物。

（3）皮肤护理　维持皮肤完整性，尤其是婴幼儿、老年人、身体衰弱者，每次便后用软纸轻擦肛门，温水清洗，保持皮肤清洁干燥，在肛门周围涂软膏以保护局部皮肤，避免皮肤破损；也可使用外科手术薄膜保护肛周皮肤。注意观察骶尾部皮肤情况，定时按摩受压部位，预防压力性损伤的发生。昏迷或严重大便失禁患者可使用体外集粪装置，将具引流作用的小袋黏附于会阴、肛门或臀部区域，定时更换，注意外阴或臀部皮肤有破溃则不宜使用。

（4）重建控制排便的能力　了解患者排便规律，观察排便前的表现。定时给予便盆，促使患者按时自己排便；配合医生定时使用导泻栓剂或灌肠，以刺激定时排便；指导患者进行肛门括约肌及盆底肌肉收缩训练。训练方法：患者取站立、坐位或卧位，做排便动作，先缓慢收缩肛门括约肌及盆底肌肉，再慢慢放松，每次 10 秒左右，连续 10 次，每次锻炼 20～30 分钟，每日练习数次，以患者感觉不疲劳为宜。

（5）其他措施　遵医嘱穴位贴敷或艾灸天枢、关元、神阙等穴位。

【康复教育】

1. 知识介绍　向患者及家属介绍排尿、排便的相关知识，说明膳食结构与饮食卫生的重要性。

2. 摄入适量的液体、适宜的饮食　增加液体摄入量，能刺激排尿反射和促进大便排解，同时还能防止形成泌尿系统结石、发生感染。便秘者多食富含膳食纤维的食物，如蔬菜、水果等，以促进排便，并适当食用核桃仁、松子、黑芝麻等含油脂较多的食品，饮用蜂蜜、蜂乳等，以润肠通便。

3. 保持情绪稳定　心理因素影响排尿、排便。压力会影响会阴部肌肉和膀胱括约肌的松弛和收缩。处于过度的焦虑和紧张状态，可引起尿频、尿急、尿潴留，影响膀胱功能的恢复；精神抑郁可导致便秘，情绪紧张、多虑可导致腹泻，影响排便功能的恢复。

4. 进行适宜的运动　运动能增强会阴部肌肉和腹部肌肉的力量，有助于预防尿失禁的发生。可指导患者进行会阴部肌肉的锻炼，若病情允许可以做全身运动，以促进膀胱功能的恢复。还可根据具体情况选用运动项目，如太极拳、五禽戏、八段锦、气功等中医康复运动疗法，也可进行体操、慢跑、快走等运动，其中腰腹部的锻炼对便秘患者尤为合适，提肛、缩肛练习可提高肛门括约肌的功能，对腹泻患者较为适宜。

5. 养成良好的排便习惯　可根据患者自身的情况、环境等条件，养成定时排便的良好习惯。

第六节　认知功能障碍的康复护理

导学

患者，男，72 岁，3 个月前突发脑梗死致左侧肢体偏瘫。在护理过程中发现患者在交谈过程中无法准确说出物品的名称，看电视时只读右侧字幕，在日常生活中表现出穿衣困难，进食时忘记吃盘中左侧的菜，甚至在走路时左肩撞在门框上。经评定发现患者存在脑梗死后血管性认知障碍、单侧忽略。

学习重点

认知功能障碍患者的康复护理措施。

学习难点

认知功能障碍康复评定方法和护理措施。

【概述】

（一）概念

认知功能障碍（cognitive impairment）又称认知功能衰退、认知功能缺损或认知残疾，包括各种原因导致的不同程度的认知功能损害，从轻度认知功能障碍（mild cognitive impairment, MCI）到痴呆（dementia）。认知功能障碍涉及知觉（包括失认、失用、视空间失认等）、注意、记忆、运算、思维、执行功能、信息加工速度及言语等多个领域，还可伴随焦虑、抑郁等心理问题，是患者致残的重要原因。提高患者对早期认知功能障碍的认识，并及时进行康复治疗及护理是至关重要的。早期干预可延缓患者认知功能的衰退和行为问题的发展，使患者在较长时期内维持基本的认知功能；后期干预虽有可能延缓患者认知能力衰退的进程，却无法逆转已经发生的损害。

（二）病因及危险因素

1. 人口学因素　年龄、性别、家族史等。
2. 遗传学因素　载脂蛋白 E_4、早老素 1、早老素 2、β 淀粉样肽前体、TAU 蛋白等。
3. 生活方式　不合理饮食、吸烟、缺乏运动等。
4. 个人史　头部外伤、颅内感染、精神疾病病史及教育水平等。
5. 疾病因素　冠心病、动脉粥样硬化、高血压、脑卒中、血脂异常、糖尿病、阿尔茨海默病、帕金森病、路易体痴呆、额颞叶退变综合征、克雅病、神经梅毒等神经系统传染性疾病。
6. 其他　某些药物或毒品等。

（三）临床表现

认知功能障碍可分为注意障碍、失认症、失用症、单侧忽略、言语和交流障碍、记忆障碍、执行功能障碍、精神与行为症状。

1. 注意障碍　是指当进行一项工作时，不能持续注意，注意持续时间短暂，容易分散等，常是脑损伤的后遗症。注意障碍包括觉醒状态低下、注意范围缩小、保持注意障碍、选择注意障碍、转移注意障碍和分配注意障碍。

2. 失认症　是对物品、人、声音、形状或气味的识别能力丧失的总称。

3. 失用症　是指在具有健全的肌力和完整的神经支配的情况下，机体不能顺利完成有目的的动作，丧失已获得的、熟练的正常运动。

4. 单侧忽略　又称单侧不注意、单侧空间失认，是脑卒中后常见的一种行为认知障碍。单侧忽略包括感觉忽略、运动忽略、再现性忽略。

5. 言语和交流障碍　包括找词困难，阅读、交流、书写和理解困难。

6. 记忆障碍　有记忆减退、遗忘和记忆错误，如近期记忆、个人经历记忆及生活中重大事件的记忆出现障碍，常被认为是认知功能障碍的早期症状。

7. 执行功能障碍　表现为日常工作和学习能力下降，组织、计划和管理能力减退。

8. 精神与行为症状　认知功能障碍中有 70%～90% 患者会产生精神与行为症状，表现为幻觉、妄想、错认、抑郁、类躁狂、激越、无目的漫游、徘徊、躯体和言语性攻击、喊叫、大小便失禁及睡眠障碍。

【评定】

脑损伤后认知功能障碍评定是认知功能障碍康复的重要环节，准确、客观的认知功能评定有助于对脑损伤后认知功能障碍进行分类并评价其严重程度，从而指导康复治疗和护理，还可以为后期评定提供基础数据，有助于判断疗效和预测患者的预后。常用的认知功能评定方法有以下几种。

1. 量表评测法

（1）筛查法　筛查是认知功能评定的第一步。它从总体上大体检测出患者是否存在认知功能障碍，但不能为特异性诊断提供依据。通过筛查可以发现有无脑的器质性病变，从而决定是否需要给患者做进一步详细、深入的检查。常用的认知功能筛查量表有简易精神状态检查量表（MMSE）。MMSE 是神经科和康复医学科普遍采用的一种简易精神状态测定量表，主要用于神经系统疾病的患者早期认知功能障碍筛查，但其检测结果与年龄和受教育程度相关性较大。在痴呆筛查中，MMSE 的敏感性和特异性均较好。

（2）成套测试法　一套标准化的测验主要用于认知功能较全面的定量测定，可以全面评定主要的脑功能。Loewenstein 认知功能评定表（Loewenstein occupational therapy cognitive assessment, LOTCA）最先被用于脑外伤后认知功能的评定，由于其操作简便、应用方便、结果可靠，且通过了效度和信度检验，很快在脑血管病、脑外伤及中枢神经系统发育障碍等疾病的评定中推广使用。

（3）功能检查法　通过直接观察患者从事日常生活活动的情况来评定相关认知功能障碍。FIM 量表是总体功能评定量表中的认知亚量表，项目包括社会交往、解决问题、记忆。

（4）特异性检查法　用于评定特殊类型的认知功能障碍，如 Weschsler 记忆量表、Weschsler 智力量表、斯坦福比奈量表等，仅涉及认知的某一个领域如记忆、智力等，并非较全面的认知功能评定量表，评定时易产生偏倚。

2. 计算机测评　近年来，在康复医学领域，认知功能障碍的计算机测评技术和方法得到长足的发展。目前，将计算机及适宜的软件系统应用于认知障碍评定是一个有效途径和必然趋势。

3. 其他方法　除评定量表和计算机测评系统外，对认知障碍还可借助现代先进医学设备进行诊断。例如，脑功能成像包括正电子断层扫描（PET）、功能性磁共振（fMRI），神经电（磁）生理包括脑电图（EEG）、脑磁图（MEG）、事件相关电位（ERP）。特别是 ERP 技术的不断完善和相关研究的不断深入，不但可促进神经认知学、神经语言学的发展，而且将使 ERP 技术在认知障碍性疾病的研究中发挥更大的作用。但神经影像学及电生理检查目前在认知障碍的诊断方面只能作为辅助检查方法，不能对认知障碍的严重程度进行分级，故有一定局限性。

【康复护理】

（一）护理评估

1. 病史评估　包括现病史和既往史，如既往健康状态，有无脑卒中、突发局灶性神经功能缺损、颅脑损伤、痴呆、癫痫、中毒及代谢性疾病等情况。

2. 身体检查评估　观察患者的仪表、行为、情感变化及思维有无异常等。

3. 辅助检查评估　CT 扫描、MRI 检查、PET 检查、家族遗传性基因检查、脑脊液检查及认知功能测量、精神状态检查等。

（二）常见护理诊断/问题

1. 生活自理缺陷　与认知功能障碍影响日常生活活动能力有关。

2. 思维过程紊乱　与中枢神经受损致认知功能障碍有关。

3. 意识障碍　与脑损伤有关。

（三）康复护理措施

患者的预后与大脑损伤的程度、康复介入的时间及社会支持系统有关。患者因为认知功能障碍，可能抗拒、抵制、消极对待康复治疗，或因注意力、记忆力差而使许多训练的方法不能产生应有的效果。因此，在患者生命体征稳定后，应尽早进行康复治疗和护理。早期干预可使患者在较长的时期内维持基本的认知功能，有助于患者的功能训练和日常生活能力的提高，维持和改善患者及其照料者的生活质量。

1. 创造有利于康复的环境 认知功能障碍影响日常生活活动能力者，护理上要做到 24 小时陪护，并去除环境中危险物，通过合理的运用颜色布置建筑空间，以增强患者的定位和定向能力，从而提高患者的生活自理能力，减少依赖性，提高生活质量。对患者进行康复训练时，应尽可能在实际环境中进行。刚开始训练时环境要安静，避免干扰，以后逐渐转移到接近正常生活或在正常生活的环境中进行。还要教会患者主动观察周围环境，及时发现潜在的干扰因素并排除或改变。

2. 注重心理护理 认知功能障碍患者除本身存在认知问题外，尚可能伴发其他心理障碍，如抑郁、焦虑等，应关爱患者，做好心理护理。控制患者的心理障碍对于克服认知功能障碍非常有益，必要时可寻求心理医生的帮助。

3. 针对不同的认知功能障碍采取相应的康复护理措施 患者病情稳定、意识清醒，能够耐受集中训练至少 30 分钟即可进行认知功能训练。

（1）记忆力训练 记忆障碍是脑卒中认知功能障碍患者较常见的症状之一。早期表现为近期记忆损害，中期表现为远期记忆损害，晚期则表现为记忆力全面丧失。记忆力障碍明显影响患者整个的康复过程。

1）环境：为了减轻患者记忆的负荷，要求环境应尽量简化，如房间要整洁，家具杂物不宜过多；用醒目的标志提醒患者，如在大门上张贴颜色鲜明的大字帮助患者找到自己的家；在衣柜的门上贴上明显的标签以提醒患者找到换洗衣服；将 1 周时间安排表放大贴在墙上；将常用物品放在固定的位置，如将辅助记忆的笔记本固定放在床头柜上等。

2）训练方法：①视觉记忆：先将 3～5 张绘有日常生活中熟悉物品的图片卡放在患者面前，告诉患者每张卡可以看 5 秒，看后将卡片拿走，让患者用笔写下所看到的物品的名称，反复数次，成功后增加卡片的数目；增加卡片的数目后反复训练数次，成功后再增加卡片的行数（如原来仅一行，现改放两行或三行卡片等）。②地图作业：在患者面前放一张大的、标有街道和建筑物而无文字标明的城市地图，康复护理人员用手指从某处出发，沿小街道走到某一点停住，让患者将手指放在停住处，从该处找回到出发点，反复 10 次，连续 2 天无错误可增加难度（路程更长，线路更曲折等）。③彩色木块排列：用 6 块 25cm×25cm×25cm 的不同颜色的积木块和一块秒表，以每 3 秒一块的速度向患者展示木块，展示结束后让患者按照治疗师所展示次序展示木块，正确的记"+"，不正确的记"–"，反复 10 次，连续 2 天，10 次均完全正确时，可加大难度进行训练（增加木块数量或缩短展示时间等）。④亲人图像记忆训练：收集患者较熟悉的人的照片和声音，用这些照片和声音对患者进行亲人图片记忆训练。还可用患者以前的照片对患者进行长时记忆训练，训练时可将该照片展示出来，引导患者进行回忆并回答。该方法可以激发患者对与照片有关的时间、地点、人物和环境的回忆。在回忆的过程中能够使患者的脑部功能得到训练，以达到远期记忆功能训练的目的。⑤ PQRST 练习法：给患者一篇短文，按下列程序进行练习，通过反复阅读、理解、提问来促进记忆。P（preview），即指浏览阅读材料的大概内容。Q （question），是就有关内容向患者进行提问。R（read），是指患者再仔细阅读。S（state），是指患者复述阅读内容。T（test），是指通过回答问题检查患者是否理解并记住了有关信息。

　　3）记忆训练的注意事项：①应根据患者的实际情况选择训练难度。如果难度太高，则会使患者因无法完成而加重精神负担，造成不良情绪反应，甚至会使患者拒绝配合训练。②图片类别的选择，应根据患者记忆障碍的类型进行针对性训练，如对于人物记忆有障碍者就应该选择人物图片进行记忆康复训练；如对于日常用品、用具有记忆障碍的就应该选择日常用品图片进行记忆的康复训练。③应根据患者记忆障碍的程度，选择图片的类型与难度。记忆力损害较轻的患者，可以选择一些风景类、动物类的图片；记忆力受损比较严重的患者，应该选择一些日常用品类的物品图片；记忆力受损严重的患者，应该选择亲人图像记忆，训练患者对亲人相貌的记忆能力。④在记忆训练的图片选择上，当选择的记忆图片为患者所熟悉的图片时，将起不到记忆训练的效果，而当把记忆训练图片全部换成患者不熟悉的图片时，由于患者特别是老年痴呆患者近期记忆力衰退较大，患者可能一个也记不住，严重影响治疗的信心。因此，将患者熟悉的图片与不熟悉的图片混合在一起进行记忆训练，既能保证记忆训练的效果又能保证患者参与治疗的信心与积极性。⑤在记忆训练康复治疗的过程中，应采用改良的无错性的学习方法。无错性学习就是在学习过程中消除错误，患者从容易辨别的项目开始，逐渐增加作业难度。⑥把要记住的内容按自己的习惯和爱好编成一个小故事，便于记忆。对于闭合性脑损伤患者更重要的是采用下述的一些方法：建立恒定的每日活动常规，让患者不间断地重复和练习；耐心细致地向患者提问和下命令，等候他们缓慢、审慎的回答；从简单到复杂进行练习，将整个练习分解为若干个小部分，先一小部分一小部分地训练，成功后再逐步联合；利用视、听、触、嗅和运动等多种感觉输入来配合训练，亦可采用代偿的方法；每次训练间隔时间要短，记忆正确时要及时给予奖励；让患者分清重点，先记住必须记的事；多利用记忆辅助物（如在患者房间内悬挂大挂钟、大日历、大字书写的每日活动表等），将每日经常进行的活动分步骤地写成清单，放在床边，门上贴着患者与家人的合影，可帮助他找到自己的房间。让患者常带记事本，本中有家庭住址、常用电话号码、生日等，并让他经常记录和查阅。

　　4）指导患者使用记忆的外部辅助工具：外部辅助工具可以分为储存类工具，如笔记本、录音机、时间安排表、计算机等；提示类工具，如报时手表、定时器、闹钟、日历、留言机、标志性张贴；口头或视觉提示等。

　　（2）注意力训练　注意力是指不被其他的内部刺激和外部环境刺激所干扰，而对特异性刺激产生注意的能力，是一项基本的认知功能，是其他多项认知功能的基础。注意力障碍可分为觉醒障碍、集中注意障碍、分散注意障碍、持续注意障碍等。

　　1）环境：开始训练时应在有组织、整洁和安静的环境中进行，避免环境中杂乱和分散注意力的各种因素，如拔掉电话线，关闭门窗，关上电视等。当干扰即将来临时要提醒患者尝试忽视干扰，或者在交谈中提醒患者集中注意力。当要求患者进行某项任务时，可将患者的听觉、视觉都调动起来，给予多种感觉的刺激，提高患者的注意力。随着注意力的改善，环境应逐渐接近正常，不需要刻意组织、安排环境。

　　2）具体方法：①改进觉醒能力的方法：对觉醒障碍者应根据觉醒持续的水平安排活动，以保证患者得到充分的休息。具体训练包括在有信息特别是新信息进入时提醒患者；在病房中，避免使用单调的颜色，用图片和照片置于患者的生活环境中；鼓励患者以直立姿势训练以增加视觉信息；任务可以经常更换，在患者觉醒水平最高时安排高觉醒要求的任务，即"最不感兴趣的任务"。根据觉醒程度持续的水平安排活动。每日记录训练所能维持的时间，并对患者所取得的任何进步予以鼓励。②提高集中注意的方法：不同行为方法可以帮助有集中注意障碍的患者减少注意分散，如重新安排环境以减少干扰因素。用双耳式耳机听故事或新闻；当干扰即将来临时提醒患者，使其尝试忽视这种干扰。③改善持续注意的方法：将高兴趣和低兴趣的活动交错安排，有助于延长患者在训练活动中保持注意力的时间，必要时监督患者的效率，如发现患者的注意力发生飘移，可以暗示其回到相关的任务中来，如提示"刚才我们做到某某地方了，现在让我们再接着做"。④改善加工速度缺陷的方法：注意力的训练有快有慢，患者能否完成注意行为及成功的数量，受注意加工速度的限制。加工速度慢会导致接收信息、对信息的思考、做出决定及应答过程中所花费的时间增多。为患者安排任务时，应给予足够的时间应答，允许有自己的节奏。⑤改善患者记忆方法：取 2 个透明玻璃杯和 1 个弹珠，在患者注视下将 1 个杯子扣在弹珠上，让患者指出有弹珠的杯子，反复数次。无误后改用 2 个不透明的杯子，操作同上，此时患者已不能透过杯壁看到弹珠，让患者指出有弹珠的杯子，反复数次。成功后改用 3 个或更多的不透明的杯子和 1 个弹珠，方法同前。成功后改用 3 个或更多的杯子和两个或更多不同颜色的弹珠，扣上后让患者分别指出有各种颜色弹珠的杯子，移动杯子后再做询问。⑥要求患者按命令启动秒表，并于 10 秒时主动停止秒表。然后将时间由 10 秒逐步延长至 1 分钟，当误差小于 1～2 秒时，改为不让患者看表，启动后让他心算到 10 秒时停止。然后将时间延长，到 2 分钟时停止，每 10 秒的误差不得超过 1.5 秒，即 30 秒时误差允许范围为 30 秒 +4.5 秒。达到要求后再改为一边与患者交谈一边让患者进行同上训练，使患者尽量控制自己不因交谈而分散注意力。⑦应用中医传统运动康复训练方法，如易筋经、太极拳、五禽戏等，对患者进行意念的锻炼。在运动练习的过程中，指导患者保持神静，排除杂念，全神贯注，以意领气，以气运身，用意念指导动作，逐步达到意识专注、神气内敛的状态，有效改善患者的注意力。

3）指导患者调动自身因素，学会自己控制注意力的一些方法，如要求患者在进行某一特定作业时大声口述每一个步骤。随着不断进步，逐渐训练患者将大声口述或提示改为内心提示，最终转化为自身内在的能力。

（3）知觉训练　知觉是发现信息的能力，是认识的第一步，是脑的高级功能。知觉包括所有的感觉功能，如视觉、空间觉、听觉、触觉等。较常见的知觉障碍的表现是失认症和失用症。失认症较失用症常见，是后天性的综合知觉障碍的具体表现，是借助某种感觉系统来认知事物的能力障碍，临床以半侧空间失认和半侧身体忽略最为常见。

1）半侧空间失认（unilateral spatial neglect, USN）：又称偏侧忽略，是对损伤大脑半球对侧的刺激无反应或不能定位的一种状态。护理时应做到以下几点：①医护人员及家属与患者交谈或做治疗时尽可能站在患者忽略侧，将患者急需或喜欢的物品故意放在患者的忽略侧，引起其注意。②阅读时，可在忽略侧的阅读起始点处放上颜色鲜艳的规尺或让患者用手摸着书的边缘，用手指沿行间移动，以利于引起患者的注意，避免漏读。③加强患侧感觉输入，如多给予患者忽略侧一些感觉刺激，可在患者注视下，用健手摩擦或用粗糙布料、冰块刺激其忽略侧肢体，让患者感知它的存在，边观察边重复做这些刺激，并用言语提醒患者视觉上注意其患侧。④利用躯干向忽略侧旋转，向健侧翻身，用患侧上肢或下肢向前伸展，或用健侧上肢带动患侧上肢向前伸，以提醒患者意识到忽略侧的存在，并注意患侧的保护。

2）半侧身体忽略：主要方法是通过增加感觉输入帮助患者辨认身体结构部分，具体包括以下几种：①触摸被忽视的身体部分，要求患者辨认出来，或向患者反复强调。②让患者通过有左右转弯的路线，将其行为的正确性及时反馈给患者，这样能够帮助患者恢复对身体的左右侧方向的知觉。③使用彩带、手镯或手表等物品表示患者身体的左侧或右侧。④对于自己身体空间意识不清的患者，需要空旷的走廊和活动空间，以避免患者碰到家具或其他物体，也需要重复提示患者有关身体的位置。

3）左右分辨障碍：先反复辨认身体的左方或右方；接着辨认左方或右方的物体；反复使用"左"和"右"的口令让患者执行，如"伸出你的右手""把你左边的书给我"。

4）躯体失认：训练时可用人的轮廓图或小型人体模型让患者学习人体的各个部分及名称，再用人体拼图作业让患者拼图；同时刺激患者身体某一部分，让其说出这一部分的名称等。

5）面容失认：通过面容的区别、职业及其他信息的辅助促使患者对面容进行识别或产生熟悉感。教患者通过记忆的外在线索（如头发、胡须、身形等）、行为线索（如步态、姿势等）、声音线索（如声音、音调等）以帮助进行身份的有效识别。对多数人来说，头发很容易被观察到，并且不经常变化。

6）手指失认：反复对患者不同的手指予以触觉刺激，让其说出手指的名称。

7）触觉失认：用粗糙物品沿患者手指向指尖移动，建立稳定的感觉输入。利用其他感觉如视觉或健手的感觉，帮助患肢体会感觉。强调患者把注意力集中在体会物品的特征上，如物品的质地、软硬、冷热等。

8）疾病失认：康复治疗较困难，主要是要经常提醒家属和康复护理人员做好患者的监护工作，一般于病后 3 ~ 6 个月可自愈。

9）穿衣失用：可通过暗示或提醒，指导患者穿衣，甚至可一步一步地用言语指导并手把手地教患者穿衣。最好在衣服上下和左右做出明显的标记以引起注意。

10）意念失用：给予触觉、视觉、运动觉的输入，贯穿在动作的整个过程中。要握住患者的手去完成动作，尤其在纠正错误动作时也要用动作指导患者。尽量减少指令性用语，如制动轮椅手闸时应说"请注意一下你的手闸"，而不要说"把手闸关上。"患者做动作前闭眼睛想象动作的过程，然后睁眼尝试完成。把失用症的知识及注意事项告诉患者及家属，并及时鼓励患者。

11）结构失用：指导患者完成桌面上的二维、三维作业，如画图、拼积木等。要根据患者的进度，逐步增加难度，如图画的复杂度、积木的数量等。分析患者完成哪些动作有困难，在完成的过程中可提供辅助，给予触觉或运动觉的暗示，或指导患者利用一些方法和技巧，如先完成部分，再完成全部；或者按照完成任务的顺序，把配件按照一定的顺序摆放或做出标记。

12）空间定位障碍：可设计各种需要分辨不同空间方位的作业让患者进行练习，如让患者练习将一块积木分别放在另一块积木的上方、前方、左侧、右侧，如果不能按照要求摆放，要和患者一起讨论错误所在及其原因。或安排患者从事整理壁橱或橱柜内容物一类的活动。通过功能性活动实践使已掌握的基本空间定位概念最终泛化到实际生活中去。

13）地形定向障碍：如果地形定向障碍与左侧忽略或空间关系障碍等有关，应主要治疗这些更为基础的视知觉功能障碍。对地形定向障碍患者进行功能训练时，可反复训练患者从一个地点走到另一个指定地点。路线的设计要从简短逐渐过渡到曲折复杂。常用的和重要的路线要反复练习。当地形定向障碍难以改善时，可以让患者学会利用地图或通过死记硬背的方法记住置身环境的特征，或嘱咐患者不要独自外出等。环境适应包括增设路标，采用彩色指引线将患者每日必经之路做出指示标记，引导患者到达目的地而不迷失方向。

14）空间关系障碍：包括自身空间定位训练和物体与物体之间相互定位关系的训练，前者训练患者根据指示进行自身定位，如指令患者"坐在我身边""站在桌子后面""踩在这条线上"；后者是让患者用积木、火柴、木钉板等练习各种复制作业，可逐渐从实物复制到图画复制，从平面图到立体图。

15）物体恒常性识别障碍：将同一物品以不同角度呈现，或以多种规格呈现，并将其与形状相似的其他物品进行比较；训练时要求患者在了解自己存在的问题的基础上，把日常生活中常用又容易混淆的物品贴上标签注明。在患者分不清是什么东西时，指导患者注意抓住物品的明显特征。可以鼓励患者利用视觉、触觉和自我提示相结合的方法解决问题。

16）图形背景分辨困难：可将 3 种不同的物品摆放在患者面前，要求患者用看而不是用摸的方法将其找出，逐渐增加物品的数量和相似度；训练要求反复练习影响日常生活的活动直至能够无意识地完成。同时要做到环境简明有序，物品分类放置；让患者意识到自己的问题，找东西时养成放慢速度并系统搜索的习惯。

（4）智力训练　与记忆训练是紧密结合在一起的。智力训练效果好则会促进记忆功能的改进，而记忆功能的改善又会进一步推动患者智力的恢复。智力训练分为观察能力、自然事物分类能力、数字与数学计算能力、视觉空间辨识能力与想象力的训练 5 个方面。

1）观察能力：观察是一种以感知过程为基础，根据一定的目的进行有组织、较持久的知觉。观察带有"思维的色彩"，是感知觉的最高级形式，是人们认识世界的重要途径。观察能力是在有目的、有组织、有思维参与的感知过程中形成的一种稳固的认识能力，是智能构成的一个重要因素。适当设计一些游戏提高患者观察能力，如大家找错误、找隐藏的戒指、找不同、找字、捉迷藏等。

2）自然事物分类能力：分类就是按照一定的标准把事物分成组。分类的实质是为了认识事物之间的差别和联系。分类是从比较中派生出来的，和概括紧密相连。一般来说，只有概括出不同事物之间的共同属性之后，才能对事物进行分类。分类的过程也伴随着概括活动和概念的形成。分类能力对知识经验的条理化、结构化、系统化有着重要的影响。训练分类能力是智能培养的重要方面之一，如进行水果分类、蔬菜分类、厨具分类、车子分类等游戏可提高患者自然事物分类能力。

3）数字与数学计算能力：主要指对数字概念的理解和在简单的计数运算过程中所具备的数学逻辑思维能力。设计一些游戏提高患者数字与数学计算能力，如数学计算、数西瓜、买菜、数工具等。

4）视觉空间辨识能力：空间能力是人们对客观世界中物体的空间关系的反应能力。空间能力主要包括空间知觉能力和空间想象能力两个方面。空间知觉能力包括形状知觉、大小知觉、深度与距离知觉、方位知觉与空间定向等方面。空间想象能力是指人对二维图形和对物体的三维空间特征（方位、远近、深度、形状、大小等）和空间关系的想象能力。事物顶部的分析、四块拼图、倒影训练等游戏可提高患者视觉空间辨识能力。让患者自己画钟面、房屋等，或在市区路线上画出回家路线；让患者按要求用火柴、积木等构成不同图案。单眼遮蔽也属于一种强制性疗法，遮盖单侧忽略者的健侧眼睛，可以提高患者对忽略侧物体的注意。

5）想象力：想象是人们对头脑中原有的表象经过加工改造和重新组合而产生新的形象的心理过程，是一种高级而复杂的认知活动。形象性和新颖性是想象活动的基本特点，主要通过处理图形信息，以直观的方式呈现在人们的头脑中，而不是以词语、符号及概念等方式呈现。适当设计一些游戏以提高患者的想象能力，如猜字、七巧板拼图、推箱子、虫子吃苹果、怪物猜想等。

（5）执行功能训练　执行功能是复杂的，一些代偿性的方法（如用记事本补偿记忆障碍）不能很好地单独发挥作用，必须针对不同障碍程度的患者制订综合性的适合个人的治疗计划，包括药物、心理认知干预和家庭环境干预。在训练中要遵守以下原则：充分利用患者残存的功能弥补已经受损的功能；给患者安排不同的任务，从简单到复杂；改变患者的生活环境、社会或工作角色，避免患者感觉疲劳、有压力等；重复训练患者的日常行为，使活动变得规律，不要超过患者的耐受度。另外，要尽量帮助患者了解自我，让患者重复进行一些可以体现自己长处和缺陷的事情，以提高患者的自我意识。

4. 指导患者进行一些有益的训练

（1）右脑训练　进行一些右脑功能训练游戏，使患者能够进行脑活性化训练。对右脑后半部中枢进行感觉性刺激，使脑功能得到明显改善，如麻将、五子连珠、象棋、跳棋等。

（2）计算机辅助训练　应用计算机辅助认知功能障碍的康复训练，具有训练题材丰富、指令准确、时间精确、训练标准化的特点，且难度分级，循序渐进，具有挑战性，评估和训练结果能及时反馈，有利于患者积极主动参与。

（3）音乐康复　通过音乐的特有刺激功能，与其他治疗手段相结合，加大对患者的干预，促使其尽快、更好地唤醒认知能力，逐渐走向恢复。音乐康复治疗可以贯穿整个治疗中。每周治疗2次，每次30分钟。治疗形式可以个别进行，也可以集体进行。还可以根据患者基础疾病的中医辨证分型，选择有针对性康复功能的传统五行音乐疗法进行康复治疗。通过辨证施乐以通调脏腑，调节气机，改善患者整体健康状况，促进认知功能的康复。

5. 将认知康复训练和日常生活活动相结合　康复护理人员24小时与患者密切接触，患者的日常生活活动大多是在病房进行的，如果把认知康复训练的内容贯彻到日常护理工作中，给患者制订符合实际生活需求的行为训练计划，协助、督促其完成，这样患者在康复的过程中，能够尽可能地维系正常的生活方式和准则，减少因疾病带来的行为障碍，效果会更好。

6. 督导患者持之以恒地坚持训练　建立恒定的每日活动常规，让患者不断地重复和练习，如按照一定的规律排列数字、物体分类、搭建积木以建立立体性空间结构，反复记忆和逻辑推理训练等。这些看似简单的举措，只要持之以恒就会对患者有很大的帮助。

7. 营造积极的生活氛围　训练时康复护理人员和家属要多鼓励患者，同时应把患者视为具有独立能力的个体，鼓励其完成力所能及的日常事务，对于树立患者的自信心是很有帮助的。

8. 根据患者的功能状况组织集体活动　为患者组织有趣、有益和合理的活动，既丰富患者的生活内容、增加生活乐趣，同时又可通过记忆训练缓解病情和改善症状，提高患者的生活质量。

（四）认知康复训练的形式

认知康复训练的模式包括一对一人工训练、小组训练、计算机辅助训练及远程训练。

1. 一对一人工训练　是以治疗师为主导的、面对面训练的传统康复训练形式，训练材料简单，不需要特殊环境条件即可开展。但这种看似低廉的训练形式实则人工成本很高，训练内容变化有限，最突出的问题是疗效与治疗人员的技术水平密切相关。研究证据显示，采用同样的训练素材进行训练，人工训练的疗效差于计算机辅助训练疗效。

2. 小组训练　用于认知功能障碍水平大致相同的患者，通过患者之间的互动和竞赛式训练，增强信心，改善心理状况，从而更加积极主动地参与训练。

3. 计算机辅助训练　20世纪80年代后期，美国许多康复机构开始利用计算机进行认知功能康复训练并取得疗效。计算机辅助治疗认知功能障碍之所以可以取得更好的疗效，得益于治疗技术与计算机技术的结合，从而为患者提供更加丰富、针对性极强的训练内容和环境刺激。虚拟现实技术的应用，使训练内容更接近真实的生活而更具有实际意义。计算机辅助训练正在成为主流康复训练形式。虚拟现实技术（virtual reality, VR）以计算机技术为基础，通过建模在计算机中实现现实环境，使之成为注意、记忆及执行功能康复训练的有效方法。基于VR的认知康复训练方法及其疗效机制有待深入研究。

4.远程训练 认知功能障碍的康复是一个长期的治疗任务，即便出院后仍需要继续康复治疗。然而，大部分患者分散在不同城市、地区和社区，且受身体情况的限制，无法独立或坚持定期到专业康复机构接受康复治疗。基于互联网和认知康复技术的远程训练作为计算机辅助训练的一种延伸和补充治疗形式，部分解决患者的康复需求，具有很好的应用前景。

认知功能的损害是获得性脑损伤，尤其是脑外伤和脑卒中后致残的重要原因，给家庭和社会带来沉重和巨大的负担。因此，早期诊断、早期治疗，以促进认知功能恢复和减少认知残损为目的的康复训练，应成为我国脑损伤康复的常规组成部分。这不但使患者受益，也将推动和促进我国认知康复专业水平的快速提高，与国际接轨。临床上单一、典型的认知功能障碍病例较少，通常多种症状混杂存在。根据患者的具体情况综合运用各种康复措施，如运动疗法、认知康复、心理康复、言语康复、日常生活活动能力训练、针灸治疗、康复工程和药物治疗等，进行综合康复能更好地促进中枢神经功能的恢复，使认知康复训练取得更好的疗效。

【康复教育】

1.动员家庭成员参与治疗，持之以恒 尽早向家属和陪护传授最基本的康复治疗和护理知识，使其了解训练的持续性、长期性和艰巨性，将康复训练和护理贯穿于日常生活中，以保证患者在家庭中得到长期、系统和合理的治疗。

2.家庭护理 指导患者家属或陪护掌握日常生活护理的相关事宜。对因认知功能障碍影响日常生活活动能力的患者，要有专人按时安排患者吃饭、服药、休息和外出活动等日常生活。最好制订时间表，让患者进行规律的生活活动和训练。将患者服用的药品放在固定的地方，并贴上标明药品名称、用法、剂量的标签，保证用药安全。地形定向障碍患者外出时带上标记家庭地址、电话和回家路线的卡片，以备迷路时能够被护送回家。

第七节 痉挛的康复护理

导学

患者，女，65岁，高血压病史8年余，突然出现右侧肢体活动不利，吞咽困难，言语不清，但神志清楚。经头颅CT检查，诊断为脑栓塞，药物治疗1个月后，吞咽困难好转，言语尚可，右侧上下肢肌力Ⅳ级，肌张力明显增高，上肢呈屈曲状态，下肢呈伸直状态，步行呈划圈步态，足下垂。经抗痉挛康复训练2个月，右侧肢体痉挛状态明显好转，效果明显。

学习重点

痉挛的康复护理和康复教育。

学习难点

痉挛的加重因素和康复护理评定。

【概述】

痉挛（spasticity）是一种感觉、运动控制障碍，由于上运动神经元损伤所致，表现为间歇性或连续性的肌肉不随意激活，以速度依赖的紧张性牵张反射增强伴腱反射亢进为特征。痉挛的速度依赖是指随着肌肉牵伸速度的增加，痉挛肌的阻力（痉挛的程度）也增高，如快速被动活动痉挛患者的相关肢体能够明显感受到肌肉的抵抗。

（一）病因及加重因素

1. 病因　中枢神经系统损伤后，调节运动的能力下降，运动神经元的兴奋性增高、再抑制的改变、突触前抑制的丧失及肌肉等内在特性的变化，导致脑干和脊髓反射亢进，肌张力升高，形成痉挛。其特点是肌张力随牵张速度的增加而升高，常见于脑卒中、颅脑损伤、脑肿瘤、脑瘫、脊髓损伤、脊髓病、多发性硬化和侧索硬化症等。

2. 诱发或加重痉挛的因素　很多因素都会加重痉挛的发生：①关节挛缩。②压力性损伤等皮肤病变。③便秘、痔疮等肠道、肛门疾病。④泌尿系感染。⑤骨折、脱位、异位骨化等外伤或疾病。⑥外界气温剧烈变化。⑦不安、焦虑、精神过度紧张等不良心理状态。⑧膀胱、直肠充盈。⑨不良体位，衣服和鞋过紧。⑩深静脉血栓。应尽量避免这些诱发因素，在痉挛加重时考虑并消除这些因素，从而缓解痉挛。

（二）临床表现

1. 巴彬斯基（Babinski）反射阳性　即足大趾背屈。巴彬斯基反射是痉挛性张力过强的特征性伴随表现。

2. 折刀样反射阳性　即当被动牵伸痉挛肌时，初始产生的较高阻力随之被突然的抑制发动而中断，造成痉挛肢体的牵伸阻力突然下降，产生类似折刀样的现象。

3. 阵挛阳性　即在持续牵伸痉挛肌时，拮抗肌出现以固定频率的周期性痉挛亢进为特点的阵挛。阵挛常发生于踝部，也可发生于身体的其他部位。

4. 去大脑强直和去皮质强直阳性　两者均由于牵张反射弧的改变所致，并且是痉挛的夸大和严重的表现形式。去大脑强直表现为肌肉持续收缩，躯干和四肢处于完全伸展的姿势；去皮质强直表现为肌肉持续收缩，上肢处于屈曲姿势，躯干和下肢处于伸展姿势。

5. 典型的痉挛姿势

（1）脑型痉挛患者典型的痉挛姿势　通常为上肢屈肌模式、下肢伸肌模式，上肢肩关节内收、内旋，肘及腕关节屈曲，下肢髋关节外展、外旋，膝关节伸直，踝关节内翻、下垂，步行时表现出典型的划圈步态。常见于脑卒中、脑肿瘤等。

（2）脊髓型痉挛患者典型的痉挛姿势　通常为较强的屈肌运动模式，受损平面以下的肢体出现屈曲和内收，下肢屈肌群严重痉挛；不完全性截瘫患者可为反复发作性肌肉痉挛，下肢痉挛会对站立、行动和佩戴矫形器步行造成很大困难。脊髓型痉挛极易被皮肤刺激所诱发，常见于脊髓损伤、脊髓病、脊髓肿瘤、颈椎病、多发性硬化或四肢瘫痪等。

（3）痉挛型脑瘫姿势　约占脑瘫患儿的2/3，主要病变在锥体束。临床有肌张力增高、肢体异常痉挛、被动运动时有折刀样肌张力增高、关节运动范围变窄、运动障碍、姿势异常等特征，主要表现在前臂屈肌、髋的内收肌群、股四头肌、小腿三头肌等屈肌紧张性增高，各大关节多为屈曲、内收、内旋模式。典型痉挛姿势：上肢为手指关节掌屈，拇指内收，腕关节屈曲，前臂旋前，肘关节屈曲，肩关节内收；下肢为尖足，足内、外翻，膝关节屈曲，髋关节屈曲、内收、内旋；坐位时躯干前屈，出现圆背、"W"状坐位，身体不能竖直等；因大腿内收肌群痉挛收缩，站立时呈尖足，步行时出现剪刀步态。痉挛症状常在患儿用力、激动时加重，安静入睡时减轻。由于关节痉挛，自主运动十分困难；严重者出现肌腱痉挛，关节挛缩、畸形。

（三）痉挛的利与弊

1.有利方面 ①痉挛能保持肌肉的质量，可减慢肌萎缩的速度。②由于痉挛减缓了肌肉萎缩，因而骨突出不明显，从而减少了压力性损伤的发生。③由于阵发性肌肉痉挛的存在，肌肉收缩促进血液循环，可使肌肉对静脉发挥泵的作用，防止深静脉血栓的形成。④伸肌痉挛有利于进行站立、转移、步行。⑤即使不负重与废用，痉挛能维持骨的矿化。⑥痉挛可使瘫痪肢体的下坠性水肿减轻。所以，只有严重痉挛影响患者日常生活活动时才予以处理。

2.痉挛引发的继发性障碍和不利影响

（1）痉挛是功能恢复的主要障碍，严重的痉挛可以影响患者日常生活活动和康复训练，给患者带来很大的痛苦。引发的继发性障碍的主要表现：①上肢屈肌痉挛对各种日常生活动作产生影响，如妨碍轮椅的操作和驾车。②下肢屈肌群痉挛，使髋、膝关节趋于挛缩，使床上体位变换发生困难，进而妨碍坐位、站立、移动，对步行造成危险和困难，并影响会阴部卫生与性活动。③下肢伸肌群痉挛所致的剪刀步或足尖着地会使行走困难，如双下肢和躯干的伸肌群同时收缩，将破坏坐位和站立平衡。④腹肌群痉挛、过度收缩将妨碍膈肌运动，从而造成一过性呼吸困难。⑤膀胱外括约肌痉挛将影响排尿，产生输尿管逆流，造成泌尿系并发症。

（2）痉挛对患者的不利影响：①痉挛状态使随意运动速度减慢，增加运动的阻力，使随意运动和精巧的动作难以完成。②由于反应迟钝，动作协调困难，容易摔倒。③张力性牵张反射亢进或屈肌痉挛有发生挛缩的危险。④痉挛引起的强制性体位，不便于护理，使皮肤易发生压力性损伤等并发症。⑤自发性痉挛影响睡眠。⑥虽然多数张力增高不引起疼痛，但连续屈肌痉挛会引起疼痛。

【评定】

评定方法有量表法，如改良的 Ashworth 分级法、股内收肌张力量表等；临床痉挛指数；生物力学方法，如钟摆试验等；电生理评定方法，如肌电图等。同时需注意对功能的评估，如 ADL 评定、步态分析等。现简介改良的 Ashworth 分级法和痉挛的功能障碍评定方法。

1.改良的 Ashworth 分级法 是临床上较常用的肌痉挛评定方法，常在仰卧位时进行检查。评定时需要考虑阻力出现的角度，并要求将被动运动的速度控制在 1 秒内通过全关节活动范围（表 4-10）。

表 4-10 改良的 Ashworth 分级法评定标准

级别	评定标准
0 级	肌张力不增加，肢体被动活动时无阻力
1 级	肌张力稍增加，患肢被动活动到关节活动范围终末端时有轻微阻力
1+ 级	肌张力稍增加，患肢被动活动在关节活动范围的前 50% 有轻微"卡住"感觉，在后 50% 均有轻微的阻力
2 级	肌张力轻度增加，患肢被动活动时在大部分关节活动范围内有阻力，但仍可活动
3 级	肌张力中度增加，患肢被动活动时在整个关节活动范围内有明显阻力，活动比较困难
4 级	肌张力高度增加，患肢僵硬呈屈曲或伸直状态，被动活动阻力很大，活动十分困难

2.痉挛的功能障碍评定方法

（1）ADL 评定 评定 BADL 和 IADL，并标明其他所需的辅助技术和帮助。

（2）移乘能力　对日常生活中可能的所有移乘活动能力进行评定。

（3）休息位的评定　测定关节在坐位、站位和运动过程中的角度，以及在床、椅和轮椅上的适应位置。

（4）关节活动度　记录主动、被动的关节活动度。

（5）平衡能力测试　记录坐位、站立和行走时的身体平衡能力。

（6）耐力　对活动时的耐力进行评定。

（7）疼痛　对痉挛引起的疼痛进行评价并与其他原因引起的疼痛相鉴别。

（8）支具　评价现有的支具或夹板的贴附性、功能和关节位置。

（9）睡眠　评价痉挛对睡眠的影响，如每晚多少次被痉挛扰醒等。

（10）步态分析　判断步态类型、代偿能力和异常偏离。同时应评价上肢的位置和摆动对患者的步态、行走的影响。

【康复护理】

（一）护理评估

1. 评估痉挛的病因　通过局部及神经肌肉方面的检查，结合病史，判断病变的部位及原因。

2. 评估痉挛程度、类型　了解患者的一般情况、患肢痉挛程度、痉挛类型。

3. 评估痉挛对机体的影响　评估患者有无并发症，痉挛对功能活动、心理等方面的影响。

（二）常见护理诊断/问题

1. 有挛缩及姿势异常的危险　与长期痉挛未予以纠正致肌肉、肌腱、韧带挛缩有关，姿势异常与痉挛或挛缩有关。

2. 躯体移动障碍　与肢体痉挛及姿势异常有关。

3. 自理缺陷　与肢体痉挛有关。

4. 焦虑　与伤后突然出现的肢体功能障碍有关。

5. 潜在并发症　压力性损伤、废用综合征等。

（三）康复护理措施

痉挛的表现在不同患者之间差异很大，带来的问题也是多方面的，痉挛的处理必须是在综合评定的基础上，制订个性化、综合治疗和护理方案，主要包括心理护理；预防伤害性刺激，预防或减轻痉挛的发生，以及物理治疗、药物治疗、矫形器应用指导等。

1. 心理护理　康复护理人员要经常关心并帮助患者，掌握患者的心理活动，耐心解答患者及家属提出的问题，减轻患者及家属的焦虑、抑郁心理状态，使患者保持心理平衡；为患者创造清洁、舒适的病室环境，适当安排一些娱乐活动，如听音乐、看电视等，分散患者的注意力，改善心理状态，从而使患者勇敢面对现实；鼓励患者进行康复训练，帮助患者树立信心和新的生活目标，积极主动配合康复治疗与护理工作。

2. 预防伤害性刺激，预防或减轻痉挛的发生

（1）抗痉挛体位的摆放　可预防痉挛的发生或缓解已经发生的痉挛，包括正确的卧姿和坐姿摆放。脑外伤、脑卒中、脊髓损伤等患者从急性期开始即应采取良肢位。对于严重脑外伤，去大脑强直者宜取半坐卧位，去皮质强直者采取俯卧位，使异常增高的肌力得到抑制；早期进行斜板站立和负重练习，避免不当刺激，如刺激抓握反射和阳性姿势反射。抗痉挛姿势的体位摆放方法参考第三章第二节。

（2）消除加重痉挛的危险因素　①消除或减轻患者自身加重痉挛的因素，如便秘、尿道感染、膀胱膨胀、骨折、甲沟炎、压力性损伤、焦虑等各种原因引起的疼痛均可使痉挛加重。②消除外部环境的不良因素，保持患者心情舒畅，避免情绪激动，营造安静舒适的环境，避免不良情绪、强声强光的刺激。

（3）慎用某些抗抑郁药　用于抗抑郁的某些药物可对痉挛产生不良影响，加重痉挛，应慎用或不用。

3. 物理治疗　主要通过神经肌肉促进技术、手法治疗、放松疗法、功能性活动训练、其他物理因子治疗等方法保持软组织的伸展性，控制不必要的肌肉活动，避免不适当用力，痉挛的发展将得到有效的控制。

（1）神经肌肉促进技术　依据人体正常生理和发育的过程，利用多种感觉的刺激，运用诱导或抑制的方法，使患者逐步学会控制肢体痉挛，以一种正常的运动方式完成日常生活活动。抗痉挛或抑制异常肌张力的方法：Bobath 技术中的控制关键点和反射性抑制，Brunnstrom 技术中的紧张性颈反射和紧张性迷路反射，PNF 技术中的上肢伸展模式、下肢屈曲模式，Rood 技术中的缓慢牵拉、关节负重、皮肤感觉刺激，均有较好的抗痉挛作用。这些技术的共同点是将治疗与功能活动，特别是 ADL 结合起来，在治疗环境中学习动作，在实际环境中使用已经掌握的动作并进一步发展技巧性动作。通常将这些神经发育技术综合应用，以提高疗效。

（2）手法治疗

1）肌肉牵伸技术：是防治痉挛最基本的方法，不但可以起到暂缓痉挛及保持痉挛肌群肌纤维的长度，还可以维持关节的活动范围，防止关节挛缩变形。其方法包括手法牵伸、姿势牵伸、夹板牵伸、石膏牵伸、矫形器牵伸等。手法牵伸是由治疗师用力并控制牵伸方向、速度、强度和持续时间，持续数十秒至若干分钟，重复 8 ～ 10 次。一般用缓和、轻柔、低强度维持性牵伸。姿势牵伸是利用人体的各种姿势牵伸各肌群，如站立时对髋关节、膝关节屈肌和踝关节屈肌进行牵伸；卧位时在两大腿之间放置分腿器或枕头等维持双髋关节外展位，对髋内收肌进行牵伸。利用夹板、石膏、矫形器可以对各关节进行牵伸。应注意，牵伸不得过度，防止僵硬的肌纤维撕裂，出现血肿。

2）局部缓解痉挛的手法：①肌腱挤压法：通过外力缓慢、长时间地挤压肌腱，使痉挛的肌肉张力降低，肌肉松弛。肌腱的挤压可通过徒手或利用固定平面（如桌面、床面、墙面）等方式来完成。②轻刷法：是一种通过刺激拮抗肌的收缩，交互抑制主动肌痉挛的手法。临床上轻刷法的使用主要是通过徒手或借助毛刷、软棒等器械进行的。③振动法：振动是一种快速、连续性的刺激。该刺激一般作用于肌腹或肌腱部位，引起拮抗肌收缩，从而相应地缓解主动肌痉挛的程度。这种反应也被称为紧张性振动反射。④脊柱两侧缓慢轻擦法：对脊柱两侧进行缓慢轻擦可刺激神经末梢和自主神经系统内的副交感神经，引起全身松弛和缓解肌张力。

在临床应用中无论选择上述哪一种手法缓解痉挛，其作用多是暂时性的，必须及时进行诱发主动运动及运动控制能力的训练，经过反复训练，患者才有可能最终通过自主运动控制痉挛。

（3）放松疗法　对于全身性痉挛患者，放松是一种有效的治疗手段。例如，脑卒中或脑瘫患者，让其仰卧位，屈髋屈膝，康复护理人员固定其膝、踝并左右摇摆，或在不同体位下使用巴氏球，或在多体位下被动旋转躯干等。

（4）功能性活动训练　训练患者在控制痉挛的同时，自主完成一些日常生活动作，包括日常生活能力训练、平衡训练、步行训练、手功能训练等。还应进行痉挛肌的拮抗肌肌力训练，以使其得到最大限度的肌力恢复。

（5）其他物理因子治疗　许多物理因子治疗均可使肌张力得到不同程度的暂时降低，从而缓解痉挛。

1）电刺激疗法：各种类型的电刺激，特别是痉挛肌群和其拮抗肌群的交替电刺激、功能性电刺激、肌电生物反馈治疗等，对降低痉挛肌群的肌张力均有较好的疗效。

2）冷疗法：是利用冰、冷水、氯乙烷等低温作用于人体皮肤表面，缓解疼痛和肌痉挛的一种疗法。例如，将屈曲痉挛的手放在冰水中浸泡 5 ～ 10 秒后取出，反复多次后手指便可比较容易地被动松开。

3）温热疗法：各种传导热（沙、泥、盐、蜡），辐射热（红外线），内生热（微波、超短波）等，可降低骨骼肌、平滑肌和纤维结缔组织张力，防止粘连加剧，缓解疼痛和痉挛。

4）温水浴：患者在具有一定水温的游泳池或 Hubbard 槽中治疗，利用水的温度、压力、浮力和化学成分（各种药物），以不同的方式作用于人体组织，达到治疗或训练的目的，可缓解痉挛，辅助运动。

4. 药物治疗　抗痉挛药物虽然不能直接改善运动障碍，但可间接改善运动的灵活性。抗痉挛药物的使用，有助于康复治疗顺利进行，有助于提高康复治疗效果和预防继发性并发症的发生。抗痉挛药尽管是目前治疗痉挛的首选方法，但对中度以上的痉挛必须配合运动疗法。

（1）口服药

1）巴氯芬：一种肌肉松弛剂，是脊髓内突触传递强有力的阻滞剂，同时作用于单突触和多突触反射而达到缓解痉挛的目的。对脊髓性痉挛有效，对脑损伤痉挛效果欠佳。

2）丹曲林：肌肉松弛剂，是目前唯一作用于骨骼肌而非脊髓的抗痉挛药物。因其作用于外周，合并使用中枢性用药，可适用于各种痉挛。

3）替扎尼定：咪唑衍生物是相对选择性肾上腺素受体激动剂，有降低脊髓和脊髓上张力和抑制疼痛作用，其临床疗效类似巴氯芬和地西泮，但比巴氯芬较少出现肌无力；镇静作用不如地西泮，但耐受性更好。

4）乙哌立松：属中枢性肌松弛剂，通过抑制大脑强直、抑制脊髓反射、减轻肌梭的灵敏度和抑制疼痛反应等作用，缓解脑卒中、脊髓病变、脑外伤等患者的肌痉挛。对中枢性肌痉挛早期用药效果较好。

5）其他口服药：地西泮、复方氯唑沙宗、吩噻嗪类（氯丙嗪）等中枢神经抑制剂，也可降低过高的肌张力。

（2）局部注射药物　主要用于缓解靶肌肉或小肌群痉挛。局部注射使药物集中在关键肌肉，减少全身的不良反应。

1）肉毒毒素（BTX）：是目前国内外最常用的肌内注射药物。其中 A 型肉毒毒素（BTX-A）是一种较强的肌肉松弛剂，肌内注射后在局部肌肉内弥散，与神经肌肉接头的胆碱能受体结合，阻滞神经突触乙酰胆碱释放，从而缓解肌痉挛。靶肌肉的选择应根据异常运动模式、收缩肌和拮抗肌的张力及其平衡对关节畸形、功能的影响等综合因素确定，必要时可实施诊断性神经阻滞术，也是制订临床治疗方案的依据。一般注射后 2 ～ 10 天起效，药效可维持 3 ～ 4 个月或更长，以后根据需要再注射。

2）巴氯芬：鞘内注射。对常规口服药物反应不良或不能耐受的患者，或其他物理因子疗法如电刺激等不起作用的难治性痉挛，以及严重痉挛伴剧烈疼痛的患者，可考虑皮下植入巴氯芬泵，予以有控制的鞘内注射，所需剂量仅为口服用药的1%。其主要不良反应是过量可致呼吸抑制。脊髓损伤后的严重痉挛应用此法效果良好。这种方法可逆，无破坏，可随时调整，非常适合既要控制痉挛，又要保留残留的运动或感觉功能的不完全性瘫痪患者。

3）酚与乙醇神经阻滞术：应用乙醇、酚或局麻药进行神经阻滞，方法简单，并发症少，影响持续时间长，不影响认知功能，经皮注射即可。

5. 矫形器应用指导 矫形器在肌肉痉挛情况下能在一定程度上通过对肌肉的持续牵伸，对骨骼、关节的固定，起到缓解痉挛、疼痛，预防和/或矫正畸形，防止关节挛缩，促进正常运动模式建立的作用。痉挛患者使用矫形器，首要目标是预防痉挛引起的关节僵硬和肌肉挛缩，次要目标是对痉挛已造成的挛缩和畸形进行适当的矫正或改善患者日常生活活动能力水平。对于抗痉挛矫形器，在使用过程中要特别注意禁忌证，以防矫形器引起疼痛，刺激痉挛肌反而增加痉挛，身体姿势和行走步态变得更差。矫形器应用不当也会引起挛缩，故佩戴时间不可无限延长，必须有一个较理想的穿戴时间表，除了固定，每天要有一些间隙进行活动与放松。当通过物理因子治疗或相关外科手术达到更好的效果时，必须改进、更换或停止矫形器的使用。当矫形材料造成过敏反应、血液循环阻碍或压力性损伤时，应立即更换或调整矫形器。矫形器装配时应特别注意，当畸形和挛缩已变成完全僵硬，通过矫形器治疗无望时，应手术治疗。

6. 中医康复护理

（1）推拿 具有疏通经络、行气活血、消瘀行滞、散肿止痛的功效。常用推、拿、揉、捏等手法使肌肉放松，缓解肌肉痉挛。被动运动及按摩时，嘱患者做痉挛肌等长收缩，然后主动放松，再做被动牵张时，能显著减少牵张阻力。手法应娴熟、柔和，不宜过重或使用暴力，才能达到应有的效果；手法操作时间不宜过长，一般以30分钟为宜，视患者情况每天可多次进行被动运动及按摩。

（2）针灸疗法 针灸是中医治疗痉挛的常用方法。根据现代康复理论和偏瘫的恢复发展规律，治疗痉挛性瘫痪应以协调肌群间肌张力的平衡为重点，强化上肢伸肌、下肢屈肌运动，拮抗上肢屈肌、下肢伸肌运动，协调和平衡主动肌与拮抗肌之间的肌张力，抑制肌痉挛，促进患侧肢体运动功能的恢复，改善日常生活能力。研究证实，针刺夹脊穴、痉挛拮抗肌等方法，配合康复训练治疗脑卒中后肢体痉挛疗效肯定，可有效缓解痉挛。

（3）中药疗法 中药内服、外敷、熏洗对缓解痉挛有一定疗效。

7. 手术治疗的护理 当痉挛不能用药物和其他方法缓解时，应考虑手术治疗，通过破坏神经通路某些部分达到缓解痉挛的目的，包括神经切断、高选择性脊神经根切断、脊髓部分切断、肌腱切断或肌腱延长。应根据患者所采用的手术方式做好解释工作及手术前后的护理。

【康复教育】

1. 日常生活指导 指导患者在日常生活中应注意合理使用痉挛部位，学会预防痉挛的方法等。必须强调患者主动参与治疗和护理的重要性。指导患者及家属主动预防伤害性刺激，尽量避免可能诱发或加重痉挛的情形发生。

2. 坚持抗痉挛 向患者解释肌张力增高的利与弊，教会患者在日常生活中抑制或控制痉挛的技巧，学会利用伸肌或屈肌痉挛进行转移等日常生活动作。指导患者掌握并坚持正确的抗痉挛姿势，教会患者每日进行牵张活动，以减轻痉挛状态。

3. 坚持活动训练 尽量减少卧床不动的时间，鼓励患者早期下床活动和生活自理，进行有效的负重抗痉挛治疗，可减轻肌肉僵直。

4.活动注意要点指导　活动时用健全的肌肉或肢体辅助有病变的肌肉或肢体，减轻痉挛肢体的负荷，减少痉挛肌肉的收缩活动。活动时用力应适度，尽可能不引起肌肉痉挛。注意劳逸结合，保持心情愉快，以免不良刺激诱发痉挛。

5.正确使用辅助具指导　指导患者及家属正确使用矫形器等辅助具，可减少痉挛肢体的异常活动，保持抗痉挛姿势。在使用辅助具时要注意安全。

第八节　抑郁的康复护理

导学

患者，女，15岁，中学生。新学期以来，患者学习成绩下降，自感记忆力减退，头脑不灵，常常愁眉苦脸、哭泣流泪、睡眠差，自认为得了"脑瘤"，不愿上学，不愿与人交往，并且悲观情绪有早晨重、晚上减轻的特点。两天前，患者用刀割腕，但伤口较浅，送入院治疗。

学习重点

抑郁的康复护理措施。

学习难点

抑郁的护理评估和康复护理措施。

【概述】

（一）概念

抑郁（depression）是一种以显著而持久的情绪低落为主的精神状态，常伴有各种症状，如焦虑、激越、无价值感、无助感、绝望感、自杀观念、意志减退、精神运动迟滞及各种躯体症状和生理功能障碍（如失眠）。抑郁是许多疾病的主要或重要表现。

抑郁症是一种以抑郁为特征的情感障碍疾病（affective disorder），又称抑郁发作，属于重型抑郁障碍，主要表现为情绪低落，兴趣减低，悲观，思维迟缓，意志活动减退，认知功能损害和躯体症状（如睡眠障碍、乏力、食欲改变、性欲减退、头痛或躯体其他部位的慢性疼痛等），自责自罪，全身多处不适，严重者可出现自杀的念头或行为。

（二）病因与发病情况

根据起病原因可将抑郁症分为原发性和继发性。原发性抑郁症是指与其他疾病无明显关联的抑郁症状。继发性抑郁症多指由其他疾病引发的抑郁症候群，如一些内分泌疾病、代谢性疾病、血管疾病、精神疾病、神经变性病、外伤、感染、中毒等，都可引起继发性抑郁症。

抑郁症发病是遗传、体质、神经发育和社会心理因素共同作用的结果。家族史、婴幼儿期不良抚养方式对神经发育的影响，突发灾难和长期压力，都可能成为抑郁症的促发因素。

1.遗传因素　临床观察发现，抑郁患者具有明显的家族遗传史。家系调查发现，抑郁症患者直系亲属的抑郁症发病率比一般人群高。双生子调查发现，单卵双生子同病率为33%～90%，重型抑郁症同病率为50%；单卵双生子间双相障碍同病率为5%～25%，重型抑郁症同病率为10%～25%。寄养子调查发现，寄养于抑郁症父母家庭的正常寄养子，抑郁症的患病率要低于寄养父母的亲生子女；寄养于正常父母家庭的抑郁症患者子女，其患病率明显高于寄养父母亲生子女。

2. 心理社会因素 研究发现，早期遭遇重大精神创伤或受到虐待，早年父母离异或生活环境恶劣，长期心理压力负担等因素，与抑郁症发病有密切关系。精神分析家认为，抑郁症是存在于自我与超我之间的矛盾，或自我内部的冲突。学习理论则采用"获得性无助"解释抑郁症的发生。认知理论认为，抑郁症患者存在一些认知上的误区。然而，抑郁症并不仅仅与恶劣环境交织在一起，在环境优越的社会和人群中也并不少见。机体对外在环境产生的不良反应是导致抑郁症发作的重要原因。普遍认为，抑郁症是多重遗传易感性与环境因素共同作用的结果。

抑郁症不同于日常生活中经常发生的短暂情绪波动。抑郁症是全球重大的慢性、致残性精神疾病之一，长期的重度抑郁症状可导致严重后果，全球每年因抑郁症引发自杀的人数高达100万人。WHO发布的统计报告估计，全世界约有抑郁症患者3.5亿，换句话说，抑郁症发病率在5%左右，是精神分裂症患者的7～8倍，预计到2030年，其将位居所有疾病负担的首位。我国每年因抑郁症带来的负担约为622亿，22.7%来自直接医疗消费，另外还有生产力下降及死亡带来的经济损失。此外，患者在接受治疗后症状能够得到有效的缓解，仍有将近1/3的患者会在18个月内复发。因此，抑郁症具有高患病率、高复发率、高自杀率、高致残率及医疗成本高等特点。

（三）临床表现

抑郁症的临床表现可分为核心症状、心理症状群与躯体症状群3个方面。

1. 核心症状 主要包括心境抑郁或情绪低落、兴趣缺乏及乐趣丧失，是抑郁症的关键症状，诊断抑郁状态时至少应包括其中1个。心境低落表现为显著而持久的情绪低落，悲观情绪，典型病例最常见症状为昼重夜轻；兴趣缺乏表现为患者对以前热衷的各种活动丧失兴趣；乐趣丧失表现为患者无法从生活或工作学习中体验到乐趣、成就感及愉悦感。

2. 心理症状群 可分为心理学伴随症状和精神运动性症状。心理学伴随症状包括焦虑、自责自罪、精神病性症状（妄想或幻觉）、认知症状（注意力和记忆力下降），以及自杀观念或行为、自知力等。精神运动性症状包括精神运动性迟滞或激越、运动性迟滞，患者表现为思维缓慢，反应迟钝，行动迟缓，工作效率下降；激越与之相反，表现为大脑反复回忆既往经历，处于紧张状态，行为焦躁不安等。

3. 躯体症状群 主要包括睡眠障碍（如入睡难、易惊醒及早醒），食欲下降，体重减轻，性欲减退，周身不适，无精打采，胃肠功能紊乱，心慌气短，尿频尿急等。

（四）诊断

目前国际公认的抑郁症诊断标准主要包括WHO制定的《国际疾病诊断和分类》（international classification of diseases, ICD）第11次修订，简称ICD-11；美国的《精神障碍诊断和统计手册》（diagnostic and statistical manual, DSM）第5版，简称DSM-V。在我国，临床诊断中主要使用的是2001年由中华医学会精神科分会颁布的《中国精神疾病诊断标准》（Chinese classification of mental disorders, CCMD）第3版，简称CCMD-3。抑郁症临床症状定量评估的主要方法是专科医生进行结构式或非结构式的访谈，并结合各种抑郁诊断量表，实现最后的确诊。近年来，医学影像学技术的发展为抑郁症的诊断提供极大的技术支持，如功能性磁共振检查（fMRI）能够对不同脑区血氧饱和度信号进行采集比较，从而为抑郁症的诊断提供更加客观准确的数据依据。

【评定】

临床使用较多的抑郁症状评定量表及疗效评定量表主要有汉密尔顿抑郁量表（Hamilton depression scale, HAMD）、Zung 抑郁自评量表（self-rating depression scale, SDS）、贝克抑郁自评问卷（Beck depression inventory, MDI）、流调中心用抑郁量表（center for epidemiologic studies depression scale, CES-D），此外还有专门用于老年人的抑郁筛查表（the geriatric depression scale, GDS）。

1. 汉密尔顿抑郁量表（HAMD） 详见第二章第二节相关内容。

2. Zung 抑郁自评量表（SDS） 是由美国医生 Zung WK 于 1965 年编制的。该量表能全面、准确、迅速地反映被试者的抑郁状态及有关症状的严重程度和变化，用于测量抑郁状态的严重程度及患者的抑郁程度。该量表的使用方法是受检者根据自身感受自行填表，然后由专业人员或受检者自己进行分数计算，评定所需时间一般为 10 分钟（表 4-11）。

表 4-11　Zung 抑郁自评量表（SDS）

	无或偶尔	有时	经常	持续
1. 我觉得闷闷不乐，情绪低沉	1	2	3	4
2. 我觉得一天之中早晨最好	4	3	2	1
3. 我一阵阵地哭出来或觉得想哭	1	2	3	4
4. 我晚上睡眠不好	1	2	3	4
5. 我吃得跟平常一样多	4	3	2	1
6. 我与异性亲密接触时和以往一样感觉愉快	4	3	2	1
7. 我发觉我的体重在下降	1	2	3	4
8. 我有便秘的苦恼	1	2	3	4
9. 我心跳比平时快	1	2	3	4
10. 我无缘无故地感到疲乏	1	2	3	4
11. 我的头脑跟平常一样清楚	4	3	2	1
12. 我觉得经常做的事情并没有困难	4	3	2	1
13. 我觉得不安而平静不下来	1	2	3	4
14. 我对将来抱有希望	4	3	2	1
15. 我比平常容易生气激动	1	2	3	4
16. 我觉得做出决定是容易的	4	3	2	1
17. 我觉得自己是个有用的人，有人需要我	4	3	2	1
18. 我的生活过得很有意思	4	3	2	1
19. 我认为如果我死了别人会生活得好些	1	2	3	4
20. 平常感兴趣的事我照样感兴趣	4	3	2	1

结果：SDS 的各项得分相加得到粗分，用粗分乘以 1.25 的积，取其整数部分即为标准分。标准分的分界值为 50 分。标准分 < 50 分为正常；50 ～ 59 分为轻度抑郁状态；60 ～ 69 分为中

度抑郁状态，大于 70 分为重度抑郁状态。

注意事项：①量表由受检者自行填写，在自评前要清楚填写方法及每条问题的含义，并做出独立的、不受任何影响的自我评定。②如果受检者的文化程度低，不能理解或看不懂量表问题的内容，可由工作人员逐条读出，让受检者独自做出评定。③量表中的每一个问题都需要填写答案，不可遗漏，以免影响评定结果的准确性。

3. 贝克抑郁自评问卷（BDI） 是国外临床心理学中最广泛用于评估正常大学生抑郁状况的量表。BDI 仅限于心境测量，不能反映抑郁症的其他侧面，最好将 BDI 与其他诊断量表及观察量表结合使用。BDI 可用于临床和科研测量严重的抑郁症状或是否患有抑郁症的筛查（表 4-12）。

表 4-12　贝克抑郁自评问卷（BDI）

项目	0分	1分	2分	3分
1	我不感到悲伤	我感到悲伤	我始终悲伤，不能自制	我太悲伤或不愉快，不堪忍受
2	我对将来并不失望	对未来我感到心灰意冷	我感到全景暗淡	我觉得将来毫无希望，无法改善
3	我没有感到失败	我觉得比一般人失败要多一些	回首往事，我能看到的是很多次失败	我觉得我是一个完全失败的人
4	我和以前一样，从各种事件中得到满足	我不像往常一样从各种事件中得到满足	我不再能从各种事件中得到真正的满足	我对一切事情都不满意，或感到枯燥无味
5	我不感到罪过	我在相当部分的时间里感到罪过	我在大部分时间里觉得有罪	我在任何时候都觉得有罪
6	我没有觉得受到惩罚	我觉得可能受到惩罚	我预料将受到惩罚	我觉得正受到惩罚
7	我对自己并不失望	我对自己感到失望	我对自己感到讨厌	我恨我自己
8	我觉得我并不比其他人更不好	我对自己的弱点和错误要批判	我在所有的时间里都责备自己的过错	我责备自己所有的事情都弄坏了
9	我没有任何想弄死自己的想法	我有自杀的想法，但我不会去做	我想自杀	如果有机会我就自杀
10	我哭泣和往常一样	我比往常哭得多	我现在一直要哭	我过去能哭，但现在要哭也哭不出来
11	和过去相比，我现在生气并不多	我现在比往常更容易生气发火	我觉得现在所有的时间都容易生气	过去使我生气的事，现在一点也不能使我生气了
12	我对其他人没有失去兴趣	和过去相比，我对别人的兴趣减少了	我对别人的兴趣大部分失去了	我对别人的兴趣已全部丧失了
13	我做决定和过去一样好	我推迟做出决定比过去多了	我做决定比以前困难大得多	我再也不能做出决定了
14	我觉得看上去我的外表并不比过去差	我担心看上去我显得老了，没有吸引力了	我觉得我的外貌有些固定的变化，使我难看了	我相信我看起来很丑陋
15	我工作和以前一样好	要着手做事，我现在要额外花些力气	无论做什么事我必须努力	我什么工作也不能做了，催促自己才行
16	我睡觉与往常一样好	我睡觉不如过去好	我比往常早醒 1～2 小时，难以再入睡	我比往常早醒几个小时，不能再睡

项目	0分	1分	2分	3分
17	我并不感到比往常更疲乏	我比过去更容易感到疲乏	几乎不管做什么，我都感到疲乏无力	我太疲乏无力，不能做任何事情
18	我的食欲与往常一样	我的食欲不如过去好	我现在的食欲差得多了	我一点也没有食欲了
19	最近我的体重并无很大减轻	我的体重下降了5磅（约2.25kg）以上	我的体重下降了10磅以上	我的体重下降了15磅以上
20	我对最近的健康状况并不比往常更担心	我担心身体上的问题，如疼痛、胃不适或便秘	我非常担心身体问题，想别的事情很难	我对身体问题如此担忧，以致不能想其他任何事情
21	我没有发现我对性的兴趣最近有什么变化	我对性的兴趣比过去降低了	现在我对性的兴趣减退了许多	我对性的兴趣已经完全丧失

结果：0～4分为无抑郁，5～7分为轻度，8～15分为中度，16分以上为重度。

注意事项：①同其他自评量表一样，一定要让受检者对评定方法了解清楚后，方可开始评定。②一定要强调评定的时间范围，本量表评定1周内（包括今天）的情绪或心情。③一般而言，本量表不适合于文盲和低教育人群。

4. 流调中心用抑郁量表（CES-D）　是大范围抑郁状态筛查最常用的量表。多项研究表明，CES-D量表对我国不同群体，都是一个可靠而有效的抑郁症状自评测量工具，但仅可作为抑郁状态严重程度的评价标准，不能作为抑郁症的诊断标准（表4-13）。

表4-13　流调中心用抑郁量表（CES-D）

	无或偶尔	有时	经常	持续
1. 一些通常并不困扰我的事使我心烦	1	2	3	4
2. 我不想吃东西；我胃口不好	4	3	2	1
3. 觉得即便有爱人或朋友帮助也无法摆脱这种苦闷	1	2	3	4
4. 我感觉同别人一样好	1	2	3	4
5. 我很难集中精力做事	4	3	2	1
6. 我感到压抑	4	3	2	1
7. 我感到做什么事都很吃力	1	2	3	4
8. 我觉得未来有希望	1	2	3	4
9. 我认为我的生活一无是处	1	2	3	4
10. 我感到恐惧	1	2	3	4
11. 我睡觉不解乏	4	3	2	1
12. 我很幸福	4	3	2	1
13. 我比平时话少了	1	2	3	4
14. 我感到孤独	4	3	2	1
15. 人们对我不友好	1	2	3	4

续表

	无或偶尔	有时	经常	持续
16. 我生活快乐	4	3	2	1
17. 我曾经放声痛哭	4	3	2	1
18. 我感到忧愁	4	3	2	1
19. 我觉得别人厌恶我	1	2	3	4
20. 我走路很慢	4	3	2	1

结果：将 20 个项目的各个得分相加，即得总粗分。总粗分的正常上限参考值为 41 分，标准分等于总粗分乘以 1.25 后的整数部分。分值越小越好。标准分正常上限参考值为 53 分。标准总分 53～62 为轻度抑郁，63～72 为中度抑郁，72 分以上为重度抑郁。

5. 老年抑郁量表（GDS） 1982 年，Brink 等人创制老年抑郁量表，作为专门用于老年人的抑郁筛查表，从而更敏感地检查老年抑郁症患者所特有的躯体症状。GDS 在对老年人的临床评定方面，比其他抑郁量表有更高的符合率，在年纪较大的老年人中这种优势更加明显（表 4-14）。

表 4-14 老年抑郁量表（GDS）

项目	评分	
	是	否
1. 你对生活基本上满意吗	0	1
2. 你是否已放弃了许多活动与兴趣	1	0
3. 你是否觉得生活空虚	1	0
4. 你是否感到厌倦	1	0
5. 你觉得未来有希望吗	0	1
6. 你是否因为脑子里一些想法摆脱不掉而烦恼	1	0
7. 你是否大部分时间精力充沛	0	1
8. 你是否害怕会有不幸的事落到你头上	1	0
9. 你是否大部分时间感到幸福	0	1
10. 你是否常感到孤立无援	1	0
11. 你是否经常坐立不安，心烦意乱	1	0
12. 你是否愿意待在家里而不愿去做些新鲜事	1	0
13. 你是否常常担心将来	1	0
14. 你是否觉得记忆力比以前差	1	0
15. 你觉得现在活着很惬意吗	0	1
16. 你是否常感到心情沉重、郁闷	1	0
17. 你是否觉得像现在这样活着毫无意义	1	0

续表

项目	评分	
	是	否
18. 你是否总为过去的事忧愁	1	0
19. 你觉得生活很令人兴奋吗	0	1
20. 你开始一件新的工作很困难吗	1	0
21. 你觉得生活充满活力吗	0	1
22. 你是否觉得你的处境已毫无希望	1	0
23. 你是否觉得大多数人比你强得多	1	0
24. 你是否常为些小事伤心	1	0
25. 你是否常觉得想哭	1	0
26. 你集中精力有困难吗	1	0
27. 你早晨起来很快活吗	0	1
28. 你希望避开聚会吗	1	0
29. 你做决定很容易吗	0	1
30. 你的头脑像往常一样清晰吗	0	1

结果：一般地讲，0 ～ 10 分可视为正常范围，即无抑郁；11 ～ 20 分提示轻度抑郁；21 ～ 30 分提示中重度抑郁。

【康复护理】

（一）护理评估

1. 活动过程评估　包括有无主动性活动明显减少、动作十分缓慢、生活懒于料理及患者的睡眠状况。

2. 认知过程评估　包括有无在躯体不适基础上产生疑病观念、长久存在的无价值感、无法集中注意力等情况。

3. 情绪过程评估　包括患者抑郁的程度、有无自杀的想法和行为。

4. 生理过程评估　包括患者抑郁心境、思维障碍、意志减退的程度及各种躯体症状。

（二）常见护理诊断 / 问题

1. 有自伤的危险　与严重抑郁、悲观情绪、无价值感有关。

2. 营养失调—低于机体需要量　与失眠、乏力、食欲不振、卧床不动呈木僵状态有关。

3. 保持健康能力改变　与个人应对无效和躯体症状有关。

4. 睡眠型态紊乱　与入睡困难、醒后难以入睡有关。

5. 思维过程改变　与抑郁情绪影响认知活动、思维能力和记忆力有关。

6. 社交孤立　与严重抑郁、悲观情绪及社会行为、价值不被接受有关。

（三）康复护理措施

1. 安全护理 加强病房环境的安全管理，防止暴力行为发生，设施应尽量简单。护理人员必须随时了解患者自杀意志的强度及可能采取的方法。谨慎安排患者生活和居住的环境，使其不具有自伤的工具。护理人员应与家属积极配合定期或不定期检查患者的床铺、床头柜，患者身体各处有无危险药物或者其他危险物品，严格禁止刀、剪、针线、绳子、皮带、玻璃制品、打火机、陶器制品等留在患者身边，一旦查出应立即收回并妥善保管或交予家属处理，并向家属说明目的，以取得患者和家属的理解和配合。检查病房的所有门窗是否松动，病房内的电源、电路是否裸露。护理人员应时刻保持高度警惕，严防患者利用可能发生的一切自杀资源。

2. 生活护理

（1）保证营养的供给：抑郁常导致食欲下降甚至丧失，自责自罪等症状可使患者拒食。因此，抑郁患者多有营养不良或严重缺乏的表现。护理人员应根据患者情况，制订相应的护理措施，保证患者的营养摄入，如选择患者喜爱的食物，少食多餐，陪伴患者进食等。指导患者多食富含维生素 B、C、叶酸及膳食纤维的食物，有助于调节情绪，缓解压力。必要时采取喂食、鼻饲、静脉输液等。

（2）改善睡眠状态：睡眠障碍是抑郁患者最常见的症状之一，以早醒最多见。由于抑郁有昼重夜轻的特点，早醒时恰为患者一天中抑郁情绪最重的时候，很多患者的意外事件，如自杀、自伤等，就发生在这种时候。护理人员应鼓励患者白天离床活动，减少白天睡眠时间，为患者制订良好的作息时间，保证安静的睡眠环境。向患者介绍促进睡眠的小方法，如入睡前不饱餐，不吸烟，不饮浓茶和咖啡，不看刺激性电视，不用脑过度；入睡时保持环境安静，温湿度适宜，体位舒适；用温水泡脚可缩短入睡时间，提高患者的睡眠质量。清晨加强护理巡视，对早醒的患者给予安抚，使其延长睡眠时间。

（3）拟定作息时间表：帮患者拟定简单的作息时间表，内容包括起居、梳理、洗漱、沐浴、运动锻炼（如慢跑、散步、打太极拳、听广播、听音乐等），同时鼓励患者积极参加娱乐活动，如下棋、绘画、听音乐、听广播等。每天让患者自行完成作息时间表所规定的内容，充实患者的精神生活，激发对生活的热爱，重燃信心，从而淡化因抑郁情绪带来的心理和躯体痛苦。同时给予积极的鼓励和支持，使患者逐步建立生活的信心。

（4）长期卧床的严重抑郁患者应做好生活护理，避免发生压力性损伤，护理人员应协助翻身、被动运动，保证躯体卫生等。

（5）建立一个可以帮助患者减少痛苦情绪的环境。

3. 心理护理

（1）建立良好的护患关系 热情接待患者，为其介绍住院环境；了解患者的基本情况，消除其紧张、陌生和恐惧心理，提高对治疗、护理的依从性。给予患者积极的心理暗示和言语支持，帮助其树立康复的信心。耐心倾听，鼓励患者说出自己的苦恼，关心、尊重、理解患者，取得信任和配合。面对交流困难者，要以简单、中肯、缓慢的言语表达对患者的关心和支持。逐渐诱导并鼓励患者与外界接触，随时掌握其心理动态。对敏感多疑的患者，在解释病情、药物治疗情况及不良反应时，要注意言语准确、适当，以防引起新的症状或使某一症状强化。针对不同的患者，对其致病的相关因素加强心理疏导，每天不少于 2 次，每次不少于 10 分钟。

（2）护理人员应尽量固定 尽可能固定一位护理人员照顾患者，以建立患者对护理人员的信任感，从一对一的人际关系开始，避免竞争性活动；为患者积极创造个人或团体的人际交往机会，改善患者以往被动消极的交往模式，帮助其建立正常的人际关系。

（3）增加正性思考　抑郁患者常常不自觉地对周围事物保持负性思考，认为"自己不如别人""生活没有希望"等。护理人员可与患者共同回顾其优点和成就，给予肯定和表扬，以取代其负性思考。根据患者的兴趣爱好，鼓励其参加有益健康的活动，使其从负性情感中解脱出来。

4. 用药护理　要保证患者按时按量服药，让患者在家属或护理人员的视线内服药，严防其以各种方式漏服、藏药，必要时让患者在家属或护理人员的视线内活动 30 分钟，防止患者吐药或者积蓄药物。对于出院患者，也要嘱其按医嘱服药，不能自行停药或减药。护理人员应向患者及家属讲解用药的相关知识，以提高患者服药的依从性，如抗抑郁药物不会成瘾；遵医嘱每天服药；症状明显缓解需要服药 2～4 周；患者即使自我感觉"病好了"，也不要自行停药；服药后通常会出现一过性的轻度不良反应，如果不良反应比较严重，请及时就诊。

【康复教育】

1. 知识介绍，解除顾虑　帮助患者和家属正确对待疾病，教会其认识疾病的病因、症状，解除患者顾虑，减轻焦虑，坦然接受治疗。

2. 安全用药，有效治疗　指导患者了解药物治疗的重要性，在医护人员的指导下合理用药，能识别药物的不良反应和掌握一些处理方法。

3. 定期复诊，防止复发　教育患者和家属能及时识别疾病复发的早期征兆，了解反复发作的危害性，尽早到医院就诊。

第九节　失眠的康复护理

导学

　　患者，女，62 岁，反复失眠 30 余年，平时间断服用氯硝安定、地西泮等安眠药物辅助入睡。5 年来患者常常恐惧、焦虑，心神不定，不敢外出，夜寐极差，入睡困难，早醒梦扰，每晚仅睡 3～4 小时，晨起头晕心悸、胃胀便秘、口苦口干。

学习重点

　　失眠的康复护理评定和康复护理。

学习难点

　　失眠的病因和分类。

【概述】

　　失眠（insomnia）是临床常见的睡眠障碍，是指入睡困难（入睡时间超过 30 分钟），睡眠维持困难（整夜觉醒次数 ≥ 2 次），或者恢复性睡眠（restorative sleep）的缺失，同时伴随着日间功能下降的临床现象。失眠可以独立存在，也可以作为各种类型睡眠障碍的一个症状，还可能并发或并存于其他多种躯体和精神疾病。失眠症则是一种以失眠为主，对睡眠质量不满意，其他症状均继发于失眠，包括难以入睡、睡眠不深、易醒、多梦、早醒、醒后不易再睡、醒时不适感、疲乏或白天困倦。失眠的发病率很高，青年人群中约有 10% 患慢性失眠，中年人约为 20%，65 岁以上的老年人为 35%～50%。失眠可引起患者焦虑、抑郁或恐惧心理，并可导致日间活动效率下降，长期失眠可引起神经、内分泌、免疫系统等功能紊乱，甚至出现精神障碍，妨碍社会功能。因此，对失眠患者的康复护理刻不容缓。

（一）失眠的病因

1. 心理因素　如经历急性应激或生活事件后，患者有一过性兴奋或思念、焦虑、精神紧张等，可引起睡眠障碍，随着情绪反应的缓解，患者的睡眠障碍可恢复正常；心理性失眠患者常因过分关注自己的睡眠状况，从而导致担忧以至焦虑不安。这些多与易感人格因素有关，如具有抑郁、焦虑倾向和敏感多疑个性特征的个体易产生失眠症状。

2. 生理因素　年老松果体老化、疲劳、过饥、过饱和性兴奋。

3. 遗传因素　如某些特发性失眠患者存在遗传倾向。

4. 环境因素　如卧室内强光、噪音、过冷、过热等都使人难以安睡。

5. 生活节律因素　包括时差和倒班等。

6. 药物的影响　兴奋性药物可引起失眠，如咖啡因、甲状腺素、皮质激素和抗震颤麻痹药等。某些药物对睡眠有干扰作用，如拟肾上腺素类药物常引起头痛、焦虑等。还有撤药反应也可引起反跳性失眠等。

7. 疾病因素

（1）**精神疾病**　如抑郁症导致的早醒，以及躁狂症因昼夜兴奋不安而少眠或不眠等。

（2）**躯体疾病**　如冠心病、胃出血及呼吸系统疾病等，导致患者对生命担忧而出现失眠；另外，各种躯体疾病引起的疼痛、瘙痒、呼吸困难、剧烈咳嗽、心悸、恶心呕吐、腹胀腹泻等，均可引起入睡困难或睡眠不深。

（二）失眠的分类

1. 根据临床表现分类

（1）**入睡困难型**　此型在失眠患者中最多见，表现为上床后长时间不能入睡，入睡时间大于30分钟。

（2）**保持睡眠困难型**　表现为睡不安稳，夜间易觉醒，或觉醒后不能再入睡。从睡眠实验室研究中发现，这类失眠者在一夜中的觉醒时间达 15%～25%，是睡眠正常者 3～5 倍（睡眠正常者夜间觉醒时间约 5%），且非快速眼动睡眠（non-rapid eye movement, NREM）的 3 期明显减少，故醒后多感体力恢复不佳。

（3）**早醒型**　早晨醒来的时间比通常的起床时间或本人希望的时间早 2 个小时以上，且不能再次进入睡眠。

（4）**熟睡困难**　是一种尽管睡眠时间足够长，但没有得到良好休息的睡眠感。

2. 根据病程分类

（1）急性或一过性失眠　病程＜4 周。

（2）亚急性或短期失眠　病程≥4 周且＜6 个月。

（3）慢性或长期失眠　病程≥6 个月。

3. 根据严重程度分类

（1）轻度　偶发，对生活质量影响较小。

（2）中度　每晚发生，中度影响生活质量，伴有一些其他症状，如疲乏、焦虑、易怒等。

（3）重度　每晚发生，严重影响生活质量，临床症状表现突出。

4. 根据病因分类　根据 2016 年睡眠障碍国际分类（intenational classification of sleep disorders）ICSD–3 将失眠分为慢性失眠障碍、短期失眠障碍、其他失眠障碍。

（三）失眠的诊断

失眠的诊断必须符合以下条件，存在以下症状之一：入睡困难、睡眠维持障碍、早醒、睡眠质量下降或日常睡眠晨醒后无恢复感（noll–restorativesleep）。在有条件睡眠且环境适合睡眠的情况下仍然出现上述症状，患者主诉至少有下述 1 种与睡眠相关的日间功能损害：①疲劳或全身不适。②注意力、注意维持能力或记忆力减退。③学习、工作和（或）社交能力下降。④情绪波动或易激惹。⑤日间思睡。⑥兴趣、精力减退。⑦工作或驾驶过程中错误倾向增加。⑧紧张、头痛、头晕或与睡眠缺失有关的其他躯体症状。⑨对睡眠过度关注。

【评定】

（一）一般状况评估

询问病史是否存在神经系统、心血管系统、呼吸系统、消化系统或内分泌系统等疾病，药物史，既往史、睡眠史等，还应注意精神、心理、社会因素的评估。

（二）失眠的量表评估

1. 睡眠日记　包括记录以下情况：上床时间、起床时间、睡眠潜伏期、夜间醒来次数和持续时间、打盹、使用帮助睡眠的物质或药物、各种睡眠质量指数和白天的功能状况。睡眠日记作为一个最实用、最经济和应用广泛的评估睡眠的方法，可以让患者在一个较长时间内追踪睡眠模式，比其他单一的方法（如多导睡眠图）评估睡眠模式更能准确地反映患者的睡眠情况。睡眠日记可能是反映患者睡眠紊乱主观感受的最好指标，但并不反映真实的睡眠障碍量的改变。

2. 匹兹堡睡眠质量指数（Pittsburgh sleep quality index, PSQI）　由 Pittsburgh 精神科医生 Buysse 博士等于 1989 年编制，主要用于评估受检者最近 1 个月的睡眠质量。PSQI 由 18 个自评条目和 5 个他评条目组成，5 个他评项目不参与计分。这里仅介绍参与评分的 18 个自评条目（表 4–15）。

表 4–15　匹兹堡睡眠质量指数问卷

项目	评分			
	0 分	1 分	2 分	3 分
1. 近 1 个月，晚上上床睡觉通常在 ＿＿ 点钟				
2. 近 1 个月，从上床到入睡通常需要	□≤ 15 分钟	□16 ～ 30 分钟	□31 ～ 60 分钟	□≥ 60 分钟
3. 近 1 个月，通常早上 ＿＿＿ 点起床				
4. 近 1 个月，每夜通常实际睡眠 ＿＿＿ 小时（不等于卧床时间）				
5. 近 1 个月，因下列情况影响睡眠而烦恼				
a. 入睡困难（30 分钟内不能入睡）	□无	□＜ 1 次 / 周	□1 ～ 2 次 / 周	□≥ 3 次 / 周

项目	评分			
	0分	1分	2分	3分
b. 夜间易醒或早醒	□无	□<1次/周	□1～2次/周	□≥3次/周
c. 夜间去厕所	□无	□<1次/周	□1～2次/周	□≥3次/周
d. 呼吸不畅	□无	□<1次/周	□1～2次/周	□≥3次/周
e. 咳嗽或鼾声高	□无	□<1次/周	□1～2次/周	□≥3次/周
f. 感觉冷	□无	□<1次/周	□1～2次/周	□≥3次/周
g. 感觉热	□无	□<1次/周	□1～2次/周	□≥3次/周
h. 做噩梦	□无	□<1次/周	□1～2次/周	□≥3次/周
i. 疼痛不适	□无	□<1次/周	□1～2次/周	□≥3次/周
j. 其他影响睡眠的事情	□无	□<1次/周	□1～2次/周	□≥3次/周
如有，请说明：				
6. 近1个月，总的来说，您认为您的睡眠质量	□很好	□较好	□较差	□很差
7. 近1个月，您用药物催眠的情况	□无	□<1次/周	□1～2次/周	□≥3次/周
8. 近1个月，您常感到困倦吗	□无	□<1次/周	□1～2次/周	□≥3次/周
9. 近1个月您做事情的精力不足吗	□没有	□偶尔有	□有时有	□经常有

　　PSQI 总分：18 个自评条目可组成 7 个因子：睡眠质量、入睡时间、睡眠时间、睡眠效率、睡眠障碍、催眠药物、日间功能。每个因子按 0～3 分等级计分（各个因子计分原则参见相关书籍），各因子得分总和为 PSQI 总分，范围 0～21 分，得分越高表示睡眠质量越差。0～5 分，睡眠质量很好；6～10 分，睡眠质量尚可；11～15 分，睡眠质量一般；16～21 分，睡眠质量很差。

　　3. Leeds 睡眠评估表（the Leeds sleep scale） 由 10 个项目组成，用于评估受检者的健康状态、精力、警觉行为、认知功能、工作行为、处理家政、社会交往、生活满意度 8 个方面的情况。各项单独计分、单独分析，得分越高表示生活满意度越高。该量表多用于评估药物治疗前后睡眠的改善情况（表 4-16）。

表 4-16 Leeds 睡眠评估表

项目	评分
1. 您如何给您昨天晚上入睡评分	A. 非常困难 1 2 3 4 5 6 7 8 9 10 非常容易
	B. 非常慢 1 2 3 4 5 6 7 8 9 10 非常快
	C. 没有问题 1 2 3 4 5 6 7 8 9 10 非常严重
2. 您如何给昨天晚上睡眠质量评分	D. 非常不安定 1 2 3 4 5 6 7 8 9 10 非常安定
	E. 醒来许多次 1 2 3 4 5 6 7 8 9 10 很少醒来

续表

项目	评分
3. 您今天早上醒来后起床如何	F. 非常困难 1　2　3　4　5　6　7　8　9　10 非常容易
	G. 要很长时间 1　2　3　4　5　6　7　8　9　10 只要很短时间
4. 您今天早上醒来感觉如何	H. 疲倦 1　2　3　4　5　6　7　8　9　10 清爽
5. 您现在感觉如何	I. 疲倦 1　2　3　4　5　6　7　8　9　10 清爽
6. 您早上起床时平衡和协调的感觉如何	J. 非常差 1　2　3　4　5　6　7　8　9　10 一点也不差

4. Epworth 嗜睡量表（Epworth sleepiness scale） 由澳大利亚 Epworth 医院睡眠疾病中心的 Murray Johns 教授编制，于 1990 年用于临床。该量表主要用于评估患者日常生活中不同情况下白天的思睡程度（表 4-17）。

表 4-17　Epworth 嗜睡量表

情况	打瞌睡的可能			
坐着阅读书刊	0	1	2	3
看电视	0	1	2	3
在公共场所坐着不动（如在开会或剧场）	0	1	2	3
作为乘客在汽车中坐 1 小时，中间不休息	0	1	2	3
在环境许可时，下午躺下休息	0	1	2	3
坐下与人谈话	0	1	2	3
午餐不喝酒，餐后安静地坐着	0	1	2	3
遇堵车时停车数分钟	0	1	2	3

每个项目均由 0～3 分等级计分，总分 24 分，评分高于 11 分表示过度嗜睡，需要进一步做睡眠医学临床检查。

5. 睡眠卫生知识和习惯量表（sleep hygiene awareness and practice） 由美国睡眠专家 Lacks 和 Rotert 编制，用于客观评估患者自身的活动和习惯对睡眠是有益的或者有害的，还是没有影响，有助于了解患者的不良睡眠活动及患者的食物、饮料、非处方药中是否含有咖啡因，是否对睡眠有影响；了解患者对这些知识的知晓程度及存在的问题；也可用来评定环境因素对睡眠质量的影响程度。量表包括睡眠卫生知识、睡眠卫生习惯、咖啡因知识 3 个部分，每个条目由 0～7 分等级计分（表 4-18）。

表 4-18　睡眠卫生知识和习惯量表
第一部分　睡眠卫生知识

项目	对睡眠有帮助			对睡眠无影响	干扰睡眠		
	非常	中等	轻微		轻微	中等	非常
（1）白天午睡或打盹	1	2	3	4	5	6	7
（2）上床去睡觉时饥饿	1	2	3	4	5	6	7

项目	对睡眠有帮助			对睡眠无影响	干扰睡眠		
	非常	中等	轻微		轻微	中等	非常
（3）上床去睡觉时口渴	1	2	3	4	5	6	7
（4）每天抽烟超过一包	1	2	3	4	5	6	7
（5）定期服用睡眠药物	1	2	3	4	5	6	7
（6）睡觉前 2 小时内剧烈运动或活动	1	2	3	4	5	6	7
（7）每晚要睡同样长的时间	1	2	3	4	5	6	7
（8）睡觉前抽时间放松或松弛	1	2	3	4	5	6	7
（9）晚上吃（喝）含有咖啡因的食物、饮料或药物	1	2	3	4	5	6	7
（10）下午或傍晚锻炼身体	1	2	3	4	5	6	7
（11）每天在同一时间醒来	1	2	3	4	5	6	7
（12）每天在同一时间上床睡觉	1	2	3	4	5	6	7
（13）晚上饮酒	1	2	3	4	5	6	7

第二部分 睡眠卫生习惯

根据您的情况，填写每周的平均天数，请注意每一项只能填写一个数字（0～7天）。

项目	评分（0～7）
（1）午睡或打盹	（　　）
（2）上床去睡觉时饥饿	（　　）
（3）上床去睡觉时口渴	（　　）
（4）每天抽烟超过一包	（　　）
（5）定期服用睡眠药物	（　　）
（6）睡觉前 4 小时内喝含咖啡因的饮料（咖啡、茶等）	（　　）
（7）睡觉前 2 小时饮酒（如喝 3 杯啤酒或其他酒）	（　　）
（8）睡觉前 4 小时内吃含咖啡因的药物	（　　）
（9）准备上床睡觉前担心睡觉的能力	（　　）
（10）白天担心晚上睡觉的能力	（　　）
（11）喝酒帮助睡眠	（　　）
（12）睡觉前 2 小时内剧烈运动或活动	（　　）
（13）睡觉受光线干扰	（　　）
（14）睡觉受噪音干扰	（　　）
（15）睡觉受同床人的干扰（如一人睡则填无）	（　　）
（16）每晚要睡同样长的时间	（　　）
（17）睡觉前抽时间放松	（　　）
（18）下午或傍晚锻炼身体	（　　）
（19）晚上睡觉的房间或床温度舒适	（　　）

第三部分　咖啡因知识

请指出下列哪些物质（项目）含有咖啡因或刺激性物质。如认为有的话，请在括号内填 A+，如认为没有的话请填 A−。如果您不能肯定，请您猜测最佳答案。如果有您没有听过的物质（项目），请填 0。

项目	项目
（　）七喜饮料	（　）Sudafed（减轻充血药物）
（　）一般性茶叶	（　）山露水
（　）Dristan（感冒药）	（　）可口可乐
（　）阿司匹林	（　）Dexatrim（减肥药）
（　）Dr.Pepper（饮料）	（　）泰诺林（Tylenol）
（　）Mido（痛经缓解剂）	（　）Aqua Ban（利尿剂）
（　）干啤酒	（　）雪碧饮料
（　）巧克力饼干	（　）Excedrin
（　）一般性咖啡	

6. 其他睡眠评定量表　睡眠损害指数（sleep impairment index, SII）用于评估受检者睡眠损害程度的数量指数；Athens 失眠量表（Athens insomnia scale, AIS）主要用于睡眠障碍的自我评估；儿童睡眠紊乱量表（sleep disturbances scale for children）用于评估临床或普通在校儿童的睡眠问题；睡眠信念和态度量表（beliefs and attitudes about sleep scale）用于辨别患者入睡前出现在大脑中特别严重影响情绪的非理性思想念头等。

（三）客观评估

1. 多导睡眠图（polysomnography, PSG）　包括脑电图（EEG）、肌电图（electromyography, EMG）、眼动电图（electrooculogram, EOG）、心电图（ECG）和呼吸描记装置等，根据需要也可同时监测血压、脉搏等反映心血管功能的生理指标。PSG 不仅提供了一个评估睡眠和觉醒状态的方法，同时可以识别睡眠时发生的异常生理事件，有助于失眠的鉴别诊断。由于费用、设备和场所的限制，目前 PSG 并不常用于失眠的诊断，主要用于睡眠相关呼吸障碍、发作性睡病、周期性肢体运动障碍的诊断。

2. 多次小睡潜伏期试验（multiple sleep latency test, MSLT）　由 Carskadon 和 Dement 两位专家设计，专门测定在缺乏警觉因素情况下生理睡眠的倾向性。目前已将其作为评定白天过度嗜睡的严重程度、治疗效果与鉴别诊断的重要客观指标。MSLT 是由 4～5 个程序化的打盹或小睡组成。检查时患者在一个舒适、隔音、黑暗的房间里接受 PSG 的记录。记录每次小睡中入睡的潜伏期，同时也记录快速眼动睡眠（rapid eye movement, REM）和非快速眼动睡眠（NREM）。目前，MSLT 主要用于发作性睡病的诊断和白天过度嗜睡的评估。

3. 夜帽　是利用一种便携式的帽式睡眠记录系统，受检者可在家庭自然环境中使用。夜帽睡眠记录系统包括传感器、微处理器和一个安装在小盒子中的 32kb 内存记忆器。将传感器分别放置于上眼睑和头部，加上记时装置，以记录眼睑和头部活动。将记忆器放置在受检者旁边或枕下，就可记录 30 个夜晚的睡眠数据。然后通过计算机对睡眠数据进行分析，必要时还可以按照预设程序叫醒受检者并进行认知作业测试。

4. 微动敏感床垫　是利用一种对压力十分敏感的床垫，无须在躯体上放置电极或传感器等，即可随时记录受检者的躯体活动、呼吸活动和心冲击图等信息。通过分析这些信号，可以判断睡眠时间、睡眠时相、觉醒次数及时间和呼吸暂停的次数及时间等。

5. 肢体活动电图 该记录仪器由微型电脑构成，包括加速传感器、固体存储器和数据记录器。其外部形状类似于手表，可以放置于腕部，能够连续记录肢体活动情况。根据设定，可以每隔一定时间（2～60秒）记录一次肢体活动情况。其原理是人在睡眠时运动减少，觉醒时活动增加。肢体活动电图可以记录睡眠潜伏期、总睡眠时间、觉醒的次数和时间、睡眠效率等；也可得出生物节律参数，如活动的幅度（最高至最低的差异）、活动高峰时间。肢体活动电图对诊断失眠、生物节律紊乱和过度思睡是非常有用的助手。

此外，唤醒标记仪、清醒状态维持试验、电瞳孔扫描仪、体重指数等，均可用于客观评估睡眠方式。

【康复护理】

（一）护理评估

1. 病史评估 包括询问现病史、睡眠史及既往史，用睡眠质量评估表了解对睡眠的主观感受、睡眠中发生的相关事件、睡眠质量影响因素等。常用的有匹兹堡睡眠质量指数、睡眠损害指数、Leeds 睡眠评估表、Athens 失眠量表等。

2. 辅助检查评估 PSG 是一项同时记录多项睡眠生理参数，并进行睡眠疾病诊断的一种技术，现已成为临床上诊断睡眠障碍最主要的诊断方法，其他的还有微觉醒探测和床垫式低负荷睡眠监测技术等。

3. 心理评估 失眠与患者的心理密切相关。因此，有必要评估失眠患者的情绪、认知和行为、心理应激和社会功能。可用一些相关评估量表，如 Zung 抑郁自评量表（SDS）等。

（二）常见护理诊断/问题

1. 生活自理缺陷 与中枢神经功能紊乱有关。
2. 睡眠型态紊乱 与入睡困难、早醒梦扰有关。
3. 活动无耐力 与睡眠不足有关。
4. 有受伤的危险 与睡眠不足、精神不振有关。
5. 焦虑 与长期失眠有关。

（三）康复护理措施

1. 心理护理 心理社会因素是引起失眠的主要原因之一，心理治疗是关键。中医学提出"以心医心之法，乃是最妙上乘"。因此，在护理失眠患者时一定要了解患者的心理状况，鼓励患者说出顾虑，解除患者的心理压力；注意其情绪变化，及时开导安慰，保持心情舒畅，使之能积极配合调治。长期失眠的患者可由专业的心理治疗师进行心理治疗，如认知疗法、森田疗法、行为疗法、物理治疗等。

2. 睡眠卫生指导 失眠往往与不良的睡眠卫生有关，如开灯睡觉、在床上工作等。因此，改善睡眠卫生应贯穿失眠治疗的整个过程。睡眠环境应安静舒适，保持空气清新，温度适宜，光线柔和，避免噪音。适当参加体力劳动，加强体育运动，增强体质，作息有序，养成规律良好的生活习惯。必要时根据医嘱给予适当的药物治疗，以缓解因躯体疾病引起的疼痛、瘙痒等症状所致的失眠。

3. 饮食指导 纠正不良嗜好，少食辛辣、煎炸、肥甘厚味食物，戒烟酒，睡前忌饮浓茶、咖啡，每天睡前可饮一杯热牛奶。避免饥饱过度，食用富有营养且清淡的食物，可常食用薏米、蜂蜜、柏子仁、莲子、桂圆、大枣等具有养心安神功效的食物。

4. 其他治疗方法的护理

（1）药物治疗的护理 药物治疗是失眠治疗中的一个重要组成部分，关键是找出并治疗引起失眠的原因或障碍，如躯体疼痛引起的失眠，最佳治疗药物是止痛药；抑郁症引起的失眠，最佳治疗药物应是抗抑郁药物。其中，辅助入睡的药物通常分为镇静催眠药和中枢神经药物。使用安眠药物时应注意以下几点：①指导患者正确认识和使用安眠药。安眠药只是治疗失眠的一项辅助方法和对症治疗方法，探索引起失眠的病因并祛除这些病因是关键。②严格根据医嘱用药，不能擅自增减剂量，老年人服用时更应加强教育。③尽量选用副作用小的安眠药。④长期使用安眠药者，无特殊情况不宜突然停药，应逐渐减量。⑤固定服用时间。⑥减药速度不宜过快，避免引起反跳现象。⑦患有躯体疾病的患者服用时需谨慎，如慢性呼吸功能障碍的患者易引起呼吸抑制，肝肾功能不全者易加重病情。

（2）中医治疗失眠的护理

1）按摩推拿：按摩能消除疲劳，改善血液循环，沟通表里，达到阴阳平衡、有效治疗失眠的目的。如按压或按揉百会、劳宫、涌泉等穴位，可使患者自主神经安定，身心放松，从而诱导入睡。抹额、指腹轻击脑后、搓手浴面、按摩耳廓、拍打足三里、泡足踏石等方法，对改善睡眠亦有帮助。

2）针灸疗法：选取神门、内关、三阴交等穴位，以睡前2小时针刺为宜。

3）穴位贴压：耳穴贴压能起到镇静安神、宁心之效，并有兴奋或抑制大脑皮质的功能。或用朱砂外敷涌泉穴。涌泉穴为足少阴肾经井穴，是经络气血运行的起点，药与穴相配，使心火下温肾水，肾水上济心火，心肾相交，水火相济，则其寐自安。

4）其他：中成药治疗、药枕治疗、气功调理等。

（3）音乐疗法的护理 近年来，音乐疗法被越来越多地应用到医疗、康复和教育领域。音乐疗法应用的范围十分广泛，在为失眠患者选择"催眠音乐"时，应选择和声简单、音乐和谐、旋律变化跳跃小，慢板的独奏曲或抒情小品音乐。其中以小提琴、钢琴独奏曲效果较明显。这类音乐的中心频谱范围大都在125～250Hz，往往比较容易诱人入睡。临床研究证明，对难入睡患者应选用抒情、慢板为主的独奏曲；对浅睡患者应选用抒情中板、慢板为主的轻音乐；对易醒患者应选用没有明显节拍的抒情小品音乐。此外，临床研究也证明了中医学五行音乐辨证治疗失眠疗效显著。

【康复教育】

1. 疾病指导 帮助失眠患者了解睡眠知识，评估睡眠情况，找出影响睡眠质量的原因，并积极改善；营造良好的睡眠环境，应保持室内安静，温湿度适宜，光线柔和，并适当通风，床铺和被褥清洁、舒适，枕头高度适宜、软硬适度，最好使用带有颈垫的枕头。

2. 生活规律 养成有规律的生活习惯，制订合理的作息时间，睡前不宜过饥或过饱，也不宜喝浓茶、咖啡等刺激性饮料，睡前可用温水洗澡、泡脚或喝一杯温鲜奶，以助睡眠。

3. 运动指导 白天适量运动，参加体育运动和体力劳动可增强体质，调节大脑功能。但应保持有规律的锻炼，推荐每天锻炼20～30分钟，并在睡前3小时完成。长期失眠患者也可尝试在晚间散步，地点最好选择在居所附近，距离不要太长，以松弛身心为主，达到促进睡眠的效果。

4. 心理指导　调摄精神，喜怒有节，临睡前不可思虑过多，保持乐观情绪。要克服对失眠的恐惧，但也不要勉强入睡，可听一些舒缓的音乐。生活中遇到挫折，可找亲人、知心友人谈心，及时解除心中郁闷。

5. 用药指导　经调整仍有失眠，也不必过于紧张、焦虑，积极求助医生，进行专业的心理治疗和药物治疗。但忌乱服药，如保健品、安神药等。

第十节　疼痛的康复护理

导学

患者，女，65岁，双膝关节骨性关节炎病史3年，期间给予药物治疗，双膝关节疼痛时轻时重，近1周疼痛加重，不能行走。查体见双膝关节肿胀、内翻畸形；X线表现双膝关节间隙变窄，关节内软骨剥落，骨质碎裂进入关节，形成关节内游离体。

学习重点

疼痛康复护理评定和康复护理措施。

学习难点

疼痛的发生机制，疼痛康复护理评定方法，药物护理及中医镇痛疗法的护理。

【概述】

（一）概念

2020年国际疼痛研究协会（International Association for the Study of Pain, IASP）定义疼痛（pain）是一种与实际或潜在的组织损伤相关的不愉快的感觉和情绪情感体验，或与此相似的经历。世界疼痛大会将其列为继体温、脉搏、呼吸、血压之后的第五生命体征。临床上根据疼痛发生情况和延续时间，可将其分为急性疼痛和慢性疼痛。急性疼痛（acute pain）是指有明确的开始时间，持续时间较短，常用的镇痛方法可以控制。如果在初始阶段疼痛未得到完全控制，急性疼痛有可能发展为慢性疼痛。慢性疼痛（chronic pain）的时间界限说法不一，多数人认为无明显组织损伤，且持续3个月以上的疼痛。慢性疼痛又分为慢性非癌痛和慢性癌痛。慢性疼痛不是急性疼痛的简单延续，而是比急性疼痛更复杂，对健康的危害更大，且临床上更难以控制。

（二）病因与发生机制

疼痛发生的原因包括温度刺激、化学刺激、物理损伤、病理改变、心理因素等。这些刺激只要达到一定强度都会引起疼痛。

痛觉感受器广泛存在于组织中的某些游离的感觉神经末梢，是一种化学感受器。当伤害性刺激作用于机体后，损伤的组织细胞和神经末梢即释放致痛物质，如缓激肽、5-羟色胺、组胺、前列腺素等。这些致痛物质作用于痛觉感受器，后者即产生神经冲动，传入中枢神经系统而引起痛觉。

（三）影响疼痛的因素

1. 主观因素　与人们对过去经验的回忆、痛因的分析、后果的预料、关注程度、情绪好坏等心理活动有关。

2. 客观因素　与患者的年龄、性别、性格、受教育的程度、所处的环境、治疗和护理的情况等因素有关。

（四）疼痛对机体的影响

表现为一系列的躯体运动反应、自主神经内脏反应和复杂的心理反应。

1. 躯体运动反应　表现为呼吸异常，躯体运动减少，并引起一系列并发症，如坠积性肺炎、压力性损伤、泌尿系感染、关节僵硬、肌肉萎缩、骨质疏松等。

2. 自主神经内脏反应　表现为内分泌功能紊乱、心跳加快、血压升高、恶心、呕吐、食欲减退、失眠等。

3. 心理反应　最常见的是恐惧和焦虑，长期疼痛的折磨还容易使患者产生悲观绝望，甚至轻生的念头；这种心理状态反过来又可降低痛阈，使疼痛反应加重，造成恶性循环。

【评定】

（一）评定原则

疼痛不像其他四项生命体征，有客观的评估依据。这就要求医护人员对收集的全部临床资料进行分析，对疼痛的来源、程度、性质等要素做出综合的判断。

1. 相信患者的主诉　疼痛是患者的主观感受，对于意识清醒的患者而言，疼痛评估的金标准是患者的主诉。医护人员应鼓励患者充分表述疼痛的感受和疼痛相关病史。而对于儿童和一些无法自我表达疼痛的患者，应鼓励家属和照顾者及时陈述，通过患者的表情、行为表现来评估疼痛。

2. 全面评估疼痛　参与疼痛治疗的医护人员还应注意综合评估疼痛的情况，在询问过程中可以按照 PQRST 的顺序获得相关信息。除此之外，还应询问疼痛的病史，发作的原因，疼痛的伴随症状，疼痛对日常生活的影响，患者的既往病史，以前疼痛的诊断、治疗和效果等。另外，还要考虑患者的精神状态及有关心理社会因素。

PQRST 是指以下几方面：① P：促发和缓解因素（provoking or precipitating factors）。② Q：疼痛的性质（quality of pain）。③ R：疼痛的部位及范围（radiation of pain）。④ S：疼痛的严重程度（severity of pain）。⑤ T：疼痛的时间因素（timing），包括减轻或加重的时间，疼痛发作的时间，以及疼痛持续的时间。

3. 动态评估疼痛　在对患者进行初步疼痛评估以后，需要根据患者疼痛情况、治疗计划等实施动态疼痛评估。

评估的时机：①患者主诉出现新的疼痛。②患者初次体验某项新的操作时。③在疼痛治疗措施达到峰值效果后。④长时间存在的疼痛，如慢性疼痛。

再评估的内容：①现在的疼痛程度、性质和部位。②过去 24 小时最严重的疼痛程度。③疼痛缓解的程度。④治疗方案实施中存在的障碍。⑤疼痛对日常生活、睡眠和情绪的影响。⑥疼痛治疗的不良反应。

（二）评定方法

1. 视觉模拟法（visual analogue scale, VAS） 在纸上画一条横线（一般长为 10cm），一端为 0，代表无痛；另一端为 10，代表剧痛；中间部分代表不同程度的疼痛（图 4-13），让患者在横线上最能反映自己疼痛程度处划一记号，表示自己疼痛的程度。此种方法操作简便，适合于任何年龄的疼痛患者，且没有特定的文化背景或性别要求，易于掌握，不需要任何附加设备。

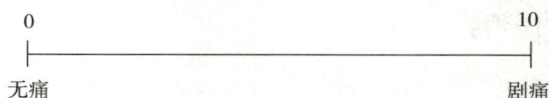

0   10

无痛   剧痛

图 4-13 视觉模拟法

2. 数字评分法（numerical rating scale, NRS） 是用数字代替文字来表示疼痛的程度，数字越大疼痛程度越严重，0～10 代表不同程度的疼痛，0 为无痛，1～3 为轻度疼痛，4～6 为中度疼痛，7～9 为重度疼痛，10 为剧痛（图 4-14）。此种方法类似于 VAS 法，具有较高的信度和效度，易于记录，适用于文化程度较高的患者。

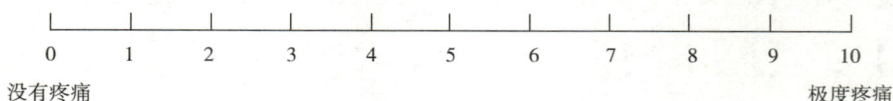

0   1   2   3   4   5   6   7   8   9   10

没有疼痛   极度疼痛

图 4-14 数字评分法

3. 言语描述评分法（verbal rating scale, VRS） 是根据患者的主诉，把疼痛分为 4 个等级：①0 级：表示无痛。②Ⅰ级（轻度）：表示有疼痛但可忍受，生活正常，睡眠无干扰。③Ⅱ级（中度）：疼痛明显，不能忍受，要求服用镇痛药物，睡眠受干扰。④Ⅲ级（重度）：疼痛剧烈，不能忍受，需用镇痛药物，睡眠受严重干扰，可伴自主神经紊乱或被动体位。

4. Wong-Baker 面部表情量表（Wong-Baker faces rating scale, FRS） 是用 6 种表情从微笑、悲伤到痛苦的哭泣的图画来表示疼痛的程度（图 4-15）。此种方法简单、直观、形象、方便，特别适用于儿童、老年人、急性疼痛患者、文化程度较低者、表达能力丧失者及认知障碍者。

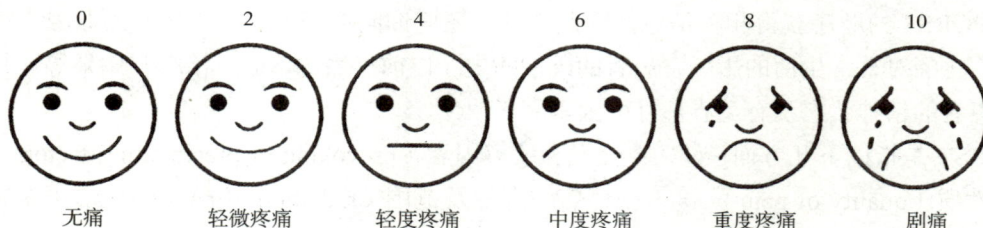

0   2   4   6   8   10

无痛   轻微疼痛   轻度疼痛   中度疼痛   重度疼痛   剧痛

图 4-15 Wong-Baker 面部表情量表

5. 疼痛问卷 以常见的 McGill 疼痛问卷（McGill pain questionnaire, MPQ）为例，将无痛到极痛以感觉、时间等内容分级供患者选择填写，以体现患者的疼痛程度。MPQ 包括 78 个词汇，分成 3 大类 20 个组。第一大类包括第 1～10 组，是按照时间、空间、温度、压力和其他性质描述疼痛感觉的词语；第二大类包括第 11～16 组，是按照紧张、恐惧和自主神经系统反应性质描述的情感类词语及描述主观疼痛强度的评定词；第三大类包括第 17～20 组，是未分类别的词语。

MPQ 有多种测痛方法，以现有疼痛强度（present pain intensity, PPI）为例做简单说明。该方法是将选择的词语与词语数目相结合，数和词的联合选择代表总的疼痛强度，分为 0～5 级，其中 0 级为无痛，1～5 级疼痛程度如下：①轻微的疼痛。②引起不适感的疼痛。③具有窘迫感的疼痛。④严重的疼痛。⑤不可忍受的疼痛。此法与口述描述分级法类似。

简式 McGill 疼痛问卷是在 McGill 疼痛原表的基础上简化而来，并将视觉模拟方法加入其中，成为一种简便实用的综合问卷（表 4–19）。

表 4–19 简式 McGill 疼痛问卷

项目		结果			
1.疼痛分级指数的评定（PRI）	疼痛性质	疼痛程度			
		无	轻	中	重
	A 感觉项				
	跳痛	0	1	2	3
	刺痛	0	1	2	3
	刀割痛	0	1	2	3
	锐痛	0	1	2	3
	痉挛牵扯痛	0	1	2	3
	绞痛	0	1	2	3
	热灼痛	0	1	2	3
	持续固定痛	0	1	2	3
	胀痛	0	1	2	3
	触痛	0	1	2	3
	撕裂痛	0	1	2	3
	感觉项总分				
	B 情感项				
	软弱无力	0	1	2	3
	厌烦	0	1	2	3
	害怕	0	1	2	3
	受罪、惩罚感	0	1	2	3
	情感项总分				
2.视觉模拟定级（VAS）评定	无痛（0cm） └──────────┘ 剧痛（10cm）				
3.现有疼痛强度（PPI）评定	0- 无痛 1- 轻微疼痛 2- 不适 3- 难受 4- 可怕 5- 极为疼痛				

评第 1 项时，向患者逐项提问，根据患者回答的疼痛程度在相应级别做记号。评第 2 项时，图中线段长为 10cm，让患者用笔根据自己疼痛感受在线段上标明相应的点。评第 3 项时根据患者主观感受在相应分值上做记号。最后对 PRI、VAS、PPI 进行总评，分数越高疼痛越重。

6. 其他方法 临床上还有许多特殊的疼痛评估方法，如 45 区体表面积评分法、多因素疼痛评分法、临床疼痛测量法、术后痛 Prince–Henry 评分法及行为疼痛测定法等，康复护理人员可根据患者的实际情况灵活选用。

（三）记录

临床护理工作中一般将住院患者的各项评估结果记录于入院评估单中，对于感觉疼痛的患者，康复护理人员应将疼痛评估和后期给予的相应措施记录在护理记录单或特护记录单中。因疼痛已被正式定义为第五生命体征，故近年来有护理专家提出将疼痛评估结果记录于体温单上，并将传统的体温单更名为生命体征记录单。目前此研究在临床上得到了推广应用。

【康复护理】

（一）护理评估

1. 询问病史 了解疼痛的时间、规律、部位、性质、程度，疼痛加强或减轻的影响因素，疼痛伴随症状，以及对日常生活的影响等。

2. 评估疼痛的程度、性质 主要观察患者的面部表情和身体动作。常见疼痛患者的面部表情和身体动作包括咬牙、皱眉、静止不动、无目的乱动、保护动作或按摩动作等。通过对面部表情和身体动作的评估，可以观察患者疼痛的部位、感受、程度等。

3. 心理社会状况评估 了解患者对疼痛的态度，要注意患者的精神状态，并分析有关心理社会因素，以便制订相应的护理措施。

（二）常见护理诊断/问题

1. 焦虑 与疼痛无法解除或迁延不愈有关。
2. 睡眠型态紊乱 与疼痛干扰睡眠，使患者无法获得充足的休息有关。
3. 活动无耐力 与疼痛使患者无法活动身体有关。
4. 社交隔离 与慢性患者无法参与所期望的社交活动有关。

（三）康复护理措施

1. 心理护理
（1）建立信赖关系 康复护理人员必须与患者建立相互信赖的友好关系，争取患者的信任与配合，鼓励患者说出自己的疼痛感受，针对性帮助患者控制和处理疼痛问题。

（2）尊重患者对疼痛的反应 有些患者害怕别人对自己在疼痛时的行为反应不理解，或不能接纳他的困境。这些担心会加重患者的不安和焦虑，使疼痛加重。因此，康复护理人员应尊重患者人格，耐心倾听其苦衷，鼓励患者表达疼痛的感受及对适应疼痛所做的努力，并有责任帮助患者的家人接受其行为反应。

（3）创造舒适的环境 病房布置应简单、整洁美观，并注意赏心悦目。同时要注意保持病房安静，保持合适的温度和湿度。这样不但可以增进患者身体的舒适感，而且可使患者精神愉快，从而减轻疼痛。

（4）减轻心理压力 焦虑、害怕、恐惧或对康复失去信心等，均会加重疼痛程度，疼痛的加重反过来又会影响患者的情绪，形成恶性循环。因此，康复护理人员应设法减轻患者的心理压力，以同情、安慰和鼓励的态度支持患者，促使患者情绪稳定，精神放松，以增强对疼痛的耐受性。

（5）分散注意力 运用言语和非言语的交流方式，引导患者摆脱疼痛或淡化疼痛的意念。康复护理人员尽量多陪伴患者，与其谈心交流，根据其爱好进行力所能及的娱乐活动，如读书、读报，听轻松音乐，看喜剧电视，以及练习深呼吸、意念法、气功等，使患者身心放松，心情平静，转移对疼痛的注意力，减轻痛苦。

2. 减少或去除疼痛的原因　在疼痛护理中，减少或去除疼痛的原因是护理的关键，康复护理人员首先应明确患者疼痛的原因，并给予有针对性的护理。例如，外伤所致的疼痛应酌情给予止血、包扎、固定、处理伤口等措施；胸腹部手术后，患者会因咳嗽或呼吸引起伤口疼痛，术前应对其进行健康教育，指导术后深呼吸和有效咳嗽的方法，术后可协助患者在按压伤口后，进行深呼吸和咳痰。

3. 各种缓解或解除疼痛的方法与护理

（1）药物止痛与护理　药物止痛目前仍是解除疼痛的主要手段。对于癌性疼痛的药物治疗，目前临床上普遍采用 WHO 推荐的三阶梯疗法。康复护理人员应掌握相关的药理知识，了解患者的身体状况和有关疼痛治疗的情况，正确使用止痛药物。使用止痛药物时应注意：①掌握药理知识，根据患者病情，把握好用药时机，正确用药。例如，麻醉性镇痛药具有成瘾性和耐受性，仅用于重度疼痛患者；轻度和中度疼痛患者，应使用非麻醉性镇痛药。②严格掌握用药时间和剂量。对慢性疼痛患者应掌握疼痛发作的规律，最好在疼痛发生前用药。此时给药，疼痛容易控制，且用药量小，效果好。③对于手术后患者，适当应用止痛药物可促使患者早期下床活动，以减少并发症的发生。给药 20 ～ 30 分钟须评估并记录使用镇痛药的效果及不良反应，当疼痛缓解或停止时应及时停药，防止药物的不良反应、耐药性及成瘾性。④在疼痛原因未明确诊断前，不能随意使用任何镇痛药物，以免掩盖症状，延误病情。⑤注意观察药物疗效。

（2）物理镇痛疗法与护理　物理镇痛是应用自然界及人工的各种物理因子作用于人体，以治疗和预防疼痛，简称理疗镇痛。狭义的物理镇痛仅指应用各种人工的物理因子作用于患病机体，引起机体的一系列生物学效应，使疾病得以康复。常用的方法有电疗法、光疗法、超声波（或冲击波）疗法、冷热疗法、磁疗法、水疗法及生物反馈疗法等。

1）电疗法：可以产生舒适感，同时抑制疼痛和其他损害性刺激传入而止痛，对局限性疼痛效果较好，适用于骨折、扭挫伤、肌痛、神经痛、癌痛、术后伤口痛、慢性骨关节炎等。治疗时要注意掌握适应证和禁忌证，电量强度控制要适当，操作时间不宜过长，一般控制在 30 分钟之内，操作过程中要及时观察患者的反应，如有不适，及时停止操作，给予对症处理。

2）冷疗法：可使局部炎性渗出减少，肿胀减轻，并降低肌张力，减慢肌肉内神经传导速度，从而减轻原发病变所致的疼痛。骨科手术后、头痛、牙痛、轻度烫伤、早期肱骨外上髁炎等都可应用冷疗法。对于肌肉、韧带急性损伤的剧烈疼痛，必须马上冷敷，以减轻疼痛，预防和减少出血和肿胀，24 小时后方可进行热疗。冷疗过程中要掌握适应证和禁忌证，并避免在枕后、耳廓、阴囊处、心前区、腹部、足底等处进行。

3）热疗法：可提高痛阈，使肌梭兴奋性下降，导致肌肉放松，减轻肌肉痉挛；热可使血管扩张，血液循环增加，降低患部充血，促进炎症吸收；还可刺激皮肤温度感受器，抑制疼痛反射。常用热疗法有红外线疗法、微波疗法、电光浴、热水袋、熏蒸和蜡疗等，对肌肉、关节和软组织病变所致的疼痛，均有很好的疗效。在热疗时应注意温度要适宜，避免烫伤患者，治疗过程中要随时询问患者的感觉，如发生不良反应，如心慌、恶心、头晕、头痛、多汗、全身疲倦、脉搏加快等，应及时中止治疗。

（3）中医镇痛疗法与护理　中医将疼痛分为虚实两类，虚是不荣则痛，有气虚、血虚、阴虚、阳虚；实是不通则痛，有气滞、血瘀、寒凝、积滞、风湿热邪阻滞经络等。痛证的临证施治，重在辨证，实者祛其有余，虚者补其不足，为治痛之大法。

　　1）针刺镇痛法：针刺镇痛是在中医理论指导下，通过经络辨证选穴，予以特殊针刺手法，达到降低患者疼痛目的的一种操作方法。其主要原理是通过对腧穴的刺激，起到疏通经络、行气活血的作用，并可改善脏腑经络、组织器官病变部位所发生的血液循环障碍，使气血运行通畅，达到止痛目的。常用方法有耳针疗法、电针疗法、穴位注射法、腕踝针疗法。操作前要先评估患者病情，有无禁忌证，还要了解其心理状况，是否愿意接受此项操作，以避免发生针刺意外。

　　2）推拿止痛法：推拿能平衡阴阳，调和脏腑，疏通经络，活血化瘀，放松紧张的肌肉，剥离组织粘连，帮助复位，从而达到解除病痛的目的。对关节或脊柱进行推拿治疗，能最大限度地牵伸肌肉，改善异常收缩，减轻活动时的疼痛。推拿过程中体位摆放既要使患者舒适又要便于操作；推拿手法要因人而异，轻重适宜，并随时观察患者反应；患者在情绪激动、饱食等情况下，不可立即进行推拿操作；此外，推拿治疗时应注意保暖，以防感冒。

　　3）针刀疗法：是结合中医学传统的针灸疗法和西医外科学的手术疗法形成的一种独特的疗法。该疗法根据中医"痛则不通，通则不痛"原理，通过针刀松解粘连、切开瘢痕，以解除挛缩、镇静止痛、调节阴阳，改善微循环障碍，激活呆滞的神经末梢，提高机体免疫力，恢复骨骼周围的力平衡，加以手法复位解除卡压神经、血管的状态，达到祛病止痛的目的。其适应证主要是软组织损伤性病变和骨关节病变。针刀治疗后前3天要注意保护好针孔，不能弄湿、弄脏创口，避免感染；术后一般忌服酒类及辛辣食品，以减轻术后反应；对关节及颈腰部疾病经针刀治疗后，局部应减少活动3～5天，使病灶处有良好的愈合条件。

　　4）贴敷疗法：通过药力作用刺激经络穴位，调整经络气血，起到行气、活血、通络、消肿、止痛的作用。贴敷前，要详细询问病史，对胶布过敏者，可改用其他固定方法；操作时要注意药物随调配随敷用，以免蒸发，并按时更换；使用膏剂贴敷时，应注意膏的软硬度，以防药膏干燥，裂伤皮肤；温化膏药时，应掌握好温度，及时贴敷，勿致烫伤或贴不住；贴药后，告知患者不要过多活动，以免药物移动脱落。随时注意观察有无过敏反应，一旦出现过敏现象，应立即停用，并及时处理；贴药后应禁食生冷、肥甘、厚味、海鲜及辛辣刺激之品。

　　5）拔罐疗法：是以罐为工具，借助负压使罐吸附在腧穴或应拔部位的皮肤表面，造成局部充血或瘀血，产生刺激以调节脏腑功能，达到防治疾病，减轻疼痛的一种治疗方法。操作前要评估患者有无禁忌证，操作过程中要避免烫伤皮肤，及时观察局部及全身情况，如有头晕、心慌、恶心、面色苍白、呼吸急促、四肢厥冷、脉细数等异常情况，应立即起罐，给予平卧休息，喝温开水，按压人中、关元、合谷、足三里、百会等穴，必要时采用中西医结合方法处理。

　　（4）介入性疼痛治疗与护理　所谓介入性疼痛治疗，是运用影像定位技术进行的神经阻断或毁损术。介入性疼痛治疗实际是介于内科的药物疗法和外科的手术疗法之间的一种微创疗法，既可用来诊断疼痛的病因，预防疼痛慢性化，还可推测不寻常疼痛的预后。利用介入疼痛治疗，可解决临床上很多疼痛问题，如慢性顽固性疼痛、神经源性疼痛、癌症引发的各类疼痛等。在正确诊断之后，找出诱发疼痛的病根所在，运用影像定位，在靶目标处注射药物，阻断疼痛的传导途径，阻断疼痛的恶性循环，达到消炎镇痛的目的。特别是对一些顽固的神经源性疼痛，还可在靶目标处使用神经破坏药物或利用激光、射频热凝器及冷冻探针等手段，对引起疼痛的病变神经进行阻断或毁损，以达到根治的目的。术前4～6小时禁食、禁水，常规术前备皮，遵医嘱备好术中用药；术中应观察患者的反应及情绪，不断安慰和鼓励患者，增强其信心，积极配合手术，如有不适，及时报告医生；术后仍需维持静脉通道，卧床休息，防止移动性出血。并严密监测生命体征变化，观察有无出血、渗血和血肿形成，避免并发症的发生。

　　（5）臭氧镇痛疗法与护理　臭氧注射后可直接作用于神经末梢，刺激抑制性中间神经元释放脑啡肽等物质，从而达到镇痛目的；也可通过清除氧自由基而镇痛；还可通过中和炎症反应中过量产生的反应性氧化产物，拮抗炎症反应中的免疫因子释放，扩张血管，改善血流，减轻神经根周围的水肿而镇痛。臭氧操作前要严格掌握适应证和禁忌证，选择合适的治疗方案及治疗浓度；操作中密切观察患者的反应，谨慎操作；术后要加强监护，指导患者循序渐进地活动，避免不良反应及并发症的发生。

4. 行为疗法

（1）呼吸放松法　缓慢深吸气，达到极限后，屏气几秒钟，再缓缓呼出气体。反复进行，每次 3 ～ 5 分钟，每小时练习 1 ～ 2 次。

（2）肌肉放松法　将身体某一特定部位的肌肉绷紧，并保持 5 秒钟左右，集中精力体会肌肉绷紧时的紧张感，然后再让紧绷的肌肉缓缓松弛下来，体会肌肉在由紧及松过程中的感觉。

（3）自我想象放松法　采取某种舒适的姿势（如仰卧），两手平放在身体的两侧，双脚分开，微闭双眼，放松身体。慢而深的呼吸，想象某一种能够改变心理状态的意境，尽可能使自己有身临其境之感。身临其境之感越强，放松效果越好。

（4）自我催眠法　选择安静、温暖、舒适的房间，穿宽松舒适的衣服，取仰卧位，缓慢深呼吸，感觉放松从胸部开始向下至躯干，从手臂到下肢，同时注意深呼吸的节律，几次缓慢的深呼吸后，自然闭目，想象一个令人愉悦的地方，如花园、山林、海滨等，并体验身在其中的感觉。放松思想让想象渐渐淡去，默默地数数字。边数数字，边感觉眼皮沉重，意识变得恍惚，全身肌肉渐渐失去知觉。睡意出现时，可采取舒适卧位，并停止一切想象和意念，进入睡眠状态。

5. 身体支持和支具的应用　如腕部支具、颈围、脊柱支具等，可以稳定和支持关节，减轻疼痛。矫形器也可帮助重量转移，减少肢体的压力和应力。要特别注意使用支具的合理性和佩戴支具的时间，一般的颈痛或腰痛不需要使用颈围或腰围，不适当的使用不仅会影响患者的功能康复，而且也会给患者增加负担。

6. 纠正错误认识，增进活动耐力　慢性疼痛患者的一个主要问题就是缺乏运动。有些患者认为，疼痛就应卧床休息，甚至卧床不动，这会导致各种并发症的发生。护理上，首先要纠正患者的这种错误认识，肯定他们的能力，告知加强活动的必要性，让其了解一定的躯体活动不仅无害，还可以帮助人体恢复健康；其次要根据患者情况给予锻炼建议及方法指导。

7. 建立良好关系，避免社交隔离　不良的人际关系会直接给患者心理上造成压力，这种压力也是引起或加重疼痛的一个因素。因此，要鼓励患者多与亲友、病友、工作人员、单位同事等接触、沟通，在交往中要学会宽容、谅解，维持良好的关系，获取必要的帮助，尽量减少疼痛带来的不良反应。

【康复教育】

1. 相关知识指导　帮助患者学习有关疼痛的知识，指导患者掌握疼痛发生的规律，有助于减轻患者对疼痛的焦虑和恐惧。同时教会患者缓解疼痛的措施，以便在疼痛发作时懂得如何面对和处理。

2. 用药指导　指导患者合理用药，避免滥用及成瘾。

3. 支具使用指导　指导患者合理使用支具，稳定和支持关节，减轻疼痛。

4. 缓解疼痛指导　指导患者转移注意力，排解不良情绪，有效减轻疼痛。对那些原因明确、正在治疗且又必然暂时或长期存在的疼痛，要学会安排充实的生活，如聊天、阅览、下棋等，转移注意力，减少疼痛对生活的困扰，从消极情绪中解脱出来。

第十一节　高龄老人的康复护理

患者，男，90岁，曾为某单位领导，1年前丧偶，独居。患者既往体健，近期表现为容易忘事，丢三落四，尤其对近事遗忘，如对几小时前刚做过的事情不能回忆，远事记忆尚可；情绪不稳定，感情脆弱，抑郁愁闷，常为小事焦躁不安，与以往的精明强干形成鲜明对比。因其不喜欢子女的管束，多次与子女发生口角。

学习重点

老年人的康复护理和高龄老人的居家康复护理。

学习难点

老年人的功能特点和康复护理评定。

【概述】

（一）老年人界定

联合国规定，医疗水平较高国家的老年人年龄在65岁以上，医疗水平处于中下等水平国家的老年人年龄在60岁以上。根据年龄将老年人分为3类：一类是青年老人（young old）指60（65）～70岁的老人；一类是中年老人（old old）指71～90岁的老人；最后一类是高龄老人（very old）指90岁以上的老人。

我国老年阶段的划分：60～70岁为年轻老人，70～80岁为中年老人，80岁以上为高龄老人。高龄老人年龄在80岁以上，身体机能下降，健康水平较差，心理较脆弱，需要得到子女、亲朋、社区等方面的照料。

（二）我国人口老龄化与康复护理

随着经济及科技的高速发展，社会保障体系及医疗救治水平的不断提高，人们的寿命越来越长。2000年，我国60岁及以上人口为1.3亿，占总人口的10.6%，达到了联合国所定义的老龄化社会的标准。我国人口老龄化日趋严重。根据预测，至2030年，我国老年人口占总人口的比率将达到23%。由于机体功能的退化及慢性疾病的影响，老年人往往残疾率高、存活时间短、死亡率高、生活质量偏低，对康复的需求大。另外，有研究表明，有效的康复介入可预防、延缓、缩短甚至暂时扭转某些生理性的退化或慢性疾病引起的并发症。因此，对老年人进行有计划的康复护理，如日常生活活动能力训练、健康指导、心理康复等，可减缓或预防残疾的发展，提高老年人的生活质量。

（三）老年人的功能特点

1. 生理功能退化　老年人生理功能改变的特点具有普遍性、进行性、消耗性及内源性，个体差异大，甚至同一个体各器官老化不同步，复杂的生理功能较简单的生理功能老化速度快。各系统生理功能的变化如下。

（1）循环系统　心肌收缩力随年龄增长而下降，心搏量降低。各器官血流灌注量呈不同程度的减少，其中以冠状动脉、脑动脉及肝肾血流量减少显著。心律不齐，多见早搏，有50%～60%老年人心电图不正常，多见ST-T异常及心律不齐。此外，由于动脉硬化，血管弹性减弱，阻力增加及血浆中去甲肾上腺素增高，易出现血压增高；又由于调节血压和血容量的压力感受器生理功能下降，容易发生体位性低血压。

（2）呼吸系统　老年人胸廓前后径增大，胸廓变形。肺泡管扩张，肺泡扩大，肺泡壁变薄，弹性回缩减退，肺泡过度扩张可使肺泡破裂融合，使肺泡数及换气面积减少而发生老年性肺气肿，导致肺功能减低。老年人肺活量可减少40%左右，可出现短暂性呼吸终止及周期性深呼吸。由于支气管原纤维细胞转化为杯状细胞，可分泌大量黏稠的白色黏液，导致老年人痰量增加，较难咳出，加之免疫功能低下，易发生呼吸道感染、阻塞性肺疾病等。

（3）消化系统　老年人齿龈及齿根萎缩，导致牙齿脱落。唾液腺分泌减少，易发生口干。由于食管及胃肠道黏膜逐渐萎缩，肌收缩力减弱，蠕动减慢，各种消化酶分泌减少，导致食物消化及吸收不良，易发生贫血、营养不良及便秘。肝血流量减少可达40%～50%，肝合成白蛋白功能减低，导致血清中白蛋白减少，肝的解毒功能降低，药物代谢速度减慢，故老年人用药需慎重。胆囊及胆管壁变厚，弹性降低，胆汁量少而稠，含胆固醇多，易形成结石。因Oddi括约肌易发生腺瘤样变化，故易致胆汁排出受阻而引发胆囊炎、胰腺炎。

（4）神经系统　脑萎缩逐渐明显，脑重量减轻，脑神经数目减少，主要在皮质，80岁比20岁青年人脑神经细胞减少25%。神经纤维传导速度随增龄减慢，神经系统反应时间延长，调节应激反应功能减低，促使生理功能老化，精神及情绪改变。脑血流量逐渐减少，导致脑能量储备减少，影响脑功能，表现为思维减慢，记忆功能、感觉功能及运动功能减低，适应能力差，易出现意外。老年人脊髓神经细胞大都出现退行性变化，尤以后索及后根退行性变明显，致感觉传导速度出现不同程度的降低，腱反射尤以深部腱反射减弱，甚至消失，病理反射增加；触觉及温度觉减低，震动觉阈值增高。

（5）血液系统　红细胞对血红蛋白的合成、转运及保存功能均减弱，导致血红蛋白的含量减少，血细胞容积增高，红细胞脆性增加，由于骨髓部分红髓被黄髓代替，红细胞摄取铁的能力减低，出现贫血。淋巴细胞的亚群如T细胞淋巴因子生成减少，IL-2、IL-3、生长因子、γ-干扰素等生成减少。各种免疫球蛋白分布出现改变，如IgG、IgA均增高，IgM则减低，T细胞减少，自身抗体增加，易发生自身免疫性疾病。

（6）内分泌系统　垂体随年龄发生质及量的改变，体积减小约30%，激素合成及代谢随年龄变化。胸腺萎缩致胸腺素分泌减少，前列腺素PGI减少促使动脉硬化。性腺随年龄增长功能逐渐减退，雌激素及睾酮分泌减少，导致老年人出现潮热、烦躁、抑郁、性欲下降等表现。甲状腺激素合成及分泌减少，基础代谢率降低，机体的应激能力明显减弱，致老年人出现怕冷、倦怠等。胰腺细胞萎缩，胰岛素分泌减少，加之对胰岛素敏感性降低，有发生糖尿病倾向。

（7）泌尿系统　肾体积减小，皮质变薄，肾单位数量减少可达30%～40%，加之肾动脉硬化，导致肾功能下降，肌酐清除率及尿比重减低，血中尿素氮升高，β-微球蛋白增高。因有效肾血流量减少，肾缺血产生肾素，可引发肾性高血压；老年人肾小管的浓缩功能减退，易引起夜尿增多；由于膀胱括约肌萎缩，膀胱容积减少，功能减弱，老年人易出现尿频、尿失禁；65岁以上男性老年人多有不同程度的前列腺增生，易发生尿潴留。

（8）运动系统　骨骼肌的肌细胞水分随年龄增加而减少，使肌细胞萎缩及肌肉弹性降低，加之肌组织间纤维组织增生，肌腱韧带萎缩，导致肌力减退。骨的生成和吸收呈负平衡，导致骨质疏松，易发生骨折。此外，由于衰老、肥胖、代谢障碍和遗传等因素，退行性骨关节炎在老年人中发生率较高，常表现为远端关节、膝关节、腰椎等不同程度的疼痛。

2. 心理功能退化   随着身体各器官功能衰退，特别是大脑的退行性变化，社会角色的改变，以及其他社会因素的变化，老年人的心理活动亦发生变化。

（1）感知觉   老年人视觉、听觉、嗅觉、味觉、触觉、本体感觉等感知觉功能均下降，从而引起反应迟钝、行动迟缓、注意力分散、依赖性增强等。有些老年人患有老年性感觉器官疾病，如老年性白内障、老年性青光眼、老年性耳聋等，影响与他人的交往与联系，会产生孤独、焦虑、抑郁或多疑等心理障碍。

（2）记忆力   主要表现为远期记忆好于近期记忆，对近几天内或几十分钟内发生的事记忆差，而对数年甚至数十年以前所发生的记忆深刻；逻辑性记忆好于机械性记忆，如依靠多次机械重复记忆的电话号码、年、月、日、地名、人名等能力下降，而对通过领会精神、融会贯通其内在联系的记忆能力好，如对社论、科学定义等的理解记忆增强；再认记忆保持完好，回忆功能较差，如遇到熟人叫不出姓名；记忆速度慢，记忆广度下降。

（3）思维   表现为思维过程减慢、思维转换困难及创造性思维减弱，如掌握某一概念所需要的时间增多，以及形成某一概念时出现错误的次数增多，对事物做出决定往往需要较长时间且难免出错。由于老年人在长期生活中形成思维定式，处理问题时转换思维困难，固执己见，同时缺乏创造性想象力及对新事物的兴趣。

（4）智力   由后天获得的"晶体智力"，因与知识、文化经验的积累有关，故随年龄增长非但不减退，有的还有提高，直至七八十岁才出现减退。而"液体智力"，主要与神经的生理结构和功能有关，故随年龄增长，较早出现减退。如知觉整合能力、近事记忆力、思维敏捷度及注意力、与反应速度有关的能力等，较早出现减退。但根据国内外学者的研究证明，虽然老年认知功能的储备能力有所下降，但老年智力有可塑性，采取适当干预措施，通过短期训练，可延缓智力老化。

（5）情绪与情感   老年人情绪和情感体验的强度和持久性随着年龄的增长而提高，对同样的刺激强度，老年人表现得比青年人剧烈。生活中遇到挫折，如丧偶、与子女不和、自己患病等因素更容易导致老年人的悲观情绪、情感脆弱，甚至抑郁症发生。

（6）性格   从成年至老年，人的个性既有变化，又有稳定的一面。一旦老年人的个性发生很大变化，有可能是某些老年疾病，如严重的脑动脉硬化症或老年性痴呆的症状，应引起重视，及早就医。性格与社会环境的适应密切相关，故积极健全的个性是社会适应良好、生活满意、健康长寿的基本条件。

3. 社会适应能力降低   很多老年人退休后社交范围和社会活动减少，有一种落差感和失落感，社会功能明显退化，伴有严重的消极感，久之会影响老年人的身心健康，加速衰老，甚至诱发心脑血管疾病和抑郁症的发生。

【评定】

针对高龄者存在的不同功能障碍采取相应的评定。

【康复护理】

（一）护理评估

1. 病史评估

（1）一般评估   包括询问现病史及既往病史，以 Barthel 指数评定或功能独立性评定（FIM）

进行评估，还需要进行认知、情绪、视力、听力及用药情况的评估。

（2）辅助器材评估　包括使用眼镜、假牙、助听器、助行用具、日常生活辅助用具等情况。

（3）生活形态评估　包括职业、社会活动参与、支持系统、居家生活、性生活等情况的评估。

2. 身体评估　除基本的身体检查项目之外，还要特别重视与患者康复有关的项目，如姿势、步态、关节活动度、肌力、平衡及协调能力等。

（二）常见护理诊断/问题

1. 生活自理缺陷　与躯体功能障碍及中枢神经功能减退有关。

2. 活动无耐力　与增龄导致的体力减退有关。

3. 有受伤的危险　与躯体功能障碍有关。

4. 大小便失禁　与增龄导致控制能力减退有关。

5. 疼痛　与躯体疾病有关。

（三）康复护理措施

1. 老年人的康复护理

（1）严密观察病情变化　由于老年人反应迟钝，自觉症状不明显，不能仅依靠主诉发现身体的变化。康复护理人员必须通过认真、仔细、严密的观察，主动发现病情变化，否则容易延误病情。如静脉输液给药，因老年人血管细而脆，且自我控制能力差，常常使静脉输液中途失败，护理上密切观察输液情况和有无输液反应，以确保治疗效果。

（2）预防并发症　老年人易发生呼吸系统感染、泌尿系统感染、骨质疏松或骨折、压力性损伤、便秘等并发症，且易发生坠床、跌伤和走失等意外，都是严重影响疾病痊愈和功能障碍康复的因素。因此，在护理中应当积极采取预防措施：①采取动静结合的休养方式。在病情允许情况下，鼓励早期离床活动，促进血液循环和提高机体抗病能力，是预防各种并发症的积极措施。②保持肢体功能位和进行关节活动度训练，预防关节挛缩畸形。③加强基础护理的质量（如口腔护理、皮肤护理、尿管的护理等），预防呼吸系统和泌尿系统感染。④及时采取安全防护措施，如正确使用床栏、拐杖、轮椅等辅助器具，防止坠床、跌伤等意外的发生；为心血管疾患的老年患者和无人陪护的老年人配备呼叫装置，是保证其得到及时救治的必要手段。

（3）日常生活活动能力训练　可通过观察老年人的实际操作能力，了解其基本功能情况。如穿衣，通常先给一个总的指令，不告诉穿衣的具体步骤，观察其如何完成穿衣，同时指出有哪些动作不合适，加以纠正，并通过反复训练，使老年人独立、正确地完成活动，达到生活自理的目的。步态、体位转移、关节活动等训练要循序渐进。对于行动不便、不愿活动的老年人，除协助日常生活活动，指导使用辅助用具外，还应鼓励其参与、制订训练计划，从中了解运动的意义，消除或减轻顾虑，提高老年人对运动的兴趣，有利于日常生活活动能力训练的实施。

（4）心理护理　尊重老年患者，给予心理上的支持。无论老年人有无地位、是否富有或者身体有何疾病或残障，都应当尊重其人格，不应使其心理受到伤害。介绍一些自我心理调节的方法，如放松疗法、培养兴趣爱好等，以增进老年人自我心理保健能力。

2. 高龄老人的居家康复护理　居家养老是高龄老人主要的养老方式，安排好高龄老人的衣、食、住、行，使其实现最大限度的生活自理，促进身心健康，提高生活质量，减轻家庭社会负担，逐渐成为一个社会课题。

（1）居室环境设置　高龄老人居室环境设置原则为增加老人接触社会、接触自然的机会，去除妨碍生活行为的因素，有助于他们的安全和身心健康。居室一般以楼房的 1 ～ 3 层、朝南、天然采光、自然通风、隔音效果好为佳。

1）室内温度和湿度：室内温度一般在 22 ～ 24℃为宜。高龄老人在使用空调的时候，时间不可过长，室温不可调得过低或过高，室内外温差以 7 ～ 8℃为宜。不可直接吹空调、电风扇。室内湿度以 40% ～ 60% 为宜。室内应备有温湿度计以随时了解温湿度变化。

2）室内光线和通风：房间采光要好，白天尽量采用自然光，保证充足的阳光照射；照明不可过强或过弱。因高龄老人视力减弱，暗适应时间延长，应设有地灯（夜间睡眠时用），开关设置在老人易触及的地方。居室每日通风，保持空气新鲜，必要时可用食醋消毒，即按每立方米 3mL 食醋计算，加水 1 倍，加热熏蒸。

3）室内设施：门净宽不得小于 80cm，不应设门槛；窗台高度不宜低于 60cm；地面应消除高度差，采用防滑材料铺地；高龄老人腿脚不便，家具、装饰物品宜少不宜杂，应选择沉稳、不易移动、无棱角家具。床板宜选用木板，必要时配床栏。床旁配备床头柜、床头灯、呼叫器，便于老人使用。沙发不宜过软，床、椅高度应使老人坐位膝关节成直角、脚掌着地，在 35 ～ 42cm 之间。

4）厕所、浴室、厨房：厕所最好在卧室附近，宜用坐式便器，高度 45cm 左右，便器旁有扶手、呼叫器等，排便环境要隐蔽。高龄老人适合坐浴或盆浴，浴室通风，地面铺有防滑砖，浴盆内铺橡胶防滑垫，浴盆旁边设有扶手。洗澡时勿反锁浴室门，水温控制在 40℃左右，洗浴时间一般不超过 15 分钟。洗澡前不宜饮酒、饱餐、空腹、过度疲劳或精神紧张。若在洗澡时有头晕、眼花、恶心、心悸、气促等症状时，应马上停止洗浴，到空气流通的地方饮热茶或糖水，必要时吸氧。年纪过大、体弱或有心肺疾病的老年人，洗澡时必须有人协助。厨房地面应防滑，水池和操作台的高度应适合老年人的身高，煤气开关应尽可能便于操作，用按钮即可点燃者最好。

（2）衣物穿戴及床上用物配置　高龄老人的内衣、鞋、袜、床单、被罩宜选用透气、吸潮性能良好的棉织品，以轻、软、宽大、舒适、式样简单、穿脱方便为宜。长期卧床的老年人上衣领口以圆领为宜，内裤可选择开裆裤，可用尼龙搭扣代替扣子、绳子，裤脚不宜过长。鞋底要防滑，松紧适宜。盖被要轻、松、暖，垫被要厚、软、干。冬季谨慎使用热水袋、电热毯或暖宝宝等，以防烫伤。

（3）饮食及排便护理　高龄老人饮食要有规律、有节制，忌食生冷、偏硬、刺激、过烫、不新鲜食物。饮食宜清淡、营养丰富、多样化，食用富含膳食纤维的食物，多饮水。注意提醒老年人按时排便，养成良好的排便习惯。排便宜取坐位，如果情况许可，卧床老年人排便时要尽量将床头抬高或取半卧位。根据病情，老年人排便时可备硝酸甘油、氧气等急救物品。

（4）口腔清洁　高龄老人要保持口腔卫生，坚持早晚刷牙，饭后漱口。若佩戴假牙，餐后应取下，清洗后再佩戴。睡前应刷洗假牙，并放入冷开水杯中，次日晨起佩戴。

（5）睡眠护理　老年人往往入睡困难，睡中易醒，连续睡眠时间比年轻人少。为促使老年人尽早入睡，延长睡眠时间，提倡养成按时就寝、每日午睡的好习惯；入睡时保持环境安静，温湿度适宜，体位舒适；睡前可用热水洗澡、泡脚，给予轻柔按摩，饮热牛奶，睡前不饱餐、不吸烟、不饮浓茶、不看刺激性电视、不用脑过度；夜间睡眠时室内留一盏夜灯，必要时床旁备有便器。对于睡眠颠倒的老年人，白天诱导其兴奋、活动，减少睡眠时间；必要时遵医嘱使用安眠药，使其尽快入睡。

（6）心理护理　由于高龄老人生理功能减退或患病，远离社会，局限于室内，易产生孤独心理。应鼓励老年人做一些自己喜爱之事，如写自传、学书法、绘画、养花、养鱼、听音乐、打太极拳、下棋等，条件允许时还可旅游、参加社会公益活动和各种社交活动等，保持与社会的接触。对于身体欠佳的老年人，要让其认识衰老，承认衰老，树立与衰老做斗争的信心，保持健康心态，建立"独立与依赖平衡"的理念，即日常生活一部分靠自己，一部分靠他人帮助。维持家庭关系和谐，家人的关心、照顾和安慰让老年人从心里感到即使疾病缠身，但自身价值仍在，社会、家庭仍需要他。

（7）健忘的护理　高龄老人由于中枢神经系统功能减退，记忆力减退，且远期记忆好于近期记忆，可以采取以下措施护理。帮助老年人安排日程表，为他们安排规律的生活，指导老年人有规律地摆放日常生活用品，保持固定位置。加强健康教育及护理，使老年人意识到健忘是正常的衰老现象，不必过分担心，但要注意采取对策，如随笔记事，请年轻人帮助记忆、回忆等，尽量减少健忘带来的麻烦。加强健脑锻炼，指导和鼓励老年人经常进行记忆和思维活动锻炼，如背诵诗词、讲故事、学电脑、下棋、写作、交谈、进行计算等。

（8）运动锻炼　生命在于运动，锻炼对延迟高龄老人组织器官老化，提高健康水平，振奋精神，改善心理状态都有良好的作用。高龄老人应根据自身的功能状况，找到适合的锻炼方法，如散步、健身操、太极拳、自我保健按摩等。在运动方面，高龄老人应注意以下问题：①选择适宜的时间锻炼，冬季晨练不宜过早，等太阳出来后再进行，夏天不宜在烈日下锻炼，忌在坏天气时锻炼，如雾霾天尽量不要外出锻炼。②从事运动锻炼时要避免增加负荷，要逐渐提高机体的适应能力，增加体力负荷的耐受性。③锻炼方式以保健性运动为主。同时要保持锻炼方法的多样化。④高龄老人锻炼时伴随悦耳动听的音乐，可以更好地改善情绪，增加锻炼效果。⑤高龄老人锻炼应掌握运动的强度。锻炼时不应超过疲劳的界限，一旦出现疲劳感，要及时改变运动方式，如疲劳仍不减轻，应暂时停止锻炼。⑥运动锻炼需持之以恒，循序渐进，一般每周 2～3 次，每次 15 分钟左右，同时要关注心肺功能的客观指标。

【康复教育】

1.饮食指导　指导老年人饮食清淡、营养丰富，食用易消化、富含粗纤维的食物，给予优质蛋白，如鱼、瘦肉、虾、牛奶、蛋类，以及富含维生素的蔬菜、水果类，以达到营养均衡，增强机体抵抗力和预防疾病的能力。

2.运动指导　运动有助于某些疾病的预防和减少老年抑郁症的发生。鼓励老年人根据自身情况，选择适宜的运动项目，运动要循序渐进、持之以恒，运动时选择舒适、透气性好的运动服和运动鞋。

3.传授康复知识和技能　向老年人传授自我保健、自我康复、自我护理的知识。帮助老年人维持日常生活自理能力，减轻老年人因疾病造成的身体和心理创伤，使其功能得到最大限度的恢复，提高老年人和照顾者的生活质量，促进老年人重新回归社会。

4.安全指导　指导老年人及其家属做好安全护理的意识，清除家中有危险因素的障碍物，防止跌倒、烫伤等意外的发生。老年人用药安全也非常重要，对服用药物的名称、剂量、时间、方法给予明确标识，并观察疗效及不良反应。指导老年人起身动作宜慢，以防发生晕厥。

5.心理护理　鼓励老年人规律安排自己的生活，发展兴趣爱好，如听音乐、下棋、跳舞、养花等，分散其注意力。指导家属关心、照料老年人，尤其是空巢和独居老人，鼓励其多参加同龄人活动，给予情感支持，使老年人保持稳定、积极的心态与情绪，安享晚年。

主要参考书目

［1］陈立典.康复护理学.北京：中国中医药出版社，2016.

［2］陈锦秀.康复护理学.北京：人民卫生出版社，2016.

［3］陈锦秀，刘芳.康复护理技术全书.北京：科学出版社，2019.

［4］刘芳.脑卒中康复护理.厦门：厦门大学出版社，2018.

［5］燕铁斌，尹安春.康复护理学.4版.北京：人民卫生出版社，2019.

［6］陈立典，吴毅.临床疾病康复学.北京：科学出版社，2016.

［7］李俊伟，张翼宙.医学类专业课程思政教学案例集.北京：中国中医药出版社，2020.

［8］陈忠，张翼宙.医学类专业课程思政教学实录.北京：中国中医药出版社，2020.

［9］窦祖林.作业治疗学.北京：人民卫生出版社，2018.

［10］陈灏珠，钟南山，陆再英.内科学，9版.北京：人民卫生出版社，2018.

［11］李小寒，尚少梅.基础护理学，6版.北京：人民卫生出版社，2016.

［12］胡军.作业治疗学.北京：中国中医药出版社，2017.

［13］陈卓铭.精神与认知康复.北京：人民卫生出版社，2017.

［14］中华人民共和国住房和城乡建设部.无障碍设计规范.北京：中国建筑工业出版社，2012.

［15］张秀华，谢于鹏，何金彩.睡眠障碍诊疗手册——各科睡眠问题及对策.北京：人民卫生出版社，2012.

［16］汪卫东，刘艳骄，慈书平.睡眠障碍的中西医结合诊疗基础与临床.北京：中国中医药出版社，2011.

［17］周霞.中西医结合中风病康复评定与治疗.北京：科学技术文献出版社，2013.

［18］倪朝民.神经康复学.北京：人民卫生出版社，2013.

［19］何成，陈宜张.医学神经生物学.上海：上海第二军医大学出版社，2014.

全国中医药行业高等教育"十四五"规划教材

全国高等中医药院校规划教材（第十一版）

教材目录（第一批）

注：凡标☆号者为"核心示范教材"。

（一）中医学类专业

序号	书　名	主　编		主编所在单位	
1	中国医学史	郭宏伟	徐江雁	黑龙江中医药大学	河南中医药大学
2	医古文	王育林	李亚军	北京中医药大学	陕西中医药大学
3	大学语文	黄作阵		北京中医药大学	
4	中医基础理论☆	郑洪新	杨　柱	辽宁中医药大学	贵州中医药大学
5	中医诊断学☆	李灿东	方朝义	福建中医药大学	河北中医学院
6	中药学☆	钟赣生	杨柏灿	北京中医药大学	上海中医药大学
7	方剂学☆	李　冀	左铮云	黑龙江中医药大学	江西中医药大学
8	内经选读☆	翟双庆	黎敬波	北京中医药大学	广州中医药大学
9	伤寒论选读☆	王庆国	周春祥	北京中医药大学	南京中医药大学
10	金匮要略☆	范永升	姜德友	浙江中医药大学	黑龙江中医药大学
11	温病学☆	谷晓红	马　健	北京中医药大学	南京中医药大学
12	中医内科学☆	吴勉华	石　岩	南京中医药大学	辽宁中医药大学
13	中医外科学☆	陈红风		上海中医药大学	
14	中医妇科学☆	冯晓玲	张婷婷	黑龙江中医药大学	上海中医药大学
15	中医儿科学☆	赵　霞	李新民	南京中医药大学	天津中医药大学
16	中医骨伤科学☆	黄桂成	王拥军	南京中医药大学	上海中医药大学
17	中医眼科学	彭清华		湖南中医药大学	
18	中医耳鼻咽喉科学	刘　蓬		广州中医药大学	
19	中医急诊学☆	刘清泉	方邦江	首都医科大学	上海中医药大学
20	中医各家学说☆	尚　力	戴　铭	上海中医药大学	广西中医药大学
21	针灸学☆	梁繁荣	王　华	成都中医药大学	湖北中医药大学
22	推拿学☆	房　敏	王金贵	上海中医药大学	天津中医药大学
23	中医养生学	马烈光	章德林	成都中医药大学	江西中医药大学
24	中医药膳学	谢梦洲	朱天民	湖南中医药大学	成都中医药大学
25	中医食疗学	施洪飞	方　泓	南京中医药大学	上海中医药大学
26	中医气功学	章文春	魏玉龙	江西中医药大学	北京中医药大学
27	细胞生物学	赵宗江	高碧珍	北京中医药大学	福建中医药大学

序号	书名	主编		主编所在单位	
28	人体解剖学	邵水金		上海中医药大学	
29	组织学与胚胎学	周忠光	汪涛	黑龙江中医药大学	天津中医药大学
30	生物化学	唐炳华		北京中医药大学	
31	生理学	赵铁建	朱大诚	广西中医药大学	江西中医药大学
32	病理学	刘春英	高维娟	辽宁中医药大学	河北中医学院
33	免疫学基础与病原生物学	袁嘉丽	刘永琦	云南中医药大学	甘肃中医药大学
34	预防医学	史周华		山东中医药大学	
35	药理学	张硕峰	方晓艳	北京中医药大学	河南中医药大学
36	诊断学	詹华奎		成都中医药大学	
37	医学影像学	侯键	许茂盛	成都中医药大学	浙江中医药大学
38	内科学	潘涛	戴爱国	南京中医药大学	湖南中医药大学
39	外科学	谢建兴		广州中医药大学	
40	中西医文献检索	林丹红	孙玲	福建中医药大学	湖北中医药大学
41	中医疫病学	张伯礼	吕文亮	天津中医药大学	湖北中医药大学
42	中医文化学	张其成	臧守虎	北京中医药大学	山东中医药大学

（二）针灸推拿学专业

序号	书名	主编		主编所在单位	
43	局部解剖学	姜国华	李义凯	黑龙江中医药大学	南方医科大学
44	经络腧穴学☆	沈雪勇	刘存志	上海中医药大学	北京中医药大学
45	刺法灸法学☆	王富春	岳增辉	长春中医药大学	湖南中医药大学
46	针灸治疗学☆	高树中	冀来喜	山东中医药大学	山西中医药大学
47	各家针灸学说	高希言	王威	河南中医药大学	辽宁中医药大学
48	针灸医籍选读	常小荣	张建斌	湖南中医药大学	南京中医药大学
49	实验针灸学	郭义		天津中医药大学	
50	推拿手法学☆	周运峰		河南中医药大学	
51	推拿功法学☆	吕立江		浙江中医药大学	
52	推拿治疗学☆	井夫杰	杨永刚	山东中医药大学	长春中医药大学
53	小儿推拿学	刘明军	邰先桃	长春中医药大学	云南中医药大学

（三）中西医临床医学专业

序号	书名	主编		主编所在单位	
54	中外医学史	王振国	徐建云	山东中医药大学	南京中医药大学
55	中西医结合内科学	陈志强	杨文明	河北中医学院	安徽中医药大学
56	中西医结合外科学	何清湖		湖南中医药大学	
57	中西医结合妇产科学	杜惠兰		河北中医学院	
58	中西医结合儿科学	王雪峰	郑健	辽宁中医药大学	福建中医药大学
59	中西医结合骨伤科学	詹红生	刘军	上海中医药大学	广州中医药大学
60	中西医结合眼科学	段俊国	毕宏生	成都中医药大学	山东中医药大学
61	中西医结合耳鼻咽喉科学	张勤修	陈文勇	成都中医药大学	广州中医药大学
62	中西医结合口腔科学	谭劲		湖南中医药大学	

（四）中药学类专业

序号	书 名	主 编		主编所在单位	
63	中医学基础	陈 晶	程海波	黑龙江中医药大学	南京中医药大学
64	高等数学	李秀昌	邵建华	长春中医药大学	上海中医药大学
65	中医药统计学	何 雁		江西中医药大学	
66	物理学	章新友	侯俊玲	江西中医药大学	北京中医药大学
67	无机化学	杨怀霞	吴培云	河南中医药大学	安徽中医药大学
68	有机化学	林 辉		广州中医药大学	
69	分析化学（上）（化学分析）	张 凌		江西中医药大学	
70	分析化学（下）（仪器分析）	王淑美		广东药科大学	
71	物理化学	刘 雄	王颖莉	甘肃中医药大学	山西中医药大学
72	临床中药学☆	周祯祥	唐德才	湖北中医药大学	南京中医药大学
73	方剂学	贾 波	许二平	成都中医药大学	河南中医药大学
74	中药药剂学☆	杨 明		江西中医药大学	
75	中药鉴定学☆	康廷国	闫永红	辽宁中医药大学	北京中医药大学
76	中药药理学☆	彭 成		成都中医药大学	
77	中药拉丁语	李 峰	马 琳	山东中医药大学	天津中医药大学
78	药用植物学☆	刘春生	谷 巍	北京中医药大学	南京中医药大学
79	中药炮制学☆	钟凌云		江西中医药大学	
80	中药分析学☆	梁生旺	张 彤	广东药科大学	上海中医药大学
81	中药化学☆	匡海学	冯卫生	黑龙江中医药大学	河南中医药大学
82	中药制药工程原理与设备	周长征		山东中医药大学	
83	药事管理学☆	刘红宁		江西中医药大学	
84	本草典籍选读	彭代银	陈仁寿	安徽中医药大学	南京中医药大学
85	中药制药分离工程	朱卫丰		江西中医药大学	
86	中药制药设备与车间设计	李 正		天津中医药大学	
87	药用植物栽培学	张永清		山东中医药大学	
88	中药资源学	马云桐		成都中医药大学	
89	中药产品与开发	孟宪生		辽宁中医药大学	
90	中药材加工与炮制	王秋红		广东药科大学	
91	人体形态学	武煜明	游言文	云南中医药大学	河南中医药大学
92	生理学基础	于远望		陕西中医药大学	
93	病理学基础	王 谦		北京中医药大学	

（五）护理学专业

序号	书 名	主 编		主编所在单位	
94	中医护理学基础	徐桂华	胡 慧	南京中医药大学	湖北中医药大学
95	护理学导论	穆 欣	马小琴	黑龙江中医药大学	浙江中医药大学
96	护理学基础	杨巧菊		河南中医药大学	
97	护理专业英语	刘红霞	刘 娅	北京中医药大学	湖北中医药大学
98	护理美学	余雨枫		成都中医药大学	
99	健康评估	阚丽君	张玉芳	黑龙江中医药大学	山东中医药大学

序号	书 名	主 编		主编所在单位	
100	护理心理学	郝玉芳		北京中医药大学	
101	护理伦理学	崔瑞兰		山东中医药大学	
102	内科护理学	陈 燕	孙志岭	湖南中医药大学	南京中医药大学
103	外科护理学	陆静波	蔡恩丽	上海中医药大学	云南中医药大学
104	妇产科护理学	冯 进	王丽芹	湖南中医药大学	黑龙江中医药大学
105	儿科护理学	肖洪玲	陈偶英	安徽中医药大学	湖南中医药大学
106	五官科护理学	喻京生		湖南中医药大学	
107	老年护理学	王 燕	高 静	天津中医药大学	成都中医药大学
108	急救护理学	吕 静	卢根娣	长春中医药大学	上海中医药大学
109	康复护理学	陈锦秀	汤继芹	福建中医药大学	山东中医药大学
110	社区护理学	沈翠珍	王诗源	浙江中医药大学	山东中医药大学
111	中医临床护理学	裘秀月	刘建军	浙江中医药大学	江西中医药大学
112	护理管理学	全小明	柏亚妹	广州中医药大学	南京中医药大学
113	医学营养学	聂 宏	李艳玲	黑龙江中医药大学	天津中医药大学

（六）公共课

序号	书 名	主 编		主编所在单位	
114	中医学概论	储全根	胡志希	安徽中医药大学	湖南中医药大学
115	传统体育	吴志坤	邵玉萍	上海中医药大学	湖北中医药大学
116	科研思路与方法	刘 涛	商洪才	南京中医药大学	北京中医药大学

（七）中医骨伤科学专业

序号	书 名	主 编		主编所在单位	
117	中医骨伤科学基础	李 楠	李 刚	福建中医药大学	山东中医药大学
118	骨伤解剖学	侯德才	姜国华	辽宁中医药大学	黑龙江中医药大学
119	骨伤影像学	栾金红	郭会利	黑龙江中医药大学	河南中医药大学洛阳平乐正骨学院
120	中医正骨学	冷向阳	马 勇	长春中医药大学	南京中医药大学
121	中医筋伤学	周红海	于 栋	广西中医药大学	北京中医药大学
122	中医骨病学	徐展望	郑福增	山东中医药大学	河南中医药大学
123	创伤急救学	毕荣修	李无阴	山东中医药大学	河南中医药大学洛阳平乐正骨学院
124	骨伤手术学	童培建	曾意荣	浙江中医药大学	广州中医药大学

（八）中医养生学专业

序号	书 名	主 编		主编所在单位	
125	中医养生文献学	蒋力生	王 平	江西中医药大学	湖北中医药大学
126	中医治未病学概论	陈涤平		南京中医药大学	